临床实用超声检查技术

LINCHUANG SHIYONG

CHAOSHENG JIANCHA JISHU

主编 廖建梅 沈浩霖 林 宁

海峡出版发行集团 福建科学技术出版社
THE STRAITS PUBLISHING & DISTRIBUTING GROUP | FUJIAN SCIENCE & TECHNOLOGY PUBLISHING HOUSE

图书在版编目（CIP）数据

临床实用超声检查技术 / 廖建梅，沈浩霖，林宁主编 .
—福州：福建科学技术出版社，2023.11
ISBN 978-7-5335-7131-3

Ⅰ . ①临… Ⅱ . ①廖… ②沈… ③林… Ⅲ . ①超声波
诊断 Ⅳ . ① R445.1

中国国家版本馆 CIP 数据核字（2023）第 200683 号

书　　名	临床实用超声检查技术
主　　编	廖建梅　沈浩霖　林　宁
出版发行	福建科学技术出版社
社　　址	福州市东水路 76 号（邮编 350001）
网　　址	www.fjstp.com
经　　销	福建新华发行（集团）有限责任公司
印　　刷	福州凯达印务有限公司
开　　本	889 毫米 ×1194 毫米　1/16
印　　张	20.75
字　　数	486 千字
版　　次	2023 年 11 月第 1 版
印　　次	2023 年 11 月第 1 次印刷
书　　号	ISBN 978-7-5335-7131-3
定　　价	98.00 元

书中如有印装质量问题，可直接向本社调换

编写委员会

主　编　廖建梅　沈浩霖　林　宁

副主编　杨舒萍　陈　红　徐绍鹏　沈小玲　陈惠华

编　者（以姓氏笔画为序）

王　莉　中国人民解放军联勤保障部队第 909 医院

甘雅端　福建省漳州市医院

刘倚河　中国人民解放军联勤保障部队第 909 医院

刘舜辉　中国人民解放军联勤保障部队第 909 医院

杨舒萍　福建省漳州市医院

肖二久　福建省漳州市医院

吴　斌　福建省漳州市医院

吴小凤　福建省漳州市医院

吴艺芳　福建省漳州市医院

吴秀艳　中国人民解放军联勤保障部队第 909 医院

吴坤彬　福建省漳州市医院

佘火标　福建省漳州市医院

沈小玲　福建省漳州市医院

沈浩霖　福建省漳州市医院

张　蓉　中国人民解放军联勤保障部队第 909 医院

张伟娜　福建省漳州市医院

陈　红　福建省漳州市医院

陈小奇　福建省漳州市中医院

陈树强　福建医科大学附属第一医院

陈梅芸　福建省漳州市中医院

陈惠华　福建省漳州卫生职业学院

陈惠君　福建省漳州市医院

陈碧容　福建省漳州市医院

陈潇洁　中国人民解放军联勤保障部队第 909 医院

陈燕红　中国人民解放军联勤保障部队第 909 医院

林　宁　福建省立医院

林汉宗　福建省漳州市医院

林惠萍　中国人民解放军联勤保障部队第 909 医院

周　游　福建省漳州市医院

郑小云　福建省漳州市医院

钟纯荣　福建省漳州市医院

秦青秀　中国人民解放军联勤保障部队第 909 医院

徐绍鹏　福建省漳州市中医院

徐锦洋　福建省漳州市医院

黄小花　福建医科大学附属第一医院

黄艳丽　福建省漳州市芗城区妇幼保健院

黄桂梅　福建省漳州市医院

廖丽萍　福建省漳州市医院

廖建梅　福建省漳州市医院

廖瑞真　中国人民解放军联勤保障部队第 909 医院

作者简介

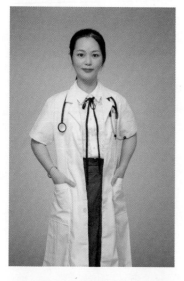

廖建梅

福建医科大学附属漳州市医院超声医学科行政副主任，副主任医师，擅长妇产科超声诊断及超声介入。任中国超声医学工程学会生殖健康与优生优育超声专业委员会委员、福建省优生优育与妇幼保健协会妇产超声专业委员会常务委员、福建省医师协会超声医学科医师分会第一届委员会妇产学组委员、漳州市科普作家协会秘书长。主编《现代妇科超声诊断与治疗》，参编《超声影像报告规范与数据系统解析》《介入超声实用手册》等书。

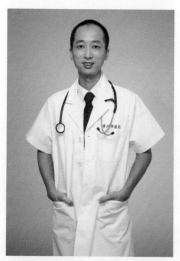

沈浩霖

医学博士，主任医师，副教授，长期从事介入超声与甲状腺超声工作。出版专著5部。任中国超声医学工程学会分子影像超声专业委员会常务委员、中华医学会漳州市超声分会副主任委员、中国超声工程学会介入分会委员、中国超声医学工程学会超声治疗与生物效应专委会委员、福建省中西医结合学会超声医学分会常务委员等。

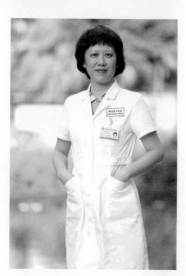

林 宁

福建省立医院超声科主任、硕士生导师。率先在省内开展血管内皮超声检查研究，并载入福建超声发展史。任福建省医学会超声分会主任委员、中国医师协会肺康复专业委员会副主任委员、中国医师协会福建超声分会副主任委员、福建省中西医结合超声分会副主任委员、福建省优生优育与妇幼保健协会妇产超声专委会副主任委员、福建省抗癌协会超声专业委员会副主任委员。《中国医学影像技术》编委。主持并参与多项国家级及省级自然科学基金课题及重点项目研究，获福建医学科技奖二等奖。

PREFACE | 前 言 |

　　为适应高等职业教育改革，满足医学影像技术专业培养的目标和岗位需求，编者以岗位为导向、以技能为核心、以就业为目标编写本教材。本教材（符合完整的职业活动要求、灵活适用，及时更新）和教学（适应现代职业教育）可以融合一体。本教材的编者多为长期工作在教学和临床一线的专业人员。本教材编写汇集了编著者的专业知识和岗位工作经验，结合了医学影像技术专业建设的特色，提升了医学影像技术专业的专业教学质量。

　　《临床实用超声检查技术》在编写过程中依据国家高等职业教育培养高端技能型人才的培养目标，注重体现职业素质教育特点，适应高职高专层次"三特定"（培养目标、学制和学时）的需要。本教材加强了教学内容与实际职业岗位的对接，注重突出医学影像技术职业岗位的技能培养，力求做到三贴近，即贴近专业、贴近岗位、贴近学生。在内容的取舍上把握"必需""实用"的具体要求，注重科学性、针对性和趣味性的统一，做到图文并茂，以图释义。本教材有以下特点：一是实用性，医学影像检查过程中的对应服务等，对临床上已淘汰或不常用的检查方法进行了删减。二是超声医、技协同发展工作模式简介，对超声仪器的使用、维护与保养进行了详细描述；纳入了超声新技术的应用章节，例如：胃肠超声检查技术、妇科 GI-RADS 分类及子宫卵巢造影、盆底超声、输卵管造影、腹部超声造影、甲状腺及乳腺的超声分类。

　　超声的普及应用有 20 多年的历史，随着超声医学工程技术的飞速发展，在二维超声基础上，腔内超声、三维超声、四维超声以及超声造影等技术的出现，显著提高了疾病诊断的敏感性和准确性。因此，超声检查技术的编写势在必行，以满足医学影像技术专业培养目标和岗位需求。

　　由于编者能力和学识有限，经验不足，本教材在内容及其编排和取舍上，错误及欠妥之处在所难免。恳请师生和同行专家提出批评和建议。

编者

2023 年 10 月

CONTENTS | 目 录 |

01 第一章 绪 论

（1）掌握超声检查技术的临床应用及优缺点。

（2）熟悉超声检查技术的内容。

（3）了解超声医学发展的概况。

第一节 超声检查技术的内容与应用

超声波是指声波振动频率超过人耳听阈上限（20000Hz）的机械波。研究和应用超声波的物理特性并结合解剖学、病理学及临床医学的相关知识对疾病进行诊断的科学称为超声诊断学。

一、超声检查技术的内容

超声检查技术涉及的内容包括超声成像的基础理论、操作技术、图像存档与传输及各组织器官典型声像图特征、常见疾病的诊断及鉴别诊断要点等。

二、超声检查技术的临床应用

（1）形态学检测：可以观察各脏器的解剖结构、病变组织病理学形态改变。

（2）功能性检测：可用于心脏舒缩、血流速度、胆囊收缩、膀胱和胃排空等功能检测。

（3）介入性超声：在超声引导下进行穿刺做病理学检查、囊液的引流、化疗药物的注入、肿瘤的局部消融等。

三、超声检查技术的优缺点

1. 超声检查技术的优点

（1）不具有放射性损伤，为安全无创的检查技术，适用于胎儿检查。

（2）价格低廉，适合各种年龄和人群的疾病诊断、健康检查及随访。

（3）信息丰富、层次清楚、图像清晰，对各种组织有良好的分辨能力，尤其对含液器官更具优势。

（4）实时显示、动态观察。能客观、真实记录活动界面的动态资料，适宜床边及术中检查，特别是年老体弱及各种急危重症病人的检测，并可在实时监测下进行介入性操作。

（5）应用超声检查技术可实时检测人体多部位器官的血流特征，以及多种生理、病理参数，能精确判断血流动力学变化情况，尤其适用心脏和血管病变的检查。

（6）可用于器官功能检测，如心功能的测量。

2. 超声检查技术的局限性

（1）对含气器官如肺及骨骼等高密度组织显示较差，不如计算机断层扫描术（computer tomo-graphy，CT）、磁共振成像（magnetic resonance imaging，MRI）。病变与脏器界面之间声阻抗差较小时，图像显示缺乏特征，容易漏诊。

（2）超声成像中伪像较多，显示范围较小，整体观不如CT、MRI。

（3）超声探测操作流程不一，图像采集经验成分较多，标准有待细化完善。

（廖建梅　吴艺芳）

第二节　超声诊断发展简介

超声诊断起源于20世纪40年代。1942年，奥地利精神科医师 K.T.Dussik 首先采用 A 型超声装置，以穿透法探测颅脑，开创了超声诊断的先河。随后超声诊断用于临床的报道日渐增多，不同的超声诊断技术面世，至20世纪50年代后期，A 型、B 型、M 型和 D 型超声检测技术先后应用于临床诊断。随后的50余年更是超声诊断蓬勃发展的年代，新技术层出不穷，诸如经颅多普勒超声技术、彩色多普勒血流成像、腔内超声、超声造影、介入超声、三维超声、超声弹性成像等检测技术均显著发展。

（廖建梅　吴艺芳）

第三节　超声医、技协同发展工作模式简介

中国的超声工作模式是超声医师完成了检查技师及诊断医师的工作，为满足临床、社会对超声检查的巨大需求，四川大学华西医院探索了适合中国国情的超声医技一体化的工作模式，并在日常工作中尝试超声医技一体化的工作模式。超声医技一体化的工作模式是由2～3名经过培训的超声技师与一名中、高级超声医师组成医疗组，并由医疗组成员负责普通超声筛查或检查。超声技师完成扫查及初步检查意见，由相应超声医师负责质量控制及审核、签发报告。该模式不仅能满足国内大量的超声体检及门诊需求，还为疑难病例配置了更多医疗资源进行超声专科检查及介入诊疗，有利于患者的疾病诊治、超声诊断水平的提高和学科的发展。

目前，越来越多的国内医院希望开展超声医师及技师的协同工作模式。

（廖建梅　吴艺芳）

第四节　超声诊断学习指导

一、超声诊断的学习方法

（1）掌握有关的物理基础知识，加深对图像特征的理解，提高对伪像的认识，力求使图像采集、重建、传输及存储更客观、真实。

（2）学习相关基础医学知识，如解剖学、病理学等基础医学知识，认识不同切面所表现的正常超声图像的变化规律及病理情况下组织结构的特征性改变。

二、学会正确的临床思维方法

超声成像原理决定了其临床应用可能存在局限性，以及由于操作者的经验和态度所致的漏诊、误诊，因此对超声诊断的认识应持客观态度。为全面评价超声诊断的准确性，应坚持临床和术后追踪随访，对超声探测结果进行验证，不断提高技术水平，重视实践操作技能的训练。

三、重视实践操作技能的训练

超声诊断的准确性在很大程度上取决于技术人员的操作水平。标准切面超声图像来源于技术人员规范而熟练的图像采集，这就需要技术人员进行反复的实践。因此，实践操作技能的训练对于超声技术人员来说至关重要，技术人员必须给予高度重视并在实践中不断探索、提高。

（廖建梅　吴艺芳）

本章小结

本章简要介绍了超声波的基本概念、超声检查涉及的内容、临床应用范围和评价，并对国内外超声诊断发展的起源和现状作了回顾与展望。

思考题

（1）简述超声检查技术的内容。

（2）简述超声检查技术的临床应用。

（3）简述超声检查技术的优缺点。

（廖建梅　吴艺芳）

02 | 第二章 超声成像的物理原理

（1）掌握超声波的定义及超声传播中频率、声速、波长三者之间的关系。
（2）熟悉人体组织对入射声束的作用、入射超声对人体组织的作用。
（3）了解超声诊断的安全性及注意事项。

第一节　超声成像的物理基础

一、超声波的定义

超声波是一种机械波，当声波振动频率为 16 ～ 20000Hz 时，能被人耳感知，称为可听声波；当振动频率＞ 20000Hz 时，超过了人耳可听到的声波频率范围，称为超声波；临床诊断用的超声波频率在 0.5 ～ 60MHz（兆赫兹），最常选用在 2 ～ 14MHz。

二、超声波的特性

超声波在弹性介质（气体、液体、固体）中以纵波形式传播，遵守声波的物理特性，包括束射（方向性）、反射、折射、绕射、散射、吸收、衰减和多普勒效应。

（1）超声波可在气体、液体、固体等介质中传播。
（2）超声波具有较好的方向性，可以传递很强的能量。
（3）超声波在传播过程中会产生反射、折射、散射、绕射、干涉和共振等现象。
（4）当足够强的超声波在液体介质中传播时，会在界面产生冲击和空化现象。

三、超声波的发射和接收原理

探头是超声波的发射和接收的装置，其核心部件是换能器。压电材料是能够产生压电效应的材料，目前最常用的换能器就是由压电材料（压电晶片）构成的。

压电材料的压电效应具有两种可逆的能量转换形式：由电能转化为声能的过程称为逆压电效应，即在晶体片两边加以高频交电场，压电晶片发生压缩和拉伸，振动产生声波。由声能转化成电能的过程称为正压电效应，即声波作用于电晶体片上，则晶体片上产生电荷，电荷的多少反映了晶体片的超声强度大小。在临床工作中，利用逆压电效应产生超声波，利用正压电效应接收超声波。

四、超声波的传播

超声波有 3 个基本物理量，即波长（λ）、频率（f）、声速（c），它们的关系是：

$$c = f \cdot \lambda \text{ 或 } \lambda = c/f \quad\quad\quad （公式 2-1-1）$$

如果频率固定，超声波在声速高的介质中波长亦大；如果在声速相同的同一介质中，所用频率越高，则波长越小。超声的传播与波长、频率、声速有密切的关系。

（一）波长

波长（wave length）表示在波的传播方向上，介质质点完成一次振动，波所通过的距离。波长用 λ 表示，常用单位有 mm、μm。

（二）频率

频率（frequency）表示质点在单位时间内完成一个振动过程的次数。频率用 f 表示，单位为 Hz。频率的倒数（$1/f$）为周期，用 T 表示，为完成一次振动质点所需要的时间。

（三）声速

声速（sound velocity）表示单位时间内声波在介质中的传播距离。常用单位有 m/s、cm/s 等。其大小与介质的弹性系数和密度有关，可用以下关系式计算：

$$c = \sqrt{\frac{E}{\rho}} \quad\quad\quad （公式 2-1-2）$$

式中，c 为声速，E 为介质的弹性系数，ρ 为介质密度。

显然，在声波频率保持一致时，相同介质中的声速是相同的，不同介质中的声速是有变化的。在超声诊断中，人体软组织中的平均声速约为 1540m/s，肺及胃肠道气体中的平均声速约为 350m/s，骨骼中的平均声速约为 3860m/s。

（四）声场

声束是指从声源发出的声波，一般它在一个较小的立体角内传播。声束的中心线被称为声轴，它代表声束传播的主方向。

声束在各处宽度不等。在靠近声源的一段距离内，声束是几乎等宽的，呈圆柱形，这部分区域被称为近程区（near field）。近程区为一复瓣区，此区声强高低起伏。近程区的距离（L）与声源的面积（r^2）成正比，与超声的波长（λ）成反比，关系式计算如下：

$$L（近程区）= r^2/\lambda \quad\quad\quad （公式 2-1-3）$$

离声源距离较远的声场，声束则会产生扩散而呈喇叭形，此时的声场称为远程区（far field）。远程区声束的扩散程度大小也与声源的半径（r）和超声波长（λ）有关，其扩散角满足关系式：

$$\sin\theta = 0.61\lambda/r \quad\quad\quad （公式 2-1-4）$$

式中，θ 是声束扩散角度。因此 θ 越小，声束扩散越小（图 2-1-1）。

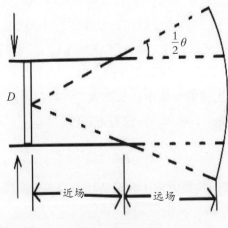

图 2-1-1　声场

注：D 为声源直径；θ 为扩散角。

（五）分辨力

超声能够发现最小障碍物的能力，称为分辨力（resolution）。分辨力是评价声像图质量的重要技术指标，主要包括空间分辨力和对比分辨力。

1. 空间分辨力

空间分辨力是指根据单一声束线上所测出的分辨两个细小目标的能力。可分为轴向分辨力、横向分辨力和侧向分辨力。

（1）轴向分辨力（axial resoultion）：指沿声束轴线方向的分辨力。轴向分辨力越好，靶标在深浅方向的精细度越高。

（2）横向分辨力（transverse resoultion）：指在与声轴垂直的平面上，沿探头最小尺寸（短轴）方向上能够分辨相邻两点间的最小距离。横向分辨力越好，图像上反映组织的切面情况越真实。

（3）侧向分辨力（lateral resoultion）：指在与声轴垂直的平面上，沿探头最大尺寸（长轴）方向上能够分辨相邻两点间的最小距离。声速越细，侧向分辨力越好（图 2-1-2）。

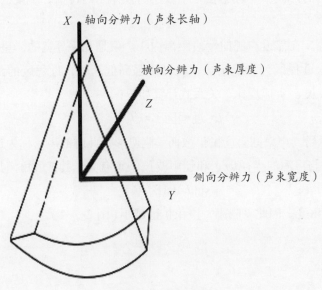

图 2-1-2　分辨力

2. 对比分辨力

对比分辨力是指在灰阶或亮度上分辨不同目标的能力，主要取决于系统的信噪比和像素大小。信噪比越高，像素数越大，则灰阶越多，对比度分辨力越高，声像图的层次越丰富。

（吴艺芳　陈红）

第二节　人体组织对超声的作用

一、声阻抗及界面

声阻抗（acoustic impedance）用 Z 表示。它是声学中一个极为重要的物理量，为介质密度 ρ 与声波在该介质中的传播速度 c 的乘积，单位为瑞利，关系式计算如下：

$$Z=\rho \cdot c \qquad\qquad （公式 2-2-1）$$

超声界面（interface）是两种具有不同声阻抗的介质相接触的面。由于界面是分割不同声阻抗的介质，因此，当界面尺寸＜超声波波长时，该界面被称为小界面；反之被称为大界面。大小界面对超声波传播的作用是不一样的，对于大界面，一般发生反射、折射等现象，小界面主要发生散射现象。

人体不同组织的密度不同，其声阻抗也不相同。当两种组织的声阻抗差别达到1‰以上时，在两组织的界面上便会产生回声反射，形成图像中的回声显像，从而将两组织区分开来。

二、反射与折射

在超声波的传播过程中，大界面对入射超声波产生反射（reflection）现象，较大部分超声波能量向一个方向折返。大界面反射遵守 Snell 定律：①入射和反射回声都在同一平面内。②入射声束和反射回声分别位于界面法线的两侧。③入射角和反射角相等（图2-2-1）。

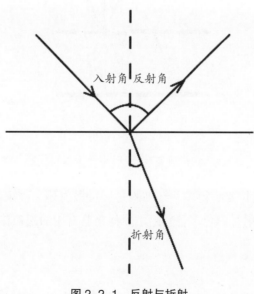

图 2-2-1　反射与折射

反射能量由反射系数（R）决定。假定 Z_1、Z_2 为两种介质的声阻，则：

$$R=[(Z_2-Z_1)/(Z_2+Z_1)]^2 \qquad \text{（公式 2-2-2）}$$

当 $Z_1=Z_2$，为均匀介质，则 $R=0$，无反射；当 $Z_1 \neq Z_2$，$R \neq 0$，则反射存在；当 $Z_1 \ll Z_2$（如水和气）则 R 约等于 1，产生强反射。

在超声的传播过程中，当分界面两边的声速不同时，超声波透入第二种介质后，其传播方向将发生改变即产生折射（refraction）。在大界面的另一边，会有一部分超声能量进入，形成折射。由于大界面两边介质的声速不同，折射声束会偏离入射声束方向。超声的折射具有以下 3 个规律：①入射声束和折射声束都在同一平面内。②入射声束和折射声束分别位于界面的两侧，但在不同的介质中。③入射角（$\sin\theta_i$）与折射角（$\sin\theta_t$）的正弦比值与界面两侧的声速比值（C_1、C_2）相等。即以下公式：

$$\frac{\sin\theta_i}{\sin\theta_t} = \frac{c_1}{c_2} \qquad \text{（公式 2-2-3）}$$

声波从一种小声速介质向大声速介质入射时，声波经过这两种介质的分界面后出现折射波的折射角＞入射角。当入射角超过临界角时，相应的折射波消失，出现全反射。全反射会造成第二种介质的信息丢失，形成"折射声影"，又称为"侧后声影"在诊断过程中要加以注意。

需要指出，由于反射回声与入射角度有关，所以不能根据反射回声振幅来判断两种介质声阻抗的差别；此外，折射声束又可作为入射声束进入下一种介质。这种多次折射过程会产生折射声影效应，声像图实际上是多次折射造成的，与实际情况有一定误差。

三、散射

超声波在传播中遇到小界面，将会有一部分能量向各个空间方向分散辐射，称为散射（scattering）（图 2-2-2），其返回至声源的回声能量很低，但散射回声来自脏器内部细小结构，对于组织内部结构成像极为重要。

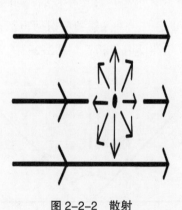

图 2-2-2　散射

注：小界面直径远远小于声束波长。

红细胞的直径比超声波波长要小得多，红细胞是一种散射体，声束内红细胞数量越多，背向散射强度就越大。红细胞的背向散射是彩色多普勒超声成像极其有用的超声信息。

四、绕射

当入射声束遇到同超声波长大小接近的界面时，或者当入射声束经过界面的边缘且声束边缘与界面边缘的距离达 1～ 2 个超声波长时，声束就会在界面边缘处发生弯曲，绕过该障碍物而继续前进，反射很少，这种现象称为绕射（diffraction），亦称衍射（图 2-2-3）。大小界面都会产生绕射现象，绕射声束会在界面的后方发生偏转，且声束与界面边缘距离越小，绕射声束偏转的角度越大。

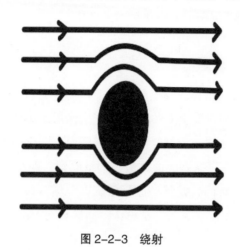

图 2-2-3　绕射

注：障碍物直径约等于声束波长。

五、衰减

超声波在介质内的传播过程中，因反射、散射、软组织对超声能量的吸收以及声束扩散等，声波的能量逐渐减少，这一现象称为声波衰减（attenuation）。

声衰减规律：①组织内含水分越多，声衰减越低。②液体中含蛋白越多，声衰减越高。③组织中含胶原蛋白和钙质越多，声衰减越高。④声波频率越高，声衰减越高。

人体不同组织和体液声衰减的比较：在人体组织中衰减程度一般规律是：骨组织＞肝组织＞血液，若进一步细分：骨＞肌腱（或软骨）＞肝＞脂肪＞血液＞尿液（或胆汁）。

（吴艺芳　陈红）

第三节　超声对人体组织的作用

一、超声生物效应

超声波是带有一定能量的机械波，当一定剂量的超声波在生物体内传播时，通过超声与生物组织的相互作用，可以引起生物体的功能、结构或状态的变化，这就是超声生物效应。

（1）热效应：超声波在介质中传播时，会有一部分能量被介质吸收而转化为热量，引起介质温度升高，称为热效应或热作用。

（2）机械效应：在超声波传播过程中，所经过的生物组织会在声场的作用下产生剧烈的机械运动，由此会对生物组织的结构、功能和生理活动产生影响。

（3）空化效应：高频超声波通过液体时，液体中产生疏密变化，稠区受压，稀区受拉。在受拉时，因为液体承受拉力的能力很差，特别是在含有杂质和气泡处，液体将被拉断，形成空腔。紧接而来的是正声压，使空腔在迅速闭合的瞬间，产生局部高压、高温和放电现象，称为空化效应。

一般认为，低声强长辐照时间引起组织损伤主要以热效应为主；而高声强短辐照时间造成损伤主要以空化效应为主；在两者之间，损伤主要由机械效应产生。

二、超声诊断的安全性及注意事项

由于超声波属于非电离辐射，结合动物实验结果，目前认为超声检查对人体组织是安全的。但超声波可以携带很高的能量，而且超声又会对生物组织产生作用，因此，在进行超声探测时，必须考虑超声的安全剂量。对人体安全探测的超声剂量随检查时间而变，也与超声频率和强度有关，同时也随不同检查对象和部位而变。进行超声探测应遵循最小剂量原则，即在保证获得必要诊断信息的前提下，应采用最小超声强度和最短检查时间。尤其是进行颅脑、眼球、卵巢、睾丸及胎儿超声检查时，应尽量减少检查时间，检查时应注意多移动探头，避免长时间探查同一部位。

（吴艺芳　陈红）

本章小结

（1）超声是一种机械波，可以通过换能器的逆压电效应、正压电效应产生和接收超声波，医用超声诊断频率最常选用在 2 ～ 14MHz。

（2）不同组织的超声速度和声阻抗是不一样的。超声探测是利用声束的反射、折射、散射、绕射和衰减等传播特性，进行临床分析和诊断。

（3）超声对生物组织具有热效应、机械效应和空化效应，在进行超声探测时须控制安全剂量并遵循检查、操作规程。

思考题

（1）超声波的概念是什么？

（2）超声波有哪些特性？

（3）简述超声反射和折射的规律。

03 | 第三章　超声成像技术及伪像

（1）掌握超声成像技术分类及工作原理、多普勒技术的分类及工作原理。

（2）熟悉超声成像中的常见伪像。

（3）了解超声新技术的原理及临床应用。

第一节　超声成像技术

超声成像技术是通过检测回声的幅度以获取组织结构信息的技术，主要有 A 型、B 型、M 型、D 型超声，还有弹性成像、超声造影等超声新技术。本节主要介绍 A 型、B 型、D 型及 M 型，超声新技术详见第二节。

一、A 型超声

A 型超声是采用振幅（amplitude）调制型的显示方式，显示组织界面的回波幅度，简称 A 超。在显示器上，以超声波的传播和反射时间为横坐标，以脉冲回波的幅度为纵坐标。超声波在人体组织传播时，遇到不同声阻抗形成的界面产生反射，界面两侧的声阻抗差越大，回波幅度越大；当声阻抗差为零，则没有反射，呈现无回声的平段。A 超根据组织界面回波距离，测量组织厚度、大小、距离等。A 超是超声技术在医学诊断应用中最早的方式，属一维显示，目前临床已较少使用。

二、B 型超声

B 型超声是采用灰度（gray scale）调制型的显示方式，简称 B 超。B 超将声束在传播途径中遇到界面所产生的反射或后散射回声，在显示屏上以不同亮度的光点显示。图像纵轴为界面至探头的距离，横轴为超声束在扫描方向上的位置。光点的亮度反应界面回声强度，界面回声越强则光点越亮，反之亦然。B 超是目前超声在临床上应用最广泛的模式，可提供人体组织和脏器的解剖形态和结构信息，同时又是其他超声诊断的基础，M 型、D 型超声均需在 B 型的二维基础上获取，以更好地了解其回声来源。

三、M 型超声

M 型超声是采用活动显示型的显示方式，简称 M 超。M 超是显示声束方向上各个目标的位移随时间的变化。横轴为时间，纵轴为回声界面至探头的距离，即组织深度；亮度表示回波的幅度。M 超普遍应用于心脏超声检查，通常在 B 超基础上使用，多用于心脏检查，可观察心脏瓣膜活动，测量心腔前后径及室壁厚度，测量心功能。

四、 D 型超声

D 型超声即多普勒（Doppler）检查技术，通过检查回声的多普勒信号来获取人体血流信息，分为频谱多普勒和彩色多普勒两种形式。根据探头发射超声波的工作方式不同，频谱多普勒又分为脉冲多普勒、连续多普勒和高脉冲重复频率多普勒等成像方式。

（一）脉冲波多普勒

脉冲波多普勒（pulsed wave Doppler, PWD）采用同一个换能器间歇式发射和接收超声波。探头在很短的时间内发射一组超声波，然后转为接收状态，利用发射与反射的间隙接收频移信号。脉冲多普勒具有距离选通能力，可以准确定位。可调节取样的深度和大小。

单位时间内发射脉冲波的次数称为脉冲重复频率（pulse repetition frequency, PRF）。PRF 越高，取样深度越小。另外，脉冲多普勒检测血流速度受到 PRF 限制，当超过尼奎斯特频率极限时，就会产生频谱混叠，因此，脉冲多普勒不能准确测量高速血流。

（二）连续波多普勒

连续波多普勒（continuous wave Doppler, CWD）探头内有两个换能器，一个用以连续地发射超声束，另一个用以连续地接收反射回声。由于连续工作，无选择检查深度功能，可测高速血流。连续多普勒无距离选通能力，主要用于高速血流测量分析。

（三）高脉冲重复频率多普勒

高脉冲重复频率多普勒（high pulsed repetition frequency Doppler, HPRF）是在脉冲多普勒基础上改进的一种技术。在探头发射出一组脉冲后，回声返回探头前即再次发射新的脉冲波，增加了发射脉冲的重复频率，从而提高对血流速度的检测范围。

（四）彩色多普勒血流成像

彩色多普勒血流成像（color Doppler flow imaging, CDFI）是以二维超声图像为背景，以红细胞运动速度为基础，用彩色显示血流图像，叠加到二维图像上，既可显示人体组织的结构学信息，又可显示血流运动信息。血流方向用颜色来表示，通常用红色表示血流朝向探头方向，蓝色表示血流背离探头方向。颜色的深浅表示血流速度的快慢。彩色多普勒技术可用于检出血管、识别动静脉及显示血流起源、走向、时相、性质、速度快慢等。

（廖建梅　陈惠君）

第二节　超声新技术

一、超声弹性成像

（1）超声弹性成像（ultrasound elastography）的原理：弹性成像的基本原理是对组织施加一个内部（包括自身的）或外部的动态或静态、准静态的激励，在弹性力学、生物力学等物理规律作用下，组织将产生一个响应，例如位移、应变、速度的分布产生一定改变。利用超声成像方法，结合数字信号处理或数字图像处理的技术，可以估计出组织内部的相应情况，从而间接或直接反映组织内部的弹性模量等力学属性的差异。

（2）超声弹性成像的临床应用：适用于鉴别实质性肿瘤的良恶性。目前已应用于肝脏、乳腺、甲状腺、前列腺等器官检查。

二、超声造影

（1）超声造影（contrast-enhanced ultrasound, CEUS）的原理：超声波遇见散射体（小于入射声波的界面）会发生散射，其散射的强弱与散射体的大小、形状及与周围组织的声阻抗差别相关。血液内尽管含有红细胞、白细胞、血小板等有形物质，但其声阻抗差很小，散射很微弱，所以在普通超声仪上无法显示。如果人为地在血液中加入声阻抗值与血液截然不同的介质（微气泡），则血液内的散射增强，出现云雾状的回声，这就是超声造影的基本原理。组织声学造影正是利用这一原理，静脉推注超声造影剂（含微气泡的溶液），造影剂随血流灌注进入器官、组织，使器官、组织显影或显影增强，从而为临床诊断提供重要依据。

（2）超声造影的临床应用：心脏声学造影技术自20世纪60年代末应用于临床以来发展很大，右心声学造影在诊断先天性心脏病方面的价值已得到充分肯定。声学造影在其他脏器（肝、肾、子宫、乳腺等）的临床应用中，已证实在肿瘤的检出和定性诊断中有着重要的意义。

（廖建梅　吴艺芳）

第三节　超声伪像

超声伪像是指超声显示的断层图像与其相应解剖图像之间存在的差异，即声像图中回声信息特殊的增添、减少或失真。产生伪像的原因是超声在人体内传播过程中，由于超声的物理特性、人体界面的复杂性、仪器性能、扫查者的技术因素等综合作用导致。伪像在超声声像图中非常常见。正确识别超声伪像有助于超声诊断并避免误诊、漏诊。

一、混响效应

当声束扫查平滑大界面时，部分回波能量返回探头表面后，又从探头表面再次反射进入体内，即超声波在两个高反射体之间来回反射时出现混响伪像，属于多次反射的一种。这种伪像经常出现在充盈的膀胱前壁、胆囊底部等（图 3-3-1）。

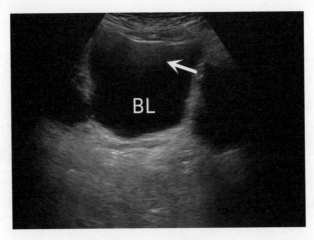

图 3-3-1　混响效应

注：膀胱前壁前方混响伪像（白色箭头）。

二、振铃效应

振铃效应是指超声束在器官组织内来回反射产生的具有特征性的"彗星尾"征，该伪像属于内部混响，常见于胃肠道及肺等含气部位、节育器、胆囊内胆固醇结晶等（图 3-3-2）。

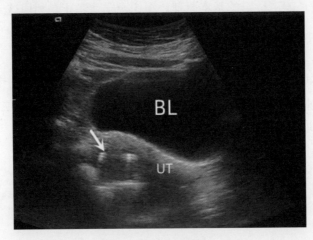

图 3-3-2　振铃效应

注：子宫内节育器产生的内部混响（白色箭头）。

三、镜像效应

镜像效应是指当超声束遇到大而光滑且两侧声阻抗差大的界面时，超声束在该界面产生了与镜像相似的虚像，常见于膈肌两侧。当膈下的肝脏内见一占位性病变，而膈上对称部位亦出现一相应的占位时，应考虑为镜像伪像（图 3-3-3）。

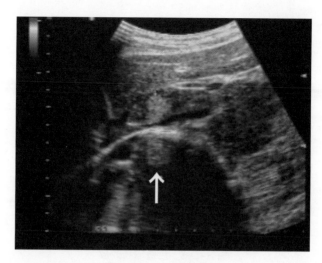

图 3-3-3　镜像效应

注：膈上对称部位（白色箭头）出现一相应肝占位镜像。

四、侧壁失落效应

侧壁失落效应是指超声束通过大曲率的界面时，由于入射角过大，导致反射声束不能被探头接收而产生边缘声影或侧边回声失落。常见于囊肿和血管侧壁，改变入射角度有助于识别这种伪像（图3-3-4）。

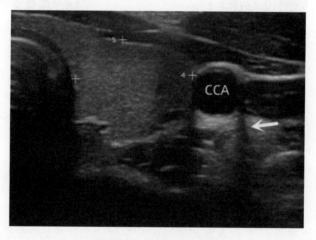

图 3-3-4　侧壁失落效应

注：颈总动脉两侧壁出现回声失落（白色箭头）。

五、后壁增强效应

超声束通过不同组织产生衰减，为弥补衰减对图像的影响，仪器采用了时间增益补偿（time gain compensation，TGC）来进行回声信号强度的补偿。后壁增强效应是指当超声束通过声衰减小的组织时，其后方回声增强，是由TGC对该区域"过补偿"导致的。常见于囊肿及无回声区的后壁等（图3-3-5）。

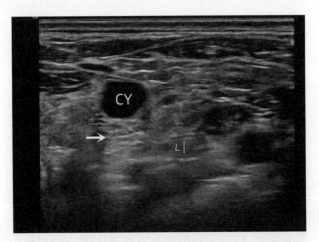

图 3-3-5　后壁增强效应

注：乳腺无回声结节后方回声增强。

六、声影

声影是指超声束在遇到强反射或声衰减高的组织时，声束被完全反射或遮挡，在其后方呈现条带状无回声区。常见于骨骼、结石、钙化灶或含气肺组织等（图 3-3-6）。

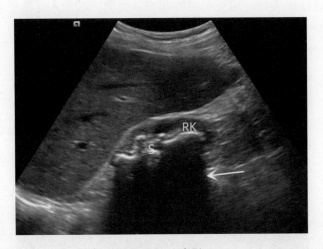

图 3-3-6　声影

注：右肾结石（S）后方回声衰减，呈条带状无回声区（白色箭头）。

七、旁瓣效应

旁瓣效应是指由主声束以外的旁瓣成像重叠效应造成的伪像。超声束有一最大的主瓣（位于声源中心），主瓣周围有数对对称分布的旁瓣，旁瓣成像重叠于主瓣上，形成各种虚像。常见于膀胱或胆囊无回声区后壁的"披纱征"或"狗耳征"，有时很像腔内沉积物。减少旁瓣伪像的方法有：降低增益、侧动探头、调整聚焦位置等。

八、部分容积效应

部分容积效应是指超声束宽度超过病灶，导致病灶回声与周围正常组织回声重叠，从而产生部分容积效应。多见于小囊肿，因部分容积效应其内部可见细小回声。

（廖建梅　陈惠君）

本章小结

（1）超声显示方式主要包括 A 型显示、B 型显示、D 型显示、M 型显示等。

（2）多普勒超声分为脉冲多普勒、连续多普勒、高脉冲重复频率多普勒和彩色多普勒显示方式。

（3）主要的超声伪像包括：混响效应、振铃效应、镜像效应、侧壁失落效应、后壁增强效应、声影、旁瓣效应和部分容积效应等。

思考题

（1）A 型显示、B 型显示、M 型显示的工作原理是什么？

（2）脉冲多普勒、连续多普勒、高脉冲重复频率多普勒和彩色多普勒成像的工作原理和特点是什么？

（3）简述超声显示中几种主要伪像的形成原因。

（廖建梅　陈惠君）

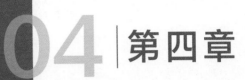

第四章　超声诊断仪的使用、维护与保养

（1）掌握超声探测切面和图像方位。

（2）熟悉超声声像图观察的基本内容。

（3）了解超声回声的描述。

超声诊断仪是一种根据超声波原理，将超声波脉冲发射到人体组织中，通过记录和分析反射回波形成多种不同类型图像的医疗设备。

第一节　超声诊断仪的使用

一、超声探头的正确操作与选择

超声探头是作为取得超声信息的第一步，应在人体受检部位正确使用超声探头，以便能看到最佳图像和准确定位。根据设备用途及临床选项，选择不同的超声探头。其科学依据是人体内部脏器的解剖结构。

探头种类与临床应用：①凸阵探头主要用于腹部、妇产科检查。②线阵探头用于外周血管、小器官检查。③扇形探头用于成人心脏、小儿心脏检查。④腔内探头常用的有：经食管心脏检查、经直肠前列腺检查、经阴道妇产科检查。⑤术中探头、血管内探头、三维容积探头应用于相关检查。

二、超声诊断仪的功能选择与调节

（一）扫描与显示方式选择

（1）扫描方式：①电子线阵扫描。②电子凸阵扫描。③电子扇形扫描。④机械扇形扫描。⑤相控阵扇形扫描。⑥环阵相控扫描。

（2）显示方式：① B 型（灰阶二维）。② B/M 型。③ M 型。④ Doppler 型。⑤ B/ Doppler 型。⑥ M/ Doppler 型。⑦ CDFI 型（彩色二维及彩色 M 型）。⑧三维（3D）和实时三维（四维显示模式，4D）。

■ （二）灰阶成像调节

调节灰阶参数，可使图像的灰度发生变化，有几种方式可供选择。

（1）显示器的调节：对显示器的亮度、对比度、色度、饱和度应适度调节，避免视觉疲劳。

（2）图像深度调节：根据所检测的脏器调节合适的深度，使脏器置于中央位置并完整显示，对需要重点观察的部位或病变区域可运用局部放大功能。

（3）增益（gain）调节：调节各型图像的接收增益，提高图像灵敏度，其值的调节要与发射功率及时间增益补偿 TGC 的调节联系起来考虑，可以在 30～90dB 调节，通常在中间位置 50dB 左右为佳。增益过大则会造成图像失真，增益过小则会导致弱回声信号丢失。

（4）时间增益补偿（time gain compensation，TGC）调节：目前多采用自适应地获取增益补偿曲线，从而使位于不同深度的组织界面的反射波具有一致性，并能够消除强散射区域后方的弱回声现象。

（5）聚焦（focus）调节：选择聚焦区数目，使观察区域的图像分辨力更好，以取得观察区清晰图像。

（6）功率输出调节：调节超声功率输出，可优化图像质量，功率越大穿透力越强，但图像显示较粗；产科和眼球检查时，应选择较低的功率输出。

（7）动态范围调节：调节图像的对比分辨力，压缩或扩大灰阶显示范围。通常腹部超声检查设置的动态范围比心脏检查的动态范围大。

■ （三）彩色多普勒成像调节

（1）探头频率调节：为获得满意的彩色多普勒血流信号，可根据需要调节位置深度。用高频进行二维超声检查，低频进行多普勒超声检查。目前仪器多采用变频探头。

（2）取样框的调节：取样框的大小取决于取样区域的大小，以略大于观察区域为准。

（3）彩色增益调节：其大小根据被检测血流速度的高低作适当的调节，尽可能减少噪声信号，以能显示取样框内血管的全部血流而又不出现彩色外溢为佳。

（4）彩标调节：根据所检测血管的血流速度作适度调节，过高会滤掉低速血流，过低则会出现混叠现象。

（5）彩色滤波调节：根据血流速度的大小调节相应的彩色滤波阈值，滤除正常血流以外的其他组织结构活动产生的干扰信号或彩色伪差。

■ （四）频谱多普勒成像调节

（1）取样线偏移调节：取样线是多普勒超声的声束发射方向，应尽量调节其与血管的走向夹角＜ 60°；检查心脏时，切面夹角则至少应＜ 20°。

（2）取样线的放置：取样线应通过彩色血流管道直径的中轴，才可获得该段血管最大的流速曲线。

（3）取样门的位置：应置于血管流道的中部。

（4）取样门的大小：通常设为 1～2mm。

（5）θ角调节：又称声束－血流方向夹角，即校正线与被检测血管段的流道平行。

（6）流速曲线标尺调节：同彩标调节。

（7）基线的调节：频谱曲线的方向根据血流方向的不同，在基线的方向也不同，故应将基线做适当的上下调节，使曲线完整显示，不发生翻转。目前设备通过优化键即可解决。

三、超声诊断仪的操作程序

超声仪器的生产厂家及品牌很多，操作和功能的控制和调节各不相同，需详细阅读所购仪器的操作手册或经过技术培训正确使用。大多数仪器的主要成像控制键置于控制面板上，部分将成像控制键位于菜单（MENU）中。

四、超声诊断仪使用注意事项

（1）设备选定场所应当避免下列环境：①水蒸气及溅水环境。②阳光直射。③灰尘。④高湿度。⑤通风条件恶劣。⑥烟雾。⑦化学品及可燃气体。

（2）其他：还应注意设备远离发电机、X线机、广播站及传输电缆，以避免扫描时产生电磁噪声，否则可能产生反常图像，最好配置独立稳压电路及安全接地插座。

（刘倚河　陈燕红）

第二节　超声诊断仪的维护与保养

一、主机的维护保养

（1）电源稳压设备：超声设备必须配备精密的不间断稳压电源（UPS，交流净化稳压电源、3000V·A），以免电压的波动和网络杂波、尖峰等干扰而影响仪器性能；仪器须接地线；定期由专业技术人员做相关的检测。

（2）仪器的使用：机器工作之前，打开稳压电源，待电压稳定在220V后，3分钟后开机。对主机应熟悉其操作程序和各个功能键的功能，按压面板时应适度用力，机器在未用状态下，保持冻结状态，减少探头工作造成的损耗。

（3）室内环境：尽量保持室内干燥、清洁，使用过程中，应注意控制室温（一般为25℃，可上下波动3℃）和仪器内置微电扇的运转情况，定期清洗空气过滤网，确保仪器的正常散热。

（4）仪器清洁：长期保持机器表面清洁，室内清洁，在关机状态下，定期使用75%酒精干棉球或纱布擦洗机器操作台表面及按键，严禁液体进入机器内部。

（5）设备有时会出现死机等小故障，如无法用机器控制界面的开关正常关机时，可通过后方强制开关或切断稳压电源强行关机拔掉电源，等待5分钟后再通电开机。

二、探头的维护保养

探头是超声诊断仪的主要部件之一，容易损坏，使用时要注意保护：①在连接或卸下探头前应先冻结仪器。②不要将探头跌落至地板或与坚硬物体的表面碰撞。③探头不使用时应该存放在探头支架内。④严禁加热探头。⑤严禁弯曲或拔拉探头电缆。⑥只使用得到认可的耦合剂。⑦只在探头头部使用耦合剂，在每次使用后擦净探头。⑧探头不使用时，将探头存放在探头盒内以防损坏。

三、耦合剂的要求

耦合剂的质量关系到图像的清晰度、探头的寿命和病人的利益，好的耦合剂应具有：不损坏探头、不刺激皮肤、无毒性或致癌作用；匹配、透声性良好，声衰减系数小；黏附力、保湿性适中；均匀性、稳定性好、不含气泡。

（刘倚河　陈燕红）

本章小结

超声设备属于精密电子仪器，是临床医师获得人体内部脏器信息的重要手段，为了得到高质量的超声图像与图形，最大限度地发挥超声检查诊断技术的效果，超声工作者平时应注意对超声设备的维护与保养，使保持仪器性能处于最佳状态，更多地掌握超声诊断仪的性能、特点、操作、调节，以提高自身诊断能力和水平。

思考题

（1）叙述超声探头种类与临床应用。

（2）简述灰阶成像调节有哪些。

（3）超声诊断仪使用注意事项。

（4）仪器的使用与清洁。

（刘倚河　陈燕红）

05 | 第五章　腹部超声探测方法

学习目标

（1）掌握超声探测切面和图像方位。

（2）熟悉超声声像图观察的基本内容。

（3）了解超声回声的描述。

第一节　超声探测的基本程序与操作方法

一、检查前准备

（一）检查环境及超声仪器的准备

（1）检查环境：检查前调节好检查室适宜的温度和光线。

（2）开机准备：选择合适的超声仪器，开机前必须检查电源，稳压器及接地装置是否良好，以确保安全情况下方可开机。

（3）超声仪器的准备：熟悉仪器性能，各功能键调节到合适的状态；依检查项目及检查方式选择合适的探头及频率。

（二）受检者的准备

（1）上腹部检查：为了避免声路中气体的干扰，检查前一天应少食产气类食物，通常在上午空腹8小时以上。检查肝、胆、胰腺、脾脏、胃等脏器，必要时饮水500～800ml，以清除胃内气体，方便观察胃腔情况或作为透声窗，观察胰腺或腹膜后情况。

（2）盆腔检查：饮水使膀胱适度充盈作为透声窗及推压周边肠管，便于经腹壁超声检查子宫及附件、膀胱、前列腺等盆腔脏器。

（3）特殊检查：如超声造影、腔内超声、介入性超声、术中超声等检查需做好相应的各种检查前准备。

（4）其他：当超声检查与胃肠镜、X线钡餐透视等其他检查同日进行时，须先行超声检查。

（三）检查者的准备

（1）初步了解检查者的基本病史及通过简短的沟通明确检查目的和要求。

（2）某些特殊检查需给予必要的解释，以取得配合，达到最佳检查效果。

（3）做好消毒隔离、无菌操作。对有皮肤病、传染病、皮肤破溃等患者进行检查时，应按消毒隔离程序处理，所有器械应严格消毒，防止交叉感染。腔内超声、介入性超声、术中超声需做好消毒、无菌操作等准备工作。

二、受检者体位

（1）仰卧位：检查胸、腹、盆腔及四肢浅表部位，如心脏、肝、胆、胰、脾、膀胱、子宫及附件、前列腺、甲状腺、乳腺等脏器常用此体位。

（2）侧卧位：左侧卧位常用于检查肝右叶、胆囊、右肾及右肾上腺、心脏等器官；右侧卧位常用于检查脾、左肾及左肾上腺、胃等器官。

（3）俯卧位：常用于双肾、背部浅表组织等器官检查。

（4）坐位：常用于胸腔积液测定及超声引导穿刺引流、心功能不良或其他原因而不能平卧的患者，以及饮水后胰腺的检查。

（5）立位：常用于游走肾或肾下垂患者测定肾下极位置和腹股沟斜疝或股疝、隐睾等检查。

三、超声检查探测方式

腹部超声检查多采用直接经体表检查，为获取理想的超声图像，在检查过程中应注意一些操作方法。

（1）当胰腺或腹膜后脏器显示不清时，可饮水使胃充盈作为"透声窗"。

（2）利用脏器血管或含液器官，对病变进行定位诊断。

（3）在扫查各个脏器或病灶时，按以下几种探测法进行不同切面扫查，识别被检脏器的正常与异常声像图。①顺序连续平行探查法：将探头做缓慢匀速不间断滑行扫查，探头整体做纵、横、斜向或任意方向的连续平移扫查。②立体扇形探测法：当受检脏器被肋骨或气体影响时，可在肋间隙或固定的检查部位进行上下或左右连续摆动探头，构成立体扇面图像。③十字交叉探测法：探头进行纵横两个相互垂直平面的十字交叉扫查，鉴别立体病变、是否管道结构或用于穿刺定位。④对比探测法：对人体对称性器官进行左右侧对比扫查。⑤加压探测法：肋下斜向扫查肝脏显示不清时，可嘱患者吸气，将探头施加适当压力进行探测；或对盆腔器官、输尿管中下段观察时，通过探头加压，推移遮挡的肠管气体。

四、超声探测切面和图像方位

（一）超声探查常用切面

（1）矢状切面：亦称纵切面。指探头与人体长轴平行，由前向后探测。

（2）横向切面：亦称水平切面。指探头与人体长轴垂直，呈十字交叉。

（3）斜向切面：指探头与人体长轴成一定角度的斜切扫查。

（4）冠状切面：指探头与人体的腹部或背部平行呈额状面扫查。

（二）超声图像方位

各个脏器探测时应根据方位标准，观察和留存图像，力求统一和规范化以便比较、观察和交流。

1. 仰卧位探测（相当于在被检查足端观察）

（1）矢状切面：声像图的左侧代表受检者的头侧结构，右侧代表受检者的足侧结构；上方代表受检者的腹侧结构，下方代表受检者的背侧结构（图5-1-1）。

（2）横向切面：声像图的左侧代表受检者的右侧结构，右侧代表受检者的左侧结构；上方同样代表受检者的腹侧结构，下方代表受检者的背侧结构（图5-1-2）。

（3）斜向切面：视探头倾斜的方向和角度大小而定，声像图的左右侧和上下方所代表的受检者结构，则与矢状切面或横向切面为标准（图5-1-3）。

（4）冠状切面：声像图的左侧代表受检者的头侧结构，右侧则代表受检者的足侧结构（图5-1-4）。

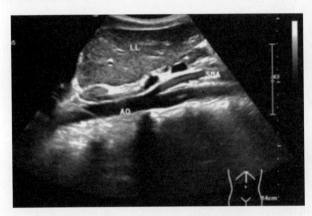

图 5-1-1　上腹部矢状切面声像图

注：LL 为左肝；SMA 为肠系膜上动脉；AO 为腹主动脉。

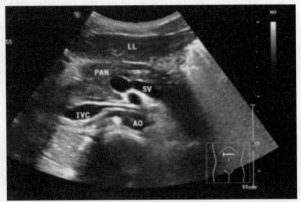

图 5-1-2　上腹部横切面声像图

注：PAN 为胰头；SV 为脾静脉；IVC 为下腔静脉。

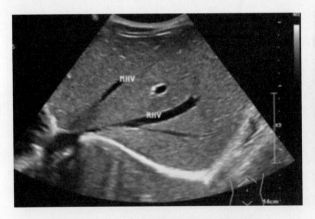

图 5-1-3　右上腹肋缘下斜切面声像图

注：MHV 为中肝静脉；RHV 为右肝静脉。

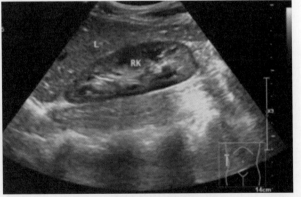

图 5-1-4　右肾冠状切面声像图

注：L 为肝；RK 为右肾。

2. 俯卧位探测

（1）矢状切面：声像图的左侧代表受检者的头侧结构，右侧代表受检者的足侧结构，上方代表受检者的背侧结构，下方代表受检者的腹侧结构（图5-1-5）。

（2）横向切面：声像图的左侧代表受检者的左侧结构，右侧代表受检者的右侧结构，上方代表受检者的背侧结构，下方代表受检者的腹侧结构（图5-1-6）。

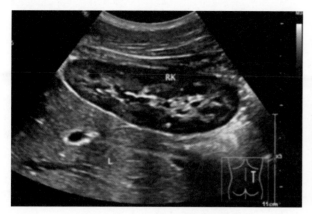

图 5-1-5　右肾长轴面声像图

注：RK 为右肾。

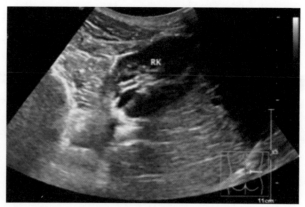

图 5-1-6　右肾横断面声像图

注：RK 为右肾。

（刘倚河　陈燕红）

第二节　超声回声的描述与声像图分析的基本内容

一、超声回声的描述

（一）超声回声强度的描述

超声灰阶图像是由许多像素构成，像素的亮暗反应了回声的强弱，显示器上最亮到最暗的像素变化过程即从白到灰的过程称灰度，将灰度分为若干等级称灰阶。根据人体组织回声强度将其分为以下几种类型。

（1）强回声：灰度明亮，呈极强的点状、条状或团块状回声，后方伴声影。例如：结石、气体、金属、致密骨、钙化及组织异物等。

（2）高回声：灰度较明亮，呈点状、条状、片状或团块状回声，后方不伴声影。例如：肾窦、纤维结缔组织、多数脏器的包膜、囊肿壁等。

（3）等回声：灰度中等，呈点状或团块状回声。例如：正常肝、脾等实质性脏器。

（4）低回声：灰度较暗淡，呈均质细小的点状回声。例如：正常肾皮质等均质组织结构、淋巴结、肌肉、皮下脂肪等。

（5）弱回声：灰度暗淡，呈均匀细小的灰黑点状回声或接近于无回声，有时需提高增益才能显示。例如：正常肾锥体、流动缓慢的血液、液体内的组织碎屑等。

（6）无回声：灰度极暗的黑色区，均匀的液体无声阻抗差，无界面反射，呈无回声区。例如：胆汁、尿液、羊水等液体。

（二）超声回声形态的描述

（1）点状回声：回声呈细小颗粒状亮点。

（2）斑片状回声：回声呈明亮的小片状，大小在 5mm 以下，边界清楚。

（3）团块状回声：回声聚集呈明亮结节或团块，有一定边界。

（4）环状回声：回声排列呈圆环状，大小不等，边缘清楚。

（5）带状或线状回声：回声排列呈条带状或线状。

（三）超声回声分布的描述

脏器超声回声分布状况可用均匀或不均匀描述，病变组织的内部回声分布可用均质或不均质描述。

（四）某些特殊征象的描述

某些病变呈现某种特殊征象，即形象化命名为某征，用以突出或强调这些征象的特点，如"牛眼征""靶环征""假肾征""驼峰征""平行管征""彗星尾征""脂液分层征""太阳征""抱球征""WES征"等征象。

（五）病灶后方回声的描述

某些病灶图像伪差后方出现的回声，如后方回声增强、侧方声影、后方声衰减等。

二、超声声像图分析的基本内容

（一）超声声像图的观察方法

1. 观察图像循序渐进

需遵从循序渐进，从左到右、从上到下、从有到无详细检查，尤其对一些脏器体积大、检查条件差、盲区等部位，应需增加变换体位和侧动探头以使其尽量全部呈现图像。

2. 观察图像条理清晰

需按照从整体到局部、从回声到结构的方式去观察脏器分析病变，这样能更准确地对脏器及病灶进行判断。

3. 结合临床综合分析

超声影像学诊断依据的是人体结构的声像图来间接推断生理、病理状态，有着同病异影或同影异病的征象，因此需结合临床病史综合分析，以确保做出准确的判断。

（二）二维声像图的观察内容

超声诊断是通过对声像图的观察和分析而做出的，二维声像图是超声诊断的基础。

1. 直接显示

观察被检脏器的位置、形态、大小是否正常，边缘轮廓是否规则，边界或包膜是否清晰完整，内部结构及回声有无异常（包括管道分布、走行及管腔结构等情况），病灶侧壁及后方回声有何异常，邻脏器及血管是否受挤压、移位、粘连、浸润等情况。

2. 量化分析

量化分析包括测量病变所在位置、数据、范围、大小等，即包括测量径线、面积、体积（容量）

等基本时空量度。

3. 功能性检测

应用于腹部超声主要有：①脂餐试验观察胆囊的收缩功能。②空腹饮水后观察胃收缩及蠕动情况和排空功能。③开启 CDFI 观察输尿管开口的喷尿情况。④肝脏外生性肿块，观察肿块与肝脏的活动度是否一致。

■ （三）多普勒声像图的观察内容

1. 彩色多普勒

根据其成像的特点，可直接观察脏器或病灶血流的方向、血流的速度、血流的性质，同时对血管形态学的显示也有一定的价值，包括血管的管径、走行、分布和血管的丰富程度等，可用于评价脏器的血流灌注情况和病变的血供特点，有助于诊断病变性质。

2. 频谱多普勒

频谱多普勒用于流速定量的研究或血流动力学的测定，常用以下指标：收缩期峰值流速（peak systolic velocity，PSV）、舒张末期流速（end-diastolic velocity，EDV）、平均血流速度（mean velocity，Vm）、收缩早期加速度（acceleration，AC）、加速时间（acceleration time，AT）、阻力指数（resistive index，RI）、搏动指数（pulsative index，PI）、充血指数（congestion index，CI）等。

（刘倚河　陈燕红）

本章小结

　　声像图诊断即超声断层扫描技术，依然是现代超声影像医学的主体部分。因此，临床超声工作者必须具备扎实的解剖学和断层解剖学基础，熟悉正常声像图及其变异，识别超声伪像并避免诊断误区；还应掌握病理解剖学知识及其疾病发生过程的临床联系，学会正确的临床思维和声像图分析，了解超声断层的实际意义。超声探测切面是超声工作者的基本功，每幅精美的人体软组织断层图像，可反应人体不同部位和器官的断面解剖结构，是得出正确的声像图结论和疾病诊断的基础，所以，准确说明超声断层扫描方法及断层图像代表的空间位置极为重要；人体各部位器官组织的回声强度有很大不同，声衰减的程度亦有许多差别，超声回声内容的正确描述，是满足超声诊断的需要。

思考题

（1）超声检查前，受检者应如何准备？

（2）简述超声图像方位。

（3）超声回声强度有几种类型？

（4）腹部超声的实时动态观察内容主要有哪些？

（刘倚河　陈燕红）

06 | 第六章 肝脏超声检查

学习目标

（1）掌握正常肝脏的超声探测方法、肝脏分叶分段。

（2）掌握脂肪肝、肝硬化、肝囊肿的超声表现与鉴别诊断。

（3）熟悉原发性肝癌和肝血管瘤的超声表现与鉴别诊断要点。

（4）了解肝脓肿、肝脏局灶性结节性再生的超声表现及超声造影表现。

第一节　肝脏超声探测基础

一、超声解剖

（一）肝脏的解剖

肝脏是人体最大的消化腺，位于右上腹部的膈下，呈楔形。主要由肝包膜、肝实质和管道结构组成，其中管道结构包括门静脉、肝静脉、肝动脉及肝内胆管。

肝脏的膈面呈圆顶形，有韧带与膈肌相连；镰状韧带将其分为左、右两叶（图 6-1-1）。

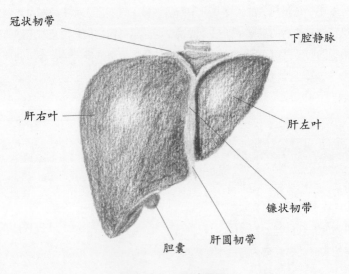

图 6-1-1　肝脏膈面

　　肝脏的脏面凹陷不平，有左、右纵沟和中间的一条横沟，呈"H"形，为血管和胆道的出入口。左纵沟前部为肝圆韧带，其内有脐静脉闭锁后形成的纤维索，后部有静脉韧带，为静脉导管闭锁后形成。横沟为门静脉、肝动脉、胆管、淋巴管及神经的出入部位。右纵沟前部为胆囊窝，后部为下腔静脉窝，此处有 3 支肝静脉汇入此处（图 6-1-2）。

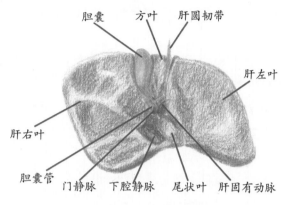

图 6-1-2　肝脏脏面

（二）肝脏血管、胆道系统

　　第一肝门：位于肝脏脏面的横沟处，有左肝管、右肝管、肝门静脉左支、肝门静脉右支和肝固有动脉左支、肝固有动脉右支、淋巴管及神经等出入。

　　第二肝门：即下腔静脉窝。在腔静脉沟的上端处，有肝左、中、右静脉出肝后即注入下腔静脉。

　　第三肝门：在腔静脉沟下部，右后肝静脉和尾状叶的小静脉出肝的部位，这些静脉出肝后，直接汇入下腔静脉。

（三）肝脏分叶、分段

1. 按门脉分支和肝内裂隙的分叶法

　　正中裂：该裂将肝分为左、右半肝，同时尾状叶也被分为左、右两半（即尾状叶左、右段）。

　　右叶间裂：此裂将右半肝分为右前叶和右后叶。

　　左叶间裂：此裂将左半肝分为左外叶和左内叶。

　　左外叶段间裂：此裂将左外叶分为上、下两段。

　　右后叶段间裂：此裂将右后叶分为上、下两段。

2. 库氏分段方法

　　库氏（Couinaud）分段方法是国际比较通用的肝脏分段法，将肝脏左、右两半肝分为 8 个区，以肝段（segment，S）命名。方法是以肝脏脏面观的表面结构为标志，将尾状叶定为肝段 I（S1），以肝段 I（S1）起始，逆时针方向依次排列到肝段Ⅶ（S7），肝段Ⅷ（S8）在脏面看不到。在肝脏膈面，以左外叶（S2）为起始，顺时针方向依次排列，到肝段Ⅷ（S8），看不到肝段 I（S1）。

二、肝脏超声检查技术

（一）肝脏超声检查方法

肝脏超声检查是目前肝脏影像检查的首选检查方法，也是腹部脏器检查最常用的诊断技术之一。

（1）患者准备：无须特殊准备，必要时应禁早餐或用泻药。常用体位：平卧位、左侧卧位，偶尔需用到右侧卧位、坐位或半卧位。

（2）仪器条件：探头一般选凸阵探头，3～3.5MHz，肥胖者选用2.5MHz，儿童选用5MHz。彩色多普勒超声显示肝脏血流脉冲重复频率（PFR）2000～2500Hz，速度（量程）15～20cm/s。

（3）扫查步骤和方法：将仪器设备调节到最合适状态。扫查手法：①切忌跳跃（自上而下、由内及外、从有到无、连续滑行）。②呼吸配合（动静结合）。③变换体位（仰卧位、侧卧位、站位或半坐位）。④避免盲区（左肝外缘、右肝侧缘、右肝膈顶、肝脏下缘）。⑤适当加压（肋间扫查、观察硬度）。

（4）检查基本切面：肝脏左外叶经腹主动脉纵切面、肝脏左外叶横切面、肋下斜切面、肋间斜切面、肋间及肋下纵切面、肋间及肋下横切面等。

（二）正常肝脏超声图像及正常测值

（1）二维超声：肝表面光滑，包膜线清晰，肝下缘和外缘呈锐角。实质呈细小中等点状回声，均匀分布。肝内管道结构清晰，呈树枝状分布（门静脉管壁回声强且较厚，肝静脉壁薄回声弱）。

（2）彩色多普勒：门静脉入肝血流，脉冲多普勒为持续平稳血流，15～25cm/s。肝静脉为离肝血流，三相波型。肝动脉细小，血流较难显示。

（3）超声造影：临床上肝脏超声造影分3个时期：动脉期（10～30s），门脉期（30～120s），延迟期（120～180s），详见第三节描述。

（陈梅芸　陈惠华）

第二节　肝脏疾病超声诊断

一、肝脏局灶性变

（一）肝囊肿

肝囊肿一般无任何不适症状，少数大的囊肿导致肝脏肿大，压迫到周边肝脏实质及血管、胆道系统时可出现相应不适症状，超声检查检出率高。

1. 超声表现

1）二维超声

肝内出现单个或多个圆形或椭圆形无回声区，包膜光滑菲薄，囊肿后方回声增强（图6-2-1），可有侧壁回声失落征象，部分囊肿内有分隔光带，为多房性囊肿。

2）彩色多普勒

囊肿内无彩色血流信号，囊壁偶见短棒状彩色血流信号。

注射造影剂后，肝囊肿内回声无增强，表现为无回声，而囊肿壁可显示与肝实质同步增强。

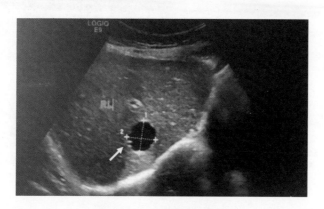

图 6-2-1 肝囊肿声像图

注：右肝无回声结节，伴后方回声增强（白色箭头）。

2. 临床意义

超声检查肝囊肿准确率高，为确诊肝囊肿的首选方法。

3. 鉴别诊断

肝脓肿：多呈低回声团块，液化脓液可随体位改变而移动，囊壁较厚，并有稍高回声的炎性反应带，有别于一般的肝囊肿。

■ （二）肝脓肿

临床上出现肝脓肿时，一般有典型症状，如患者发热、白细胞升高等，易于确诊。但少数慢性肝内感染症状轻微、肝内炎症及脓肿进展缓慢，不易确诊。

1. 超声表现

1）二维超声

不同病理阶段的肝脓肿有不同的超声表现。在肝脓肿早期，由于脓腔尚未形成，病变区呈不均匀低回声或等回声区，边界欠清晰，边缘不规则。肝脓肿成熟期或不全液化时，病变区呈蜂窝状不均质回声，液化处呈无回声区，未液化区呈低回声。

2）彩色多普勒

肝脓肿早期可显示病灶内部及边缘有点状或者条状彩色血流信号，脉冲多普勒可测得搏动性动脉血流信号，阻力指数多呈低阻型。

3）超声造影

肝脓肿病灶在动脉期表现为实质部分快速增强，而坏死部分不增强，病灶呈典型的蜂窝状改变（图 6-2-2）。

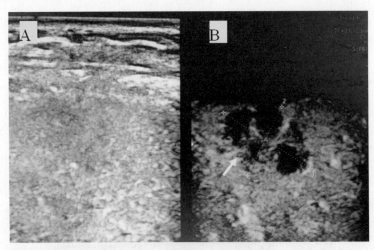

图 6-2-2　肝脓肿超声造影声像图

注：A 为肝脓肿二维超声图像；B 为注射造影剂后病灶呈蜂窝状改变（白箭头）。

肝脓肿结合临床病史及血象检查，典型病例较容易诊断。

2. 鉴别诊断

（1）肝囊肿：囊壁薄，透声好，较少出现杂乱声。

（2）肝脏恶性肿瘤：未液化的早期肝脓肿及肝脓肿液化不全期应与肝恶性肿瘤鉴别，结合病史、生化指标及短期随访复查是鉴别二者的主要方法。

（三）肝血管瘤

肝血管瘤是肝脏最常见的良性肿瘤，一般无明显临床症状，以肝海绵状血管瘤多见。

1. 超声表现

1）二维超声

肝内出现圆形或椭圆形高回声、低回声或者等回声，边界清晰，边缘不整齐，呈花边状。瘤体常较小，直径一般在 1～3cm（图 6-2-3）。

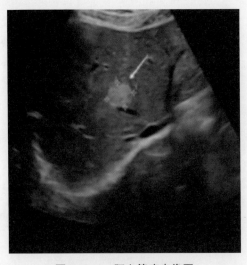

图 6-2-3　肝血管瘤声像图

注：显示肝右叶均匀高回声，边界清晰（箭头所示）。

2）彩色多普勒

由于血流速度甚低，大多数病变均难以显示血流（图6-2-4）。少数病变部分边缘可见血流信号。

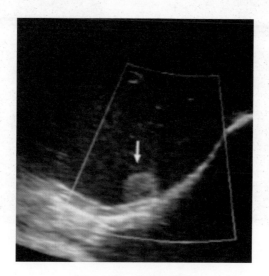

图6-2-4　彩色多普勒

注：显示高回声血管瘤周边及内部未见明显血流信号（箭头所示）。

3）超声造影

参见第三节　肝脏超声造影　五、肝脏血管瘤。

2. 临床意义

超声检查方法诊断肝血管瘤因其敏感性和特异性均较高而列为诊断该病的首选影像学方法，利用超声造影可进一步明确低回声型及等回声类型的与肝恶性肿瘤的鉴别。现临床应用较为广泛。

3. 鉴别诊断

（1）肝脏局灶性结节性增生（hepatic focal nodular hyperplasia，hFNH）：常与低回声类型肝血管瘤相混淆，FNH彩色多普勒在病灶中央可见放射状的血流信号。

（2）肝恶性肿瘤：肿瘤质地、回声特点、造影表现及甲胎蛋白（alpha fetopotein，AFP）高低是鉴别诊断的主要依据。

■ （四）原发性肝癌

原发性肝癌是我国常见的恶性肿瘤之一。死亡率高，在消化系统肿瘤中占首位。原发性肝癌按组织学类型分为肝细胞、胆管细胞、肝细胞与胆管细胞混合型肝癌3类，其中，以肝细胞癌最多见。按病理形态分型分为块状型、结节型、弥漫型。

1. 超声表现

1）二维超声

（1）直接征象：肝内出现单个实质回声肿瘤，其形态和内部回声与肿瘤的大小有密切关系。当肿瘤≤5cm时，多呈圆形，低回声或结节状低回声（图6-2-5）。当肿瘤＞5cm时，呈圆形或不规则结节状等回声，少数呈结节状高回声，肿瘤周围多有声晕，肝癌伴癌肿出血、坏死液化时，呈混合性回声。

弥漫性肝癌呈肝内布满低回声结节，有时仅呈现肝内回声增粗而无结节样回声。

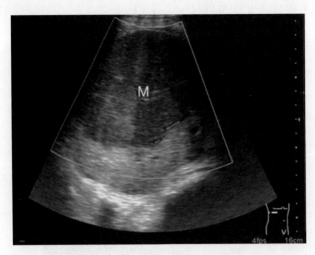

图 6-2-5　原发性肝癌二维超声

（2）间接征象：肿瘤压迫血管，造成血管变细、绕行；肿瘤增大或位于第一肝门处时，可压迫肝管引起肝内胆管扩张。

（3）转移征象：肝癌伴肝内局部转移，在原发肿瘤周围出现卫星状布散的小结节。肝癌伴门静脉、下腔静脉癌栓时，门静脉或下腔静脉内出现低回声。肝癌伴淋巴结转移，在肝门处、腹主动脉旁、锁骨上出现圆形低回声肿大淋巴结。晚期肝癌患者出现腹水、胸腔积液。

2）彩色多普勒

富血供型：较常见，脉冲多普勒可检测到动脉血流。少血供型：肿瘤内部无血流信号。

3）超声造影

详见第三节　肝脏超声造影　一、肝细胞肝癌。

2. 临床意义

确诊肝癌存在，对肿瘤进行确切定位及临床分期。为早期肝癌筛选的主要方法之一，目前超声可发现直径 1cm 甚至 1cm 以下的小肝癌。

3. 鉴别诊断

（1）低回声小肝癌与肝囊肿鉴别：肝癌为低回声且后方回声无增强或稍有增强，肝囊肿为无回声区且后方回声显著增强。

（2）混合回声型肝癌与肝脓肿鉴别：声像图较难鉴别，主要是结合病史及短期随访。

■ （五）转移性肝癌

全身各组织脏器的恶性肿瘤均可以转移至肝脏，其中，胃肠道肿瘤多经门脉系统转移至肝脏；其他脏器肿瘤多经体循环至肝脏，亦有淋巴系统转移或直接侵入者。

1. 超声表现

1）二维超声表现

转移性肝癌超声表现形式较多，多呈圆形、椭圆形或者不规则形，并可向肝表面突起。转移灶较多时，病灶呈弥漫性分布或融合成团块状，回声可为高回声、低回声等回声或者混合回声，内部回声呈多样化。主要与原发灶的病理类型不同有关，如乳腺癌肝转移灶呈牛眼征，胃癌肝转移灶为高回声结节，结肠癌可出现钙化型强回声结节等。

2）彩色多普勒

转移性肝癌的血供具有原发病灶的血供特点，较原发性肝癌血流显示率低。

3）超声造影

详见第三节 肝脏超声造影 三、转移性肝癌。

二、肝脏弥漫性病变

肝脏实质内的弥漫性病理改变称弥漫性肝疾病，常见的有脂肪肝、肝硬化、肝炎、慢性血吸虫肝病、淤血性肝病等。

（一）脂肪肝

各种原因造成肝细胞脂肪变性的肝脏疾病，常见的有糖尿病、肥胖症、酒精性肝病及某些中毒性肝病。

1. 超声表现

1）二维超声

肝实质回声细密，回声强度由浅至深部逐渐减弱，肝内血管因衰减而显示不清晰，肝脏可大小正常或轻度增大。

2）彩色多普勒

由于脂肪堆积造成的声衰减，彩色多普勒显示肝内血流信号减弱（图6-2-6）。

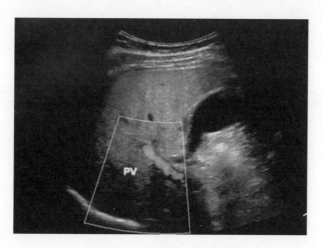

图6-2-6 脂肪肝彩色多普勒

3）超声造影

用于非均匀性脂肪肝与肝占位的鉴别。一般不强化，与周围肝实质回声同步增强减退。

2. 临床意义

根据声像图对脂肪肝做出诊断，对不同病因引起的脂肪肝不能作鉴别。

3. 鉴别诊断

（1）肝癌：非均匀性脂肪肝肝内低回声需与肝癌相鉴别。前者低回声无包膜，无球体感，肝癌的低回声，肿块有包膜，且有球体感。

（2）肝血管瘤：与低回声型肝血管瘤鉴别有一定困难。血管瘤常有周围高回声带环绕，内部可呈筛网状，彩色多普勒部分周边可有血流信号。

■ （二）肝硬化

肝硬化系多种原因引起，且影响全身的慢性疾病。特点为肝细胞变性、坏死和再生，纤维组织增生，使肝脏正常结构呈结节样变，体积缩小，质地变硬。

1. 超声表现

1）二维超声

早期肝硬化肝脏内部回声稍增粗、密集，分布较均匀，肝脏包膜尚平整；中晚期肝硬化肝脏形态发生改变，主要表现为肝左内叶、右叶缩小，左外叶、尾状叶呈代偿性增大，肝包膜不平整，呈锯齿状或凹凸状。肝实质回声增强、粗大、分布不均匀。有时肝内出现低回声结节，大小 5 ~ 10mm，边界整齐，为肝硬化增生结节。肝静脉内径明显变细，走向迂曲。可出现脾大、腹水等征象。

2）彩色多普勒

肝静脉呈迂曲、粗细不一的彩色血流，门静脉呈淡色低速血流或双向血流。当门静脉内有血栓形成，局部出现彩色血流充盈缺损区，肝动脉呈搏动性条状花色血流。

2. 临床意义

提供肝硬化诊断的客观依据，提示有无门静脉高压及高压程度的估计，确定有无腹水，估计腹水程度及疗效观察。

3. 鉴别诊断

（1）慢性肝病：结合病史及实验室检查可鉴别。

（2）弥漫性肝癌鉴别：鉴别要点主要是肝脏体积变化及甲胎蛋白测定值。

■ （三）肝炎

肝炎是由病毒、药物、化学物质等引起的肝脏弥漫性炎症性病变，其基本病理变化为肝实质细胞变性坏死为主，同时伴不同程度的炎性细胞浸润、肝细胞再生和纤维组织增生。按其病程长短不同分为急性肝炎和慢性肝炎。

1. 超声表现

1）二维超声

急性肝炎时，肝脏肿大，各径线测值增大，形态饱满，边缘钝。肝炎早期由于肝细胞变性、坏死、胞浆水分过多，加之汇管区炎性细胞浸润、水肿，肝实质回声明显低于正常，常有黑色肝脏之称，可在肝脏内出现强回声点。肝内血管可呈正常表现。慢性肝炎声像图随病变程度不同而有变化。

2）彩色多普勒

急性肝炎时肝脏内血流信号可无异常；慢性肝炎时肝内血流信号显示减弱。

2. 临床意义

超声检查诊断慢性肝炎其敏感性和特异性均较低，超声检查对急性肝炎，特别是急性肝炎早期有一定诊断价值。超声引导下肝穿刺活检给临床提供了安全的肝组织标本获得的方法。

3. 鉴别诊断

（1）急性肝炎与淤血性肝肿大鉴别：后者肝静脉内径明显增宽，而急性肝炎肝静脉内径正常或变细。

（2）慢性肝病需与肝硬化鉴别：肝硬化肝表面不平整，肝质地硬，常伴有门静脉高压症状。

（四）慢性血吸虫性肝病

慢性血吸虫肝病是由血吸虫卵随门静脉血抵达肝内汇管区形成慢性虫卵结果，继而大量纤维组织增生，导致汇管区纤维化所致。

1. 超声表现

1）二维超声图像

肝脏左叶增大，右叶缩小，肝实质回声分布不均匀，呈斑块状、网络状或地图样回声分布。肝内门静脉管壁明显增厚，内径变细，门静脉走向扭曲，肝质地中等。

2）彩色多普勒

主要显示晚期门静脉高压征象，包括门静脉血流速降低、静脉曲张、血流反向等。

2. 临床意义

超声为慢性血吸虫性肝病的诊断提供客观依据，并利用其特有的声像图特征，不难同其他弥漫性肝病相鉴别。

3. 鉴别诊断

（1）典型慢性血吸虫性肝病与慢性肝炎：根据声像图各自特征表现不难鉴别。

（2）慢性血吸虫性肝病还需与肝占位病变鉴别。

（陈梅芸　陈惠华）

第三节　肝脏超声造影

肝脏超声造影又称肝脏超声增强造影。利用造影剂微泡在声场作用下产生的非线性效应，明显提高检出血流信号的信噪比，可实时观察实质组织的微血管结构，显示动态的病变增强类型，能比增强CT和MRI更敏感地实时显示肿瘤的血管构架和血流特征。目前临床常用的超声造影对比剂为六氟化硫（SonoVue，声诺维），在肝肿瘤的增强造影中，多经上肢浅静脉将对比剂一次快速团注入人体（称团注法），使造影剂更快、浓度更高地进入病灶，能有效地观察造影增强的动态变化等。肝脏超声造影检查需包括 3 个血管时相的动态影像，以明确肝内病灶的定性诊断，3 个血管时相划分（距开始注射造影剂的时间，表 6-3-1）。

表 6-3-1　肝脏超声造影的增强及血管时相划分

时相	时相 / 秒	开始时间 / 秒	结束时间 / 秒
动脉期	10 ~ 30	10 ~ 20	25 ~ 35
门静脉期	31 ~ 120	30 ~ 45	120
延迟期	121 ~	> 120	微泡消失（240 ~ 360）

肝脏疾病超声造影主要用于肝脏占位性病变的诊断，协助肝脏占位性病变的鉴别诊断以及评估肝脏肿瘤介入治疗后效果。对肝细胞肝癌、转移性肝癌、局灶性结节性增生、血管瘤和再生性结节有特殊的超声造影特征，极大地提高了超声对这类疾病的正确诊断率。

一、肝细胞肝癌

肝细胞肝癌（hepatocellular carcinoma, HCC）在组织病理学上多数具有肿瘤新生血管形成，而新生血管增生杂乱、扭曲扩张，其血供直接来源于肝动脉分支，并有明显的动静脉瘘形成。这种病理基础决定了其超声造影表现为动脉期 10 ~ 25s 内快速增强、门脉期和延迟期快速减退，即"快进快出"的增强模式。

肝癌的增强方式，体积较小的通常表现为整体均匀增强（图 6-3-1），少数可呈斑片状和环状不均匀增强。体积较大的肝癌内部常出现坏死等病变而表现为不均匀高增强改变（图 6-3-2），个别病例病灶中央部分可出现大片坏死，仅在周边未坏死而呈现环状高增强表现（图 6-3-3）。部分在常规超声显示不清的病灶，其在动脉期也多呈快速整体增强表现而使病灶显现。

超声造影诊断肝细胞肝癌的依据是典型的"快进快出"征象，即增强的高回声较快减退，其回声低于或接近周围增强的肝实质而呈低回声（图 6-3-4）或呈等回声改变。在肝硬化背景的病例中，尤其是小肝癌，以及分化程度较高的肝癌，病灶的消退速度相对较慢，门脉期常仍呈等回声，延迟期才表现为典型的低回声改变。当肝癌出现门静脉癌栓时，因癌栓存在动脉血供，其超声造影表现与肝癌病灶表现相似，而大部分门静脉血栓因其内部基本无血供，超声造影的所有时相都不增强呈低回声改变。

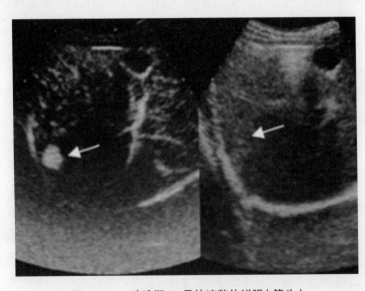

图 6-3-1　动脉期 9s 呈快速整体增强（箭头）

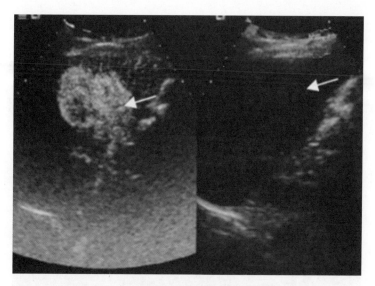

图 6-3-2　动脉期 14s 呈不均匀高增强（箭头）

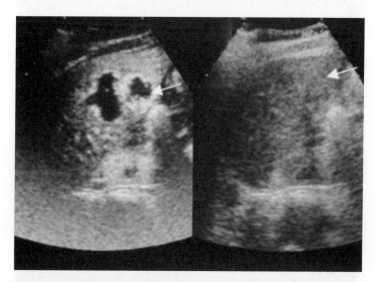

图 6-3-3　动脉期 14s 呈环状高增强（箭头）

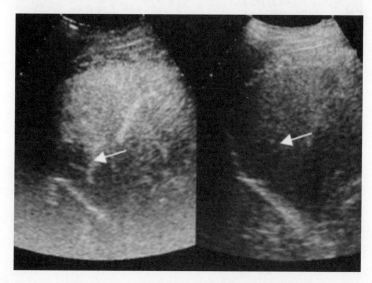

图 6-3-4　动脉晚期 27s 消退呈低回声（箭头）

二、胆管细胞癌

胆管细胞癌（cholangio cellular carcinoma, CC）约占原发性肝癌的 1/10，常为单发，女性多见。病灶内纤维间质丰富、结缔组织较多，其质地较硬且无包膜，与 HCC 相比，CC 往往无肝病背景，极少伴有肝硬化，以淋巴转移为主；常伴胆管结石、胆道炎症或寄生虫感染、胆道手术史等征象。

超声造影常显示 CC 在动脉期呈周边环状增强为主，并呈分支样向病灶内延伸（图 6-3-5）；部分病灶可类似 HCC 的整体状增强表现，但增强强度相对较弱、持续时间较短。由于病灶内含有较多的纤维间质，血管成分相对 HCC 少，故增强峰值时病灶内部回声常表现不均匀（图 6-3-6）。

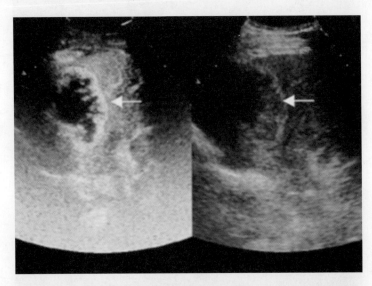

图 6-3-5　动脉期 14s 病灶周边环状增强并呈分支样向内延伸（箭头）

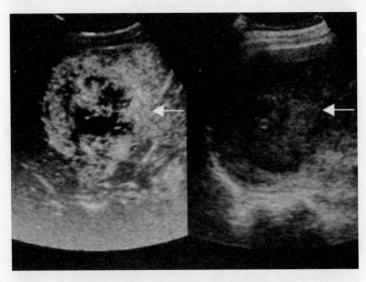

图 6-3-6　动脉期 14s 增强达峰时病灶内部回声表现不均匀（箭头）

三、转移性肝癌

转移性肝癌（metastatic liver cancer, MLC）是继发于其他脏器恶性肿瘤的肝内表现，多通过肝动脉或门静脉（简称"门脉"）血行转移而来，最多见的是肠道肿瘤经门脉血流播散至肝脏，也可见于胃、胰腺、子宫和卵巢等恶性肿瘤的淋巴转移。

超声造影对转移性肝癌的定性诊断具有很高的特异性，平均开始增强时间与 HCC 无明显差异，但增强后消退较 HCC 明显为早，常在动脉晚期或门脉早期即开始消退（图 6-3-7），这对鉴别肝癌是原发性或转移性有很大的实际意义。动脉期的增强表现主要有 3 种：①快速环状增强。②快速整体增强。③同步增强。

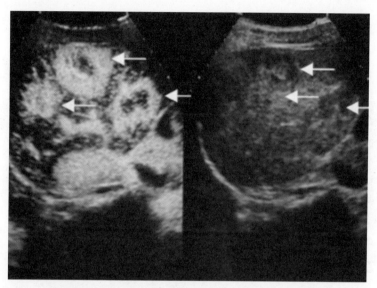

图 6-3-7 动脉期 16s 呈快速环状及整体增强（箭头）

四、肝脏局灶性结节性增生

肝脏局灶性结节性增生（hepatic focal nodular hyperplasia，hFNH）为肝脏较少见的良性肿瘤样病变，目前认为是由于肝内血管畸形所形成的肝细胞肿瘤样增生，血供丰富，直径多 < 5cm，单发，边界欠清，中央有瘢痕等。

超声造影动脉期可显示病灶从中央向周围快速增强并完全填充整个病灶而呈均匀的高回声，典型时可显示"放射状""轮辐状"或"星芒状"的内部血管（图 6-3-8）。门脉期病灶多呈高回声或等回声改变，延迟期病灶呈等回声或稍高回声改变，部分病例病灶中可出现低回声的瘢痕结构。

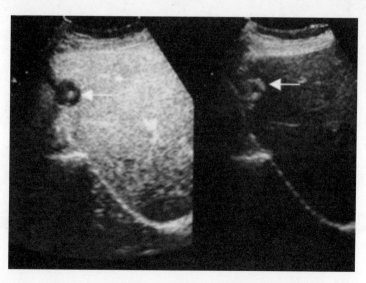

图 6-3-8 动脉期 19s 病灶呈"轮辐状"增强（箭头）

五、肝血管瘤

肝血管瘤（hepatic hemangioma）为肝脏最常见的良性肿瘤，主要以肝海绵状血管瘤（hepatic cavernous hemangioma，HCH）多见，大部分以高回声为主，内部可呈网络样改变，边界清楚，后方可有回声增强改变。

超声造影的典型表现常显示为动脉期自周边部快速或缓慢地呈环状或结节样增强，并随着时间的延长，逐渐呈结节状或棉絮状向病灶内部和中央延伸增强，部分病例可完全填充，称为周围性增强或向心性增强（图 6-3-9、图 6-3-10）。

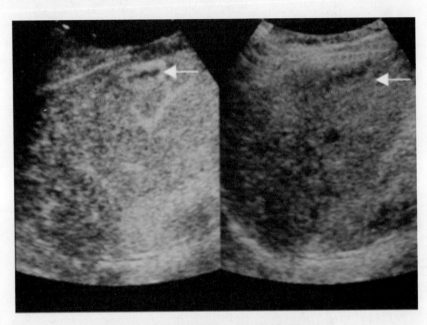

图 6-3-9　病灶动脉期 9s 呈环状增强（箭头）

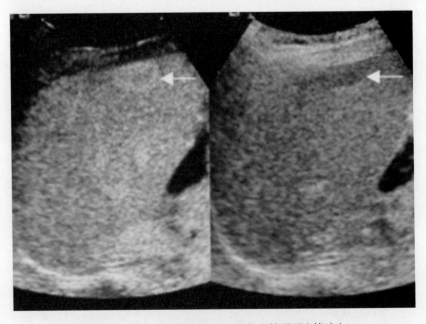

图 6-3-10　病灶静脉期 95s 呈向心性增强（箭头）

六、肝再生结节

通常认为，HCC 是由肝硬化结节经退变形成的，如肝再生结节（hepatic regenerative nogule，HRN）等病变逐渐演变而来。部分肝硬化病例肝内出现孤立性的小结节，常规超声图像表现为稍高回声、稍低回声甚至呈等回声病灶，与小肝癌较难鉴别。

超声造影常表现为动脉期和门脉期与周围肝实质同步增强、同步减退，各期均呈等增强结节，尤其是动脉血供与正常肝实质基本一致，比原发性肝癌明显为少（图 6-3-11、图 6-3-12）。超声造影对其明确诊断有很大帮助，可与肝癌相鉴别。

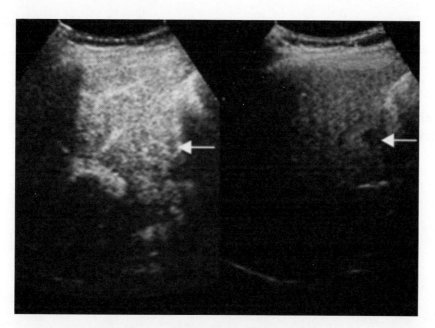

图 6-3-11　动脉期与肝实质同步增强（箭头）

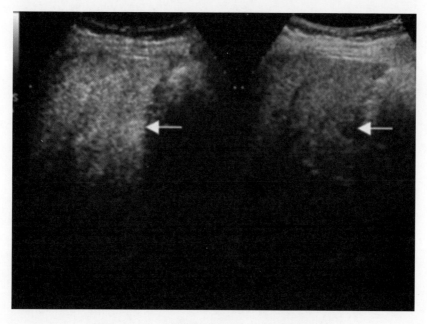

图 6-3-12　病灶延迟期 137s 呈等增强（箭头）

（刘倚河　吴秀艳）

本章小结

　　肝脏呈楔形，位于右上腹的膈下。肝脏血管、胆道系统分第一肝门、第二肝门及第三肝门，按库氏（Couinaud）分段法将肝脏分为五叶八段，主要探测体位为平卧位、左侧卧位，偶尔须用到右侧卧位、坐位或半卧位。常见的肝脏超声疾病包括：肝囊肿、肝脓肿、肝血管瘤、肝硬化、肝癌等。肝脏疾病超声造影分动脉期、门脉期、延迟期 3 个血管时相，主要用于肝脏占位性病变的诊断，协助各种占位性病变的鉴别诊断以及评估肝脏肿瘤接入治疗后的效果。

思考题

　　（1）肝脏的五叶八段的解剖学标志和检查方法。

　　（2）肝脏的超声探测体位和途径有哪些？

　　（3）肝脏的囊性病变有哪些？超声如何鉴别诊断？

　　（4）原发性肝癌和肝血管瘤的鉴别诊断要点是什么？

　　（5）肝局灶性结节性增生（FNH）超声造影表现是什么？

　　（6）肝细胞性肝癌与胆管细胞癌超声造影有何不同？

（刘倚河　吴秀艳）

07 | 第七章　胆囊和胆管超声检查

（1）掌握胆囊和胆管超声探测前的准备、胆囊和胆管的探测方法、正常胆囊和胆管声像图特征、胆囊结石、胆管结石及急性胆囊炎、慢性胆囊炎的声像图特征。

（2）熟悉胆囊增生性病变及胆囊肿瘤的声像图表现、阻塞性黄疸的鉴别诊断。

（3）了解胆道蛔虫病、胆管癌、先天性胆总管囊性扩张的超声表现。

第一节　正常胆囊与胆管超声基础

胆道是指将肝脏分泌的胆汁输入十二指肠的管道结构，包括胆囊和胆管。胆道系统以第一肝门为界分为肝内和肝外两部分。肝内部分由毛细胆管、小叶间胆管及左右肝管组成；肝外部分由肝总管、胆总管、胆囊管及胆囊组成。

一、胆囊与胆管的解剖

（一）胆囊

胆囊位于肝脏右叶脏面的胆囊窝内，呈梨形。一般长径为 7 ～ 9cm，横径为 3 ～ 4cm，前后径为 3cm，容量为 40 ～ 60ml。胆囊分为底、体、颈 3 部分。正常胆囊管长 3 ～ 4cm，内径 0.2 ～ 0.3cm，超声检查不易显示。

（二）胆管

（1）肝内胆管：位于第一肝门上方，肝以内的胆管称为肝内胆管。包括肝内毛细胆管、小叶间胆管、左肝管和右肝管。

（2）肝外胆管：位于第一肝门下方，肝以外的胆管称为肝外胆管。包括肝总管和胆总管。

胆总管由肝总管和胆囊管汇成，分为十二指肠上段、十二指肠后段、十二指肠下段（胰腺段）、十二指肠壁内段 4 部分。胆总管长 4 ～ 8cm，直径 0.6 ～ 0.8cm。

二、胆囊和胆管的探测方法和途径

（一）检查前准备

（1）患者检查前 24 小时禁食高脂肪食物，并空腹 8 小时以上，早晨检查较为适宜。

（2）胆囊检查须在 X 线胃肠造影 3 天后，胆系造影 2 天后进行，避免造影剂的影响。

（3）腹胀严重患者可服消胀药或清洁灌肠后检查。

（4）急诊患者不受以上条件限制，但需注明急诊非空腹情况下检查。

（二）探测仪器

在进行胆囊和胆管探测前应选择合适的探测仪器，超声诊断仪应选择高分辨力的实时超声诊断仪。探头首选凸阵探头，探头频率一般选用 3 ~ 5MHz，肥胖者可选用 2.5MHz，小儿可选用 5 ~ 7MHz。

（三）探测体位

（1）仰卧位：是胆道常规的检查体位。患者双手平放体侧或置于头枕部。仰卧位适用于：①剑突下横切探测。②右肋缘下斜切探测。③右肋间斜切探测。④右肋缘下腹直肌外缘纵切、斜切探测。

（2）左侧卧位：是胆道检查重要体位，患者向左侧卧位 45° 左右。

（3）坐位、半坐位：用于肝、胆囊位置偏高的患者。

（四）扫查方法与标准切面

（1）剑突下横切探测：探头的声束向头侧倾斜，行扇形扫查，显示左肝、左肝管、门静脉左支及分支的"工"字形结构。标准切面有门静脉左支"工"字形结构的声像图。

（2）右肋缘下斜切探测：探头与肋缘平行，声束向右上倾斜，左右移动探头。向右可显示右肝、胆囊、右肝管、门静脉右支。向左可显示左肝、左肝管、门静脉左支。标准切面有通过第一肝门的声像图。

（3）右肋间斜切探测：探头沿 6 ~ 9 肋间逐一探测，行扇形扫查，可显示右肝、右肝管、门静脉右支。标准切面有门静脉右支"飞鸟征"的声像图。

（4）右肋缘下腹直肌外缘纵切、斜切探测：探头纵切、斜切可显示右肝、胆囊、右肝外胆管。标准切面有胆囊长轴切面，右肝外胆管长轴切面。

三、正常胆囊与胆管声像图表现和超声测值

（一）胆囊

（1）形态：胆囊（图 7-1-1）纵轴指向肝门，正常胆囊纵切面呈梨形或长椭圆形，横切面呈圆形或椭圆形。胆囊轮廓清晰，囊壁光滑，呈线状，囊内为无回声区，胆囊后方回声增强。

（2）超声测值：胆囊长径一般不超过 9cm，前后径为 2 ~ 3cm，囊壁厚度为 0.1 ~ 0.2cm。

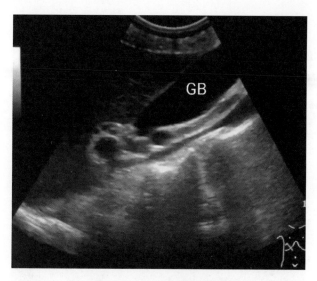

图 7-1-1　正常胆囊声像图

注：GB 为胆囊。

（二）胆管

1. 肝内胆管

左肝管和右肝管走行于门静脉左支和右支的前方，表现为紧贴门静脉左、右支前壁的细管状无回声区，其内径多在 0.2cm 以内，二级以上的肝内胆管难以显示。

2. 肝外胆管

超声检查常将肝外胆管分为上下两段。

（1）上段：包括肝总管和胆总管的十二指肠上段，表现为门静脉腹侧的管状无回声区，内径为 0.3～0.5cm，相当于与其伴行的门静脉内径的 1/3。在近肝门部，肝外胆管横切时，与肝固有动脉、门静脉共同显示为 3 个类圆形的管腔样结构，称为"米老鼠征"。

（2）下段：包括胆总管的十二指肠后段、十二指肠下段（胰腺段）和十二指肠壁内段，其内径为 0.4～0.7cm。

（徐绍鹏　林汉宗）

第二节　胆囊疾病的超声检查

 胆囊结石

胆囊结石可无临床症状。胆囊结石常合并胆囊炎。查体右上腹部可有压痛。

1. 超声表现

1）胆囊结石的典型超声表现

胆囊内出现形态稳定的强回声。由于结石的形态、大小、成分不同，其强回声形态各异，可呈点状、团块状或弧形的强回声，后方伴声影。强回声可随体位改变而移动（图7-2-1）。

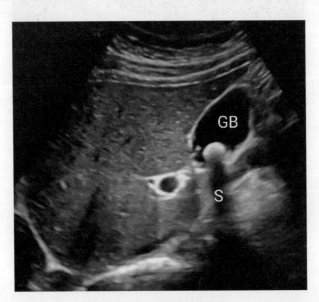

图 7-2-1　胆囊结石声像图

注：GB 为胆囊；S 为声影。

2）胆囊结石的非典型超声表现

（1）胆囊内充满结石的超声表现：胆囊腔充满结石，胆囊腔无回声消失，呈现长弧形的强回声带，后方伴宽大声影。当胆囊壁和结石较容易分辨时，可出现"胆囊壁、结石、声影"三合征，即"WES"征。

（2）胆囊内泥沙样结石的超声表现：胆囊内见细小的点状、块状强回声，可表现为胆囊后壁厚薄不一的强回声带，回声强度较弱，可随体位改变而移动，后方可有 / 可无声影。

（3）胆囊颈部小结石的超声表现：胆囊颈部结石有胆汁衬托，可以显示。当结石较小，嵌入胆囊颈部时，小结石的强回声可显示不清，应多体位、多角度探测寻找。

（4）胆囊壁内结石的超声表现：增厚的胆囊壁内见单发或多发细小的强回声斑，后伴彗星尾征，不随体位改变而移动。

2. 鉴别诊断

（1）胆囊内外的气体：强回声形态不稳定，易发生变化，后方声影可有多重反射的回声，不随体位改变在胆囊内移动，可与结石强回声鉴别。

（2）胆囊肿瘤、沉积物：回声较结石低，后方无声影，胆囊肿瘤不随体位改变而移动，沉积物随体位改变而移动不如结石迅速。

二、 胆囊炎

（一）急性胆囊炎

急性胆囊炎可分为单纯性胆囊炎、化脓性胆囊炎。急性单纯性胆囊炎表现为胆囊稍增大，囊壁轻度增厚，黏膜充血水肿，胆汁正常或稍混浊；急性化脓性胆囊炎表现为胆囊明显肿大，囊壁充血、水肿增厚、坏死，甚至穿孔，胆汁混浊或呈脓性。

临床主要特征是右上腹绞痛和胆囊区压痛。

1. 超声表现

（1）胆囊增大，胆囊前后径超过4cm。

（2）胆囊壁增厚、模糊，增厚的胆囊壁内可出现间断或连续的细条状的弱回声带。

（3）胆囊积脓时，胆囊腔透声差，无回声区内可见漂动的点状或片状中、高回声。

（4）多伴有胆囊结石的声像图表现。

（5）超声墨菲征阳性，探头压迫胆囊底部区域，病人深吸气时，有明显触痛，为超声墨菲征阳性。急性胆囊炎穿孔后表现为胆囊缩小，局部胆囊壁结构模糊，回声中断，周围组织回声杂乱。

2. 鉴别诊断

（1）非炎症性胆囊壁增厚：肝硬化、右心衰竭、肾脏疾病可引起低蛋白血症，胆囊壁增厚，可出现"双边征"。一般胆囊不会增大，墨菲征阴性，病史、临床表现和实验室检查不一样。

（2）胆囊内异常回声：胆囊积脓与沉积的胆汁、泥沙样结石相鉴别需结合临床表现。

（二）慢性胆囊炎

临床表现多不典型，偶有右上腹不适或隐痛，可伴有嗳气、腹胀等消化不良的症状，若急性发作，其表现与急性胆囊炎相似。大体可分为3类：感染性胆囊炎、代谢性胆囊炎、阻塞性胆囊炎。

1. 超声表现

（1）慢性胆囊炎初期胆囊形状、大小、胆汁回声可无明显改变，或胆囊内可见结石回声。

（2）随着病情发展，胆囊增大，胆囊壁增厚、粗糙，壁厚>0.3cm。胆囊腔内见云雾状回声。

（3）后期表现差异较大。增殖型的胆囊壁显著增厚，可超过1.5cm。萎缩型的胆囊缩小变形，甚至萎缩成一弧形条状高回声。胆囊内可充满结石回声。

（4）病程中晚期高脂肪餐试验可见胆囊收缩功能减退或消失。

2. 鉴别诊断

（1）非炎症性胆囊壁增厚：低蛋白血症患者的胆囊大小可无明显改变，囊内透声性好，墨菲征阴性，临床上有相应疾病的病史和表现，无胆囊炎的症状和体征。

（2）胆囊癌：胆囊癌所致的胆囊壁不均匀显著增厚，一般多大于0.5cm，且不规则，边界模糊不清。胆囊可有变形，胆囊腔透声差。

三、 胆囊增生性病变

胆囊增生性病变是指胆囊壁某种组织成分过度增生的一组良性病变。临床上以胆囊息肉和胆囊腺肌病常见。

（一）胆囊息肉

胆囊息肉包括胆固醇性息肉和炎性息肉。临床上一般无症状，多在体检时发现，也可有慢性胆囊炎的症状。基底宽大的胆囊息肉有恶变倾向。

1. 超声表现

（1）胆囊大小、形态一般无明显改变，胆囊壁厚度正常或轻度增厚。

（2）胆囊壁内侧可见中、高回声小结节向腔内突起，一般为多发，也可单发，大小多在1cm以内，边缘清晰光整，常带蒂或基底较窄，后方无声影，不随体位改变而移动。

（3）胆囊内结节病变如短期快速增大或基底明显增宽且模糊，需警惕恶变可能。

2. 鉴别诊断

胆囊结石回声强，可随体位改变而移动。胆囊息肉可同时合并结石。胆囊癌有相应恶性征象，较小的瘤体不易与息肉鉴别，要密切随访观察。

（二）胆囊腺肌病

胆囊腺肌病是胆囊壁一种非炎症也非肿瘤的良性病变，以胆囊腺体和肌层增生为主，病理见罗－阿氏窦为特征。分为3型：弥漫型、节段型、局限型。

胆囊腺肌病多见于女性，临床症状不明显，可与慢性胆囊炎相似。

1. 超声表现

（1）胆囊壁呈局限性、节段性或弥漫性增厚、隆起，局限型常位于胆囊底部，向胆囊腔内隆起，多为高回声，常呈分叶状。

（2）胆囊腺肌病特征性表现：增厚的胆囊壁内可见多个微小圆形无回声区，部分囊壁内见斑点状强回声，后方伴彗星尾征。

（3）高脂肪餐试验显示胆囊收缩功能亢进。

2. 鉴别诊断

（1）急性化脓性胆囊炎有急性炎症的症状和体征，胆囊收缩功能减退，而胆囊腺肌病无急性炎症的病史和体征，胆囊收缩功能亢进。

（2）慢性胆囊炎其囊壁增厚不如胆囊腺肌病明显，囊壁内无微小圆形的无回声区；慢性胆囊炎胆囊收缩功能减退，胆囊腺肌病胆囊收缩功能亢进。

四、 胆囊腺瘤

胆囊腺瘤是胆囊良性肿瘤。病理上，胆囊腺瘤可分为单纯性腺瘤和乳头状腺瘤。临床上大多无症状，偶伴有慢性胆囊炎、胆囊结石，可出现右上腹不适等症状。

1. 超声表现

（1）腺瘤表现为自胆囊壁向囊腔内突起的乳头状或圆形中等回声或高回声结节，基底较宽，偶见有蒂，好发于颈部和底部，可单发，也可多发。

（2）结节多数大小在 1.5cm 以内，边界清晰光滑，无声影，不随体位改变而移动。

（3）大于 1cm 的腺瘤要高度警惕恶变的可能。

2. 鉴别诊断

（1）腺瘤一般比胆囊息肉大，但较小的胆囊腺瘤不易与胆囊息肉鉴别。较大的腺瘤不易与早期的胆囊癌鉴别。大于 1cm 的腺瘤要高度警惕恶变的可能。

（2）胆囊结石呈强回声伴声影，可随体位改变而移动。胆囊腺瘤无声影，不随体位改变而移动。

五、 胆囊癌

胆囊癌是胆道系统常见的恶性肿瘤，恶性度高，病因不明确，可能与慢性胆囊炎、胆囊结石、胆囊息肉有关。病理上可分为浸润型和乳头状型两种，以浸润型多见。组织学类型以腺癌多见，占 71%～90%，其次为鳞状细胞癌，约占 10%。

胆囊癌早期多无特殊的临床症状和体征，可有慢性胆囊炎的病史，可有腹胀、右上腹部隐痛，恶心呕吐，食欲不振，后期出现疼痛、消瘦、黄疸、腹水，右上腹胆囊区包块。

1. 超声表现

胆囊癌的声像图根据其癌变特点和不同的发展阶段，可分为 5 种类型：小结节型、厚壁型、蕈伞型、混合型、实块型。

（1）小结节型：胆囊癌早期的表现，肿块较小，呈乳头状中等回声，自胆囊壁突向胆囊内，基底较宽，表面不光整。好发于胆囊颈部。

（2）厚壁型：由浸润型胆囊癌引起。表现为胆囊壁局限性或弥漫性不均匀增厚，以颈部、体部增厚显著。胆囊腔狭小，胆囊僵硬变形。

（3）蕈伞型：由乳头型胆囊癌引起。为基底宽、边缘不规整的蕈伞状肿块由胆囊壁突入囊腔内，呈弱回声或中等回声，常多发，后方无声影，不随体位改变而移动。

（4）混合型：此型较多见，是厚壁型和蕈伞型的共同表现，胆囊壁不规则增厚，同时伴有乳头状或蕈伞状向腔内突起。

（5）实块型：胆囊腔消失，胆囊整体呈现低回声不均质的实质性肿块，常为癌肿晚期的表现。

2. 鉴别诊断

（1）胆囊息肉较小，生长较慢，边缘规整，基底部窄，常带蒂。蕈伞型胆囊癌肿块基底宽、边缘不规整。

（2）慢性胆囊炎胆囊壁多为弥漫性均匀增厚，内壁较规则。厚壁型胆囊癌囊壁增厚显著，不均匀，甚至可见病变向周围浸润。

（徐绍鹏　林汉宗）

知识拓展

先天性胆囊异常

先天性胆囊异常是胚胎期胆囊发育异常所致，畸形种类繁多，很少引起临床症状。常见异常情况为数目异常、位置异常、形态异常。

（1）皱褶胆囊：皱褶胆囊是最多见的一种类型。在胆囊体底部或颈体部之间可见强回声皱襞，胆囊分隔成两个腔，两个腔之间是相通的，一般不影响胆囊正常功能。

（2）双胆囊：双胆囊较少见，超声检查在胆囊区可见两个相互独立、分离而各自完整的胆囊。两个胆囊可以大小相似或者一大一小，两个胆囊腔是不相通的，而且边缘是完整的。

（3）胆囊憩室：一般胆囊大小正常。超声可见胆囊壁局部向外突起，形成一个圆形的囊腔，通常大小约1cm，囊腔与胆囊腔相通，憩室内常有小结石。

（4）胆囊缺如：胆囊缺如极少见。胆囊窝内未见胆囊回声，排除其他因素可考虑胆囊缺如，但最后确诊有赖于X线胆道造影。

第三节　胆管疾病的超声检查

一、胆管结石

胆管结石多为胆色素结石，少数为混合性结石和脂肪酸结石。胆管结石可分布于肝内和肝外胆管。

（一）肝内胆管结石

肝内胆管结石多为胆色素结石，常多发，呈泥沙样结石。好发部位是左右肝管汇合部和左肝管。胆管壁若有炎症及纤维组织增生可导致管壁增厚，管腔狭窄。

临床多无症状，有时会有上腹部不适或消化不良等症状。

1. 超声表现

肝内出现大小、形态不同，沿着胆管走行分布的强回声，后方可伴声影。胆管内结石梗阻以上扩张胆管与其伴行的门静脉形成"平行管征"。

2. 鉴别诊断

（1）肝血管瘤：边缘清晰的高回声，一般呈类圆形，后方无声影，不伴有胆管扩张，分布于肝实质，无沿着胆管走向分布的特点。

（2）肝圆韧带：肝圆韧带仅位于门脉左支囊部与肝下缘间，横切时呈结节状高回声，纵切时呈条状高回声，自囊部向前下方延伸出肝，并走向腹部。

（二）肝外胆管结石

肝外胆管结石是指肝总管和胆总管内的结石，肝外胆管一般呈不同程度的扩张。

临床表现主要为梗阻后引起的黄疸和化脓性胆管炎的表现，急性发作时出现畏寒、高热，上腹部阵发性疼痛。

1. 超声表现

（1）发现结石的肝外胆管扩张，与伴行的门静脉形成"双筒猎枪征"。胆管壁可显示增厚。胆总管结石时，可引起胆囊的增大。

（2）胆管内结石强回声形态较稳定，后方伴干净声影。

2. 鉴别诊断

肝外胆管结石可出现肝外胆管扩张，应与肝外胆管肿瘤、胰头癌以及壶腹癌鉴别。

二、胆管癌

胆管癌多发生于肝外胆管，好发于胆总管下段、肝胰壶腹部，约 80% 是腺癌，偶见为分化癌和鳞癌。病理上可分为浸润型和乳头状型。胆管癌常在早期发生扩散和转移。

胆管癌起病隐袭，早期可出现黄疸。临床主要表现为阻塞性黄疸并进行性加重。

1. 超声表现

声像图表现分为两大类：一类为扩张的胆管远端显示软组织肿块，一类为扩张的胆管远端突然截断或狭窄闭塞，见不到明确的肿块。

（1）乳头型或团块型的病变管腔内可见中高回声实性肿块突入，边缘不规则，无声影，不可移动，与管壁分界不清，胆管壁可残缺不齐。

（2）浸润型或狭窄型的病变管壁不规则增厚，管腔狭窄呈鼠尾征或出现突然截断现象。阻塞端及其周围区域往往呈现为较致密的高回声，边界不清，系癌肿向周围组织浸润所致。

（3）梗阻部位以上的胆管明显扩张。

（4）肝门部淋巴结肿大或肝内出现转移性病灶。

2. 鉴别诊断

胆管结石在扩张的胆管内可见结石强回声，后方伴声影，胆管壁平整，与结石分界清楚。胆管癌肿块与胆管壁界限不清，肿块回声较结石回声低，无声影，胆管壁不平整。

三、先天性胆总管囊状扩张

先天性胆管囊状扩张，可发生在肝内外胆管，以先天性胆总管扩张多见。

该病好发于儿童和年轻人，多在 1 岁以内，临床上常因感染出现右上腹疼痛、发热、黄疸，多数可触及包块。

1. 超声表现

（1）胆总管部位出现类圆形或梭形的无回声区，管壁较薄，后方回声增强。无回声区与近端胆管相通，是其重要的特征。无回声区内未见血流信号。

（2）肝内胆管正常，或轻度扩张。门静脉主干和胆囊可因囊肿推压而发生变形、移位。

（3）胆总管囊状无回声区内有时可见结石回声。

2. 鉴别诊断

先天性胆总管囊状扩张需与肝囊肿鉴别,肝囊肿呈圆形无回声区,边界清晰,无与之相通的管状结构,胆总管管径、走行正常。

四、胆道蛔虫病

肠道蛔虫经十二指肠乳头钻入胆道而引起胆道蛔虫。蛔虫多在肝外胆管,也可钻入肝内胆管,很少钻入胆囊。

该病好发于儿童及青壮年,临床表现为突发性上腹部剧烈绞痛,向右肩放射,伴恶心呕吐。体征一般轻微,仅表现为剑突下偏右有轻度压痛,这种上腹部绞痛剧烈而体征轻微是本病的特点。

该病好发于儿童及青壮年,临床表现为突发性右上腹钻顶样剧痛,向右肩放射,伴恶心呕吐。体征轻微,仅表现为右上腹轻度压痛,这种症状明显而体征轻微是本病的特点。

1. 超声表现

肝外扩张的胆管内可见平行的双线状虫体强回声带,前端圆钝,虫体内假体腔为强回声带中的无回声区,其内可见点状、线状强回声。

胆囊蛔虫表现为双线状平行强回声带,多呈弧形或蜷曲状。

2. 鉴别诊断

胆道引流管可表现为双线状强回声带,但引流管的双线边缘特别清晰规整,腹部可见留置的引流管,可顺延观察。

五、阻塞性黄疸的鉴别诊断

1. 超声表现

阻塞性黄疸是指胆道发生梗阻,导致胆管扩张和黄疸出现。

(1)肝内胆管的扩张:左右肝管增宽,内径>0.3cm,二级以上肝内胆管的管腔清晰显示,与门静脉形成“平行管征”。

(2)肝外胆管扩张:肝外胆管内径0.7~1cm为轻度扩张,内径>1.0cm为显著扩张。

(3)胆囊增大:胆囊前后径>4cm。

2. 阻塞部位与病因的诊断

(1)左肝内胆管、左肝管或右肝内胆管、右肝管扩张,肝外胆管不扩张,提示阻塞部位在左肝管或右肝管。

(2)肝内胆管、肝内左肝管、右肝管均扩张,肝外胆管不扩张,提示阻塞部位在左肝管、右肝管汇合处。

(3)胆囊不增大,肝内胆管、肝外胆管扩张,提示阻塞部位在肝总管。

(4)胆囊增大,肝内胆管、肝外胆管扩张,提示阻塞部位在胆总管下段。

(5)肝内胆管、肝外胆管扩张,胆囊增大,胰管扩张,提示阻塞部位在胰腺或肝胰壶腹部。

(6)胆囊增大,肝内胆管、肝外胆管不扩张,提示阻塞部位在胆囊管。

　　阻塞性黄疸的病因大部分是胆管结石、胆管癌、胰头肿瘤及壶腹部肿瘤，少数由胆道蛔虫引起。根据梗阻部位、病变的超声表现多可判断出梗阻原因。

（徐绍鹏　林汉宗）

本章小结

　　超声检查能较好地显示胆囊、胆管的结构。本章介绍胆囊、胆管的探测方法，介绍胆囊、胆管的常见病、多发病的超声表现及鉴别诊断。

思考题

　　（1）胆囊、胆管检查前要做哪些准备？

　　（2）简述胆囊的声像图表现及超声测值。

　　（3）简述胆囊结石典型的超声表现及非典型的超声表现。

　　（4）简述急性胆囊炎的超声表现。

　　（5）简述胆囊息肉的超声表现及鉴别诊断。

　　（6）简述胆囊癌的分型及其超声特点。

　　（7）简述胆管结石的超声表现。

（徐绍鹏　林汉宗）

08 第八章 脾超声检查

学习目标

（1）掌握脾的超声探测方法及正常声像图表现、脾破裂的分型及声像图特点、脾肿大的分型及诊断标准。

（2）熟悉脾囊肿、脾脓肿的声像图特点。

（3）了解副脾及脾实质性病变的声像图特点。

第一节　正常脾超声基础

一、脾的解剖

　　脾脏是人体最大的淋巴器官，外形似蚕豆状或半月状，长 11 ～ 12cm，宽 6 ～ 8cm，厚 3 ～ 4cm，重 150 ～ 200g，有上、下两缘，膈、脏两面；脏面凹陷，近中央处为脾门有脾血管、神经、淋巴等出入，称为脾蒂，为超声显示的一个重要标志。胰尾常抵达脾门或其附近。脾的脏面内下方与胰尾和横结肠脾曲相邻，上方与膈肌相贴，右前方与胃相邻、后下方为左肾及左肾上腺。

　　脾血管包括脾动脉和脾静脉。脾动脉是腹腔动脉的最大分支，沿胰腺上缘走行分出 2 ～ 3 个末支进入脾脏。脾静脉内径＜ 9mm，脾静脉由脾门处的 2 ～ 6 个属支组成，与脾动脉伴行，达胰颈部与肠系膜上静脉汇合成门静脉主干，脾静脉管径一般比脾动脉大 1 倍。

二、脾的探测方法和途径

（一）病人准备

　　脾脏的超声检查以空腹检查为最佳。如遇胃肠气体较多，可饮 500ml 水充盈胃腔作为透声窗进行检查。在呼吸后屏气状态下进行脾扫查，以排除肺气干扰。

（二）体位

　　（1）右侧卧位或左前斜位：为脾脏超声检查最常用的体位。此时，脾脏往前下移动，便于从肋间不同断面扫查脾脏。

　　（2）仰卧位：主要为不易变动体位的患者或需显示脾脏的冠状面时采用，但易受肋骨遮挡的影响。

（3）俯卧位：较少用。主要显示脾脏下极、脾脏在其他体位不能显示时，以及需与其他脏器病变鉴别时采用。

■ （三）仪器

选高分辨率实时超声诊断仪，多采用凸阵弧形探头，亦可采用扇形探头或线阵探头，探头频率多用 2.5～3.5MHz，儿童可用 5MHz。

■ （四）切面途径

（1）左肋间切面：右侧卧位或仰卧位。探头置于左第 9～11 肋间，调整探头角度，可获取近乎脾脏长轴的斜切面。这是观察脾脏形态、内部结构及脾脏血管的最常用切面。

（2）冠状切面：仰卧位或右侧卧位。探头置于左腋后线至左腋中线，可显示脾脏的冠状切面。

（3）左肋下斜切面：仰卧位。在脾大或显示脾门结构与周围的关系时采用。

（4）背部肋间切面：俯卧位。于左肩胛线与腋后线之间进行扫查。

三、正常脾声像图表现

1. 二维超声

脾外形与切面有关，冠状切面可呈近似三角形，肋间切面可呈半月形。其轮廓清晰，表面光滑，膈面略向外凸起，脏面凹陷，其中部即为脾门，可见管道状较高回声包绕的血管结构（图 8-1-1）。

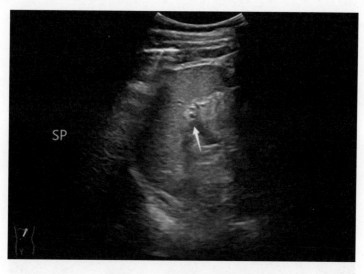

图 8-1-1　正常脾二维声像图

注：显示脾实质及脾门结构（白色箭头）。

2. 彩色及脉冲多普勒

脾血管呈条状从脾门处进入脾实质内，并在其内分支。彩色多普勒可显示脾动脉、脾静脉的血流及其流速（图 8-1-2）。

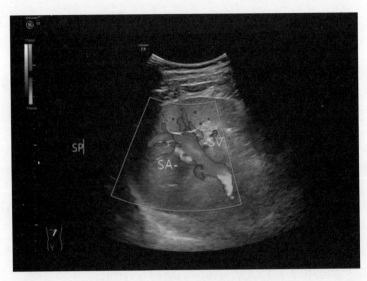

图 8-1-2 正常脾彩色多普勒声像图

注：显示脾门处红色的脾动脉（SA）及蓝色的脾静脉（SV）。

四、正常脾超声测量

　　脾脏的测量方法甚多，常用径线长度，也可以用面积和体积作为测量指标。常用的超声测量方法为径线测量法：主要是指脾脏的最大长径和厚径。脾脏的最大长径是指脾声像图上的内上缘至外下缘间的距离，其正常值范围为 8～12cm。脾脏的厚径是以脾膈面弧度作切线到脾门处的距离，正常值范围为 3～4cm（图 8-1-3），但不超过 4.5cm。

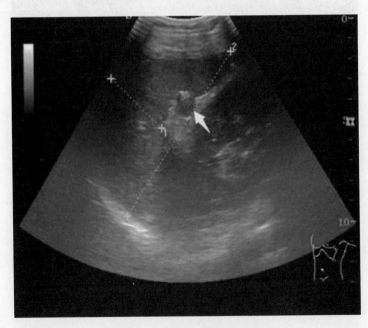

图 8-1-3 脾长径和厚径测量

注：图示箭头所指处为副脾。

五、 检查要点及注意事项

1. 检查要点

（1）首先观察脾的位置和形态以排除先天异常引起的疾病。

（2）观察脾大小、边缘及实质回声，了解脾是否肿大，若有肿大是弥漫性肿大还是局限性肿大。如脾偏小，应注意有无萎缩。

（3）观察脾内有无占位性病变，如有，应进一步检查病变的位置、大小、范围、形态、数目、内部回声结构及与周围脏器的关系。

（4）应仔细观察脾血管及其周围分支的变化，尤其是在脾静脉扩张时，应跟踪观察门静脉及其周围血管的变化。

（5）观察周围脏器有无病变及与脾的关系。

2. 注意事项

（1）扫查脾必须全面：由于脾上部常被左肺外下缘遮盖，形成盲区。必须采用多种体位，使用凸阵或扇形扫描探头，以便观察到脾的各个部分，减少漏诊。

（2）必须熟悉脾的正常生理变异。

（3）由于脾是内凹的曲面体，因此不同的手法、断面和探头测量误差较大，应加以注意。

（4）超声检测脾时应尽量利用脾静脉作为超声解剖标志，以便标准化。

（5）密切结合临床进行动态观测，定期随访，尤其是对有腹部外伤史者，应仔细扫查，即使急诊超声探测未发现明显异常，亦不宜过早下结论，应动态观察。

（陈小奇　陈惠华）

第二节　脾疾病的超声诊断

一、 弥漫性脾肿大

1. 概述

脾肿大多数是全身性疾病的局部表现，常见的有急、慢性感染性疾病，如病毒性肝炎、血吸虫病等。循环障碍、结缔组织及脾的占位性病变等也可引起脾肿大。

2. 超声表现

1）二维超声

（1）脾大指标：如有以下二维超声表现之一者，可考虑脾大。①在肋缘下超声能显示脾脏时，且除外脾下垂者。②在成人脾脏厚度超过 4cm，最大长径＞ 12cm（图 8-2-1）。③脾上极接近或超过脊柱左侧缘（即腹主动脉前缘）。

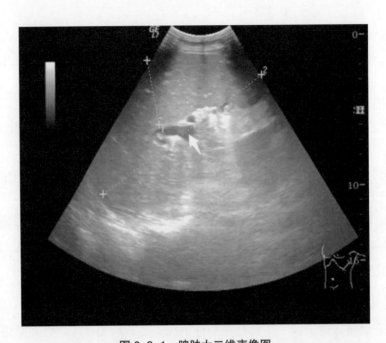

图 8-2-1　脾肿大二维声像图

注：脾肿大、脾静脉增宽（白色箭头）。

（2）超声对脾大程度的确定具体如下。

轻度肿大：超声的脾测值超过正常值，在仰卧位平静呼吸时，肋缘下刚可测及脾脏，深吸气时脾下极不超过肋缘下 3cm。

中度肿大：脾脏各径线测值明显增大，仰卧位平静呼吸时肋下缘可测及脾脏；深吸气时，脾下极在肋缘下可超过 3cm 至脐平面。

重度肿大：脾脏明显肿大，失去正常形态，脾门切迹消失，周围脏器可被肿大的脾脏推挤、移位，脾下极可超过脐平面。

2）彩色多普勒超声

显示脾内彩色血流亦可增多，彩色多普勒可测得脾静脉最大血流速度多较正常值降低。当脾静脉内血栓形成时，彩色多普勒可示脾静脉血流消失或变细等表现。

3. 鉴别诊断

（1）腹膜后巨大肿瘤：有时后腹膜巨大肿瘤可将脾脏推向上方或后方而不能显示，而占据脾区的后腹膜肿瘤易被误认为是脾脏。

（2）左肝巨大肿瘤：肝左外叶肿瘤，尤其是向脾区方向生长的肿瘤会与脾大相混淆。

4. 检查要点

（1）脾各径线测量值的大小。

（2）脾形态及实质回声高低，分布是否均匀，有无改变。

（3）脾门区脾静脉及其属支内径是否增宽、扭曲。

5. 注意事项

（1）全面观察脾脏全貌，不要将脾下垂误诊为脾肿大。

（2）脾径线的测量干扰因素较多，脾厚径测量应以前倾冠状切面为准，多次测量，减少误差。

（3）超声检查对脾的大小可进行有效监测，但对其病因鉴别诊断帮助不大，脾肿大病因诊断主要依靠临床和实验室检查等。

二、脾破裂

1. 概述

脾破裂按发病原因可分为创伤性脾破裂、自发性脾破裂和医源性脾破裂。其中创伤性脾破裂占 85%～90%。根据病理及破裂部位可分为以下 3 种类型。

（1）中央型脾破裂：为脾实质部分的损伤破裂。包膜和浅表层脾实质完好，而在脾实质深部形成血肿。

（2）脾包膜下破裂：为包膜下脾实质破裂。脾包膜完整，出血积聚至脾包膜下形成血肿。

（3）真性脾破裂：为脾实质和包膜同时破裂，为脾破裂最常见类型。

2. 超声表现

二维超声和彩色多普勒

（1）中央型：脾脏大小可因创伤程度不同而正常或增大，脾实质内出现局部不规则的低回声区，回声可不均，后方轻度增强。彩色多普勒常显示其内部无血流信号。

（2）包膜下型：脾形态失常，径线增大，内部回声密集增强，脾包膜光滑、完整但隆起，其与脾实质之间为无回声区所占据，呈月牙形。

（3）真性破裂：脾包膜连续性中断，局部回声模糊，可见局限无回声区，该无回声线状结构伸入脾实质内，并出现不规则形的稍高回声或低回声、无回声区（图 8-2-2）。彩色多普勒在脾损伤区未能显示彩色血流信号。

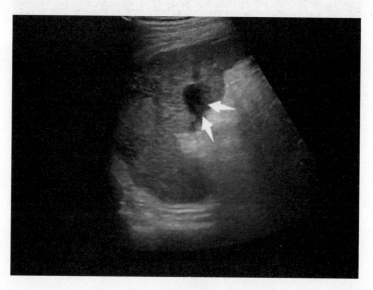

图 8-2-2 真性脾破裂二维声像图

注：脾包膜破裂，出现不规则低回声区（白色箭头）。

3. 鉴别诊断

（1）脾肿瘤：常呈圆形或卵圆形，边界较清晰，并且常可在病灶内测及动脉彩色血流。

（2）脾脓肿：常有发热等全身表现。脾内病灶可有液化不均区，并且脓肿壁较厚，彩色多普勒可探及血流信号。

4. 注意事项

（1）早期诊断脾破裂对抢救患者的生命至关重要。

（2）脾内探及异常回声区加之明确的外伤史即可诊断脾破裂。有些破裂口较小且隐蔽的脾破裂，脾超声易受患者肠气干扰而漏诊，应常规检查腹腔内是否有游离无回声区。

（3）对某些脾内血肿超声可密切随访观察，注意延迟性脾破裂的出现。

三、 脾梗死

1. 概述

脾梗死通常是由于脾动脉的突然栓塞或脾静脉血栓所致的脾窦状隙的缺血、坏死纤维化及瘢痕形成等病理改变。

2. 超声表现

1）二维超声

脾外形无明显增大或变形。脾内可出现一个或多个楔形或不规则形的低回声区，内见高回声光点。楔形的基底部朝向膈面，尖部朝向脾门。病灶边界清，内部回声随坏死程度可呈较均匀低回声或蜂窝状无回声等（图 8-2-3）。

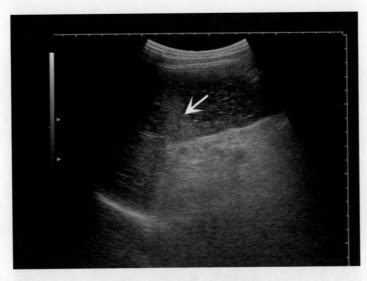

图 8-2-3 脾梗死二维声像图

注：图示脾内可见不规则低回声区，边界清晰（白色箭头）。

2）彩色多普勒

显示病灶内部无彩色血流信号，偶可见脾血管在近病灶处血流中断或绕行。

3. 鉴别诊断

（1）脾血肿：常有外伤史。在脾实质内病灶回声低，无楔形样外形，彩色多普勒未见彩色血流信号。

（2）脾肿瘤：常呈圆形，回声低，彩色多普勒可显示内部有彩色血流信号及动脉血流频谱。

4. 注意事项

（1）超声简便易行，是脾梗死诊断的首选方法。

（2）脾梗死急性期根据病史及超声表现比较容易诊断，但陈旧性脾梗死，容易与脾肿瘤相混淆，仔细观察声像图表现、定期随访及超声造影有助于诊断。

四、 脾脓肿

1. 概述

脾脓肿较为罕见，多来自血行感染，约占75%；可继发于伤寒、败血症及腹腔内化脓性感染等，亦可为全身感染疾病的并发症。脾脓肿临床上主要表现为高热、寒战，左上腹疼痛或触及包块，白细胞计数增高。

2. 超声表现

1）二维超声

在脾脓肿早期，脾实质内可无任何回声改变，或示单个或多个边界模糊的稍低回声区，呈圆形或椭圆形。随着脓肿的成熟，病灶可呈圆形或不规则形无回声区，内壁不光整，其中有散在点状或片状的高回声。

2）彩色及频谱多普勒

在脓肿早期可测及彩色血流信号，并可测及动脉血流频谱。成熟时，内部液化区未见彩色血流信号。

3. 鉴别诊断

（1）脾囊肿：超声表现为圆形无回声区，壁薄清晰，规整，后方回声明显增强。彩色多普勒内部未见血流信号。

（2）脾血肿：超声表现为不规则低回声，或无回声区内伴点状反射，多有外伤史可作鉴别。早期血肿内部液性成分较多，显示为无回声，随着时间的推移，其内部回声可逐渐增高或呈分隔样等。

4. 注意事项

（1）脾脓肿少见，超声为诊断脾脓肿的首选检查方法。

（2）有发热临床症状，脾内可见透声差的无回声区，应高度怀疑脓肿可能。

（3）超声引导下脓肿穿刺有诊断及治疗作用。

五、 脾囊肿

1. 概述

脾囊肿可分为寄生虫性（如棘球蚴虫囊肿）和非寄生虫性两大类，后者又可分为真性和假性两类，真性囊肿少见，多为假性囊肿。临床脾囊肿多无症状，偶可出现左上腹不适或胀痛。

2. 超声表现

1）二维超声

脾内出现一个或数个无回声区，呈圆形；囊壁光滑，边界清晰，囊壁后方回声增强（图8-2-4）；真性囊肿内部经常出现分隔，而假性囊肿周边常会有钙化回声。

2）彩色多普勒超声

显示囊内无彩色血流，部分病例可见囊壁上有点状彩色血流。

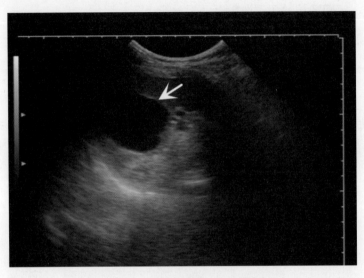

图 8-2-4　脾单纯性囊肿二维声像图

注：图示脾实质内类圆形无回声区，边界清晰（白色箭头）。

3. 鉴别诊断

（1）胰尾部囊肿：患者常有胰腺炎病史，多为假性囊肿，与脾脏紧贴，但脾脏轮廓完整，而胰尾多缩短或消失并与胰体紧连。

（2）脾动脉瘤：位于脾门的脾囊肿与脾动脉瘤在常规二维超声甚难鉴别，而用彩色多普勒是简单而准确的方法，可显示无回声区内有彩色血流，呈漩涡状，脉冲多普勒可测及动脉血流频谱。

4. 注意事项

（1）脾囊肿与肝囊肿相比相对少见。

（2）脾囊肿在超声声像图上呈类圆形液性无回声区，其敏感性与特异性均较高。

（3）超声检查仍是脾囊肿的首选方法。

六、 **脾脏肿瘤**

1. 概述

脾脏肿瘤可分为与淋巴瘤或白血病相关的肿瘤、原发性肿瘤及转移性肿瘤3类。原发性脾脏肿瘤可分良性和恶性两类。前者以脾血管瘤为最多见，脾脏原发性恶性肿瘤最常见为恶性淋巴瘤。

2. 超声表现

1）脾血管瘤

声像图表现与肝血管瘤相似，二维超声显示脾内出现单个或数个圆形或椭圆形的实质结节，边界清晰规整，多为高回声，亦可呈低回声或混合回声，内部分布均匀或呈蜂窝状（图 8-2-5）。彩色多普勒血流显像常未能显示瘤体内的彩色血流，个别在瘤体周边测及点状或短线状血流，可为动脉或静脉血流频谱。

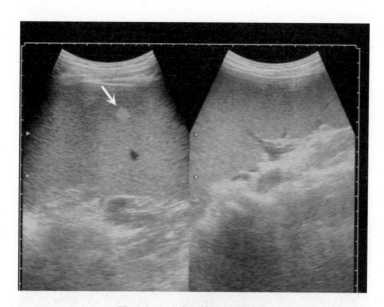

图 8-2-5　脾血管瘤并脾肿大

注：图示脾实质内可见类圆形高回声结节，边界清（白色箭头）。

2）脾淋巴瘤

脾内出现多个低或弱回声的圆形实质性肿块，内部回声分布可均匀或不均，边界清晰但无明显的肿瘤包膜。彩色多普勒可显示瘤体及周边彩色血流，并可测及高速高阻动脉血流。

3）脾转移性肿瘤

声像图表现与原发肿瘤病理结构有关，多为低回声，部分呈高回声及混合回声，内分布不均，边界可清晰，个别可出现周围晕环。彩色多普勒多不能显示瘤体内的彩色血流。

3. 鉴别诊断

（1）脾脓肿：病灶以类圆形或者不规则形无回声区为主，边缘欠清晰，周围呈厚壁样回声，病灶后方回声明显增强。

（2）脾梗死：病灶常位于脾的边缘，呈楔形或不规则形，基底较宽，有时可达脾包膜，回声强度明显低于正常脾，占位效应不明显。

4. 注意事项

（1）脾肿瘤超声对其有较高的检出敏感性。

（2）超声对脾占位囊实性鉴别准确性较高，但对脾肿瘤的定性诊断仍有一定困难，必要时可进行穿刺活检。

（3）对怀疑为转移性脾肿瘤者，应根据临床表现进一步行其他检查以寻找原发病灶。

（陈小奇　陈惠华）

第三节　脾先天异常

 副脾

1. 概述

副脾是由于胚胎期由一些脾组织芽胚未能融合而成，可单发或多发，多位于脾门、脾蒂及大网膜处。

2. 超声表现

1）二维超声

超声所能显示的副脾，多呈圆形或椭圆形包膜清晰完整，内部回声细小致密与正常脾脏回声一致（图 8-3-1）。

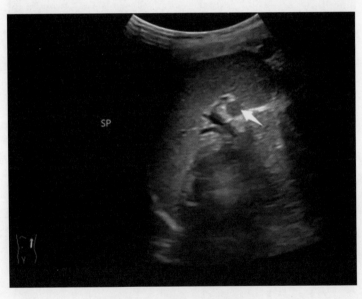

图 8-3-1　副脾二维声像图

注：脾门处等回声结节：副脾（白色箭头）。

2）彩色及频谱多普勒

可显示脾血管的彩色血流进入副脾，频谱多普勒可测及其血流为动脉及静脉血流频谱。

3. 鉴别诊断

（1）脾门淋巴结：呈圆形的低回声结节，内部回声均匀，回声常比正常脾脏低，可为多发性，彩色多普勒显示脾血管与末淋巴结未相通。

（2）胰尾部肿瘤：胰尾部有低回声肿块，内部回声不均，彩色多普勒探及彩色血流信号及动脉频谱。

4. 注意事项

副脾的回声强度与脾实质基本一致，部分与脾分界清楚，对相邻血管、器官无压迫。多数副脾彩色多普勒显示有血管分支与脾动脉、脾静脉相通。

二、游走脾

游走脾又称脾异位，临床少见，系由于脾蒂和韧带先天性过长所致。超声检查时，在正常脾区无脾声像图，而在其附近或盆腔探及实性均匀包块并显示脾切迹及脾动脉、脾静脉则可提示游走脾。

三、先天性脾反位

临床少见，与肝或其他内脏反位同时存在。脾声像图出现在肝声像图解剖区域。

（陈小奇　陈惠华）

本章小结

脾位于左季肋区腹腔深部第 9 ~ 11 肋间，呈长椭圆形。脾实质回声为均匀的点状中低回声。右侧卧位、左前斜位及平卧位为主要探测体位，左肋间斜断面为常用切面。脾弥漫性肿大分为轻度、中度及重度。脾囊肿可分为真性囊肿和假性囊肿，其声像图各自表现不尽相同。脾破裂病理分型为脾真性破裂、脾中央型破裂和脾包膜下破裂，其声像图表现有各自的特征，根据病情的轻重不同或病情的发展，声像图表现可混合存在或发生改变，因此，实际工作中要注意随诊观察，以免贻误病情。脾实质性病变比较少见，主要有脾梗死、脾肿瘤等。脾先天性异常为新增内容，供临床鉴别诊断时参考。

思考题

（1）试述正常脾的超声图像表现及各径线测量方法和正常值。

（2）试述脾肿大的分度标准、脾破裂的分型及超声图像表现。

（陈小奇　陈惠华）

09 | 第九章 胰腺超声诊断

学习目标

（1）掌握胰腺的解剖及其与周围脏器及血管的关系、胰腺的超声探测方法。

（2）熟悉胰腺炎、胰腺囊性病变、胰腺癌、壶腹部肿瘤的超声表现及其鉴别诊断。

（3）了解胰岛细胞瘤的超声表现。

第一节　正常胰腺超声基础

一、胰腺的解剖

（一）胰腺的结构

胰腺是腹膜后脏器。胰腺无纤维包膜，分为头（钩突）、颈、体、尾 4 部分。按形状分 3 型：蝌蚪型、腊肠型、哑铃型。胰管位于胰腺实质内，分主胰管和副胰管。

胰腺的动脉来自胰十二指肠上下动脉和脾动脉。胰腺的静脉回流入脾静脉、肠系膜上静脉和门静脉。

（二）胰腺的位置

胰腺位于腹膜后，胰腺长轴呈头低尾高状，由浅入深横置于第 1～2 腰椎体前方。体表投影：上缘相当于脐上 10cm，下缘相当于脐上 5cm。

二、胰腺的探测方法和途径

（一）检查前准备

病人一般禁食 8 小时后，晨起空腹检查。必要时可饮水 400～500ml，充盈的胃腔作为透声窗，便于显示胰腺。

（二）探测仪器

应用高分辨力的实时超声诊断仪，成人常用 3.5MHz 探头，肥胖者可适当降低探头频率，体形偏瘦或小儿，可选用 5MHz 探头。

（三）探测体位

可选择仰卧位、侧卧位、半坐位或坐位。

（四）扫查方法与标准切面

1. 上腹横切扫查

剑突下横扫或左上斜扫可获得胰腺长轴切面，呈回声稍强的长条状结构。胰腺背侧的标识血管主要是脾静脉，其次是下腔静脉、腹主动脉以及肠系膜上动静脉（图 9-1-1）。

（1）胰头部：胰头在腹正中线的右侧。右侧为十二指肠降部，左侧为胰颈，前方为胃的幽门部，后方是下腔静脉和胆总管。胰头向左后突出部分位于肠系膜上静脉与下腔静脉之间，即为钩突。

（2）胰颈部：胰头部与胰体部连接部分，局部较细，后方是脾静脉和肠系膜上静脉汇合处，前方是胃窦。

（3）胰体部：胰体在第 1～2 腰椎前方，后方是脾静脉，胰体前方是胃窦后壁。

（4）胰尾部：胰体斜向左上为胰尾，胰尾接近脾门，后方是脾静脉，前方为胃体。

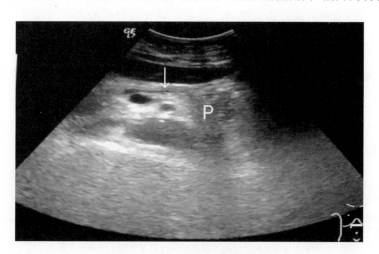

图 9-1-1　正常胰腺横切面声像图

注：胰腺（P）、胰管（白色箭头）。

2. 上腹纵切扫查

（1）下腔静脉纵断面扫查：显示胰头短轴，位于下腔静脉的前方。胰头的上方为肝，下方为十二指肠水平部，前方为胃幽门区。

（2）肠系膜上动脉纵断面扫查：显示胰颈在脾静脉和肠系膜上静脉汇合处的前方。

（3）腹主动脉纵断面扫查：显示胰体短轴，位于腹主动脉的前方，腹腔动脉和肠系膜上动脉之间。胰体上方为肝，下方为肠管，前方是胃窦。

（4）左腋中线肋间斜纵断面扫查：显示胰尾冠状切面，其后为脾静脉，上方为胃体，下方是左肾。

三、正常胰腺声像图表现和超声测量

（一）正常胰腺声像图

（1）胰腺无包膜，胰腺的轮廓清晰整齐。

（2）胰腺实质呈均匀、细小的中等回声或中低回声。胰腺回声随年龄增长逐渐增强，儿童偏低，成人偏高。肥胖及老人的胰腺回声可明显增高。

（3）主胰管位于实质内的两条平行线的管状回声，胰尾部较细，体部、头部逐渐增粗。副胰管短细，一般难以显示。

（4）胰腺位置较深，正常胰腺多不能显示明显的血流信号。

（二）胰腺超声测量

1. 胰腺大小的测量

一般以前后径（厚度）为准。切线测量法是目前公认的测量方法。取胰腺长轴切面，在下腔静脉的前方测量胰头，在腹主动脉的前方测量胰体，在腹主动脉或脊柱的左侧测量胰尾。

2. 胰腺大小参考值

胰腺头部厚< 2cm，体尾部厚< 1.5cm，胰腺尾部变异较大。部分学者提出胰头厚2.1 ~ 2.5cm 为可疑增大，胰头厚> 2.6cm 为增大；胰尾厚1.6 ~ 2cm 为可疑增大，胰尾厚> 2.1cm 为增大。正常胰管内径为 0.2 ~ 0.3cm，在体部不大于 0.2cm。

（徐绍鹏　周游）

第二节　胰腺疾病的超声诊断

一、胰腺炎性病变

（一）急性胰腺炎

急性胰腺炎是最常见的胰腺疾病，多种病因导致胰酶在胰腺内部被激活，引起胰腺及其周围组织水肿、出血甚至坏死的炎症反应。

病理分型：水肿型和出血坏死型。

临床分型：分为轻症和重症，轻症胰腺炎多为水肿型胰腺炎，重症胰腺炎多为出血坏死型胰腺炎。

临床表现起病急，上腹部痛、恶心、呕吐、发热和血清胰酶增高，可伴有或不伴有其他器官功能障碍。实验室检查除了白细胞增多外，血清尿淀粉酶显著增高。

1. 超声表现

（1）水肿型或轻症急性胰腺炎声像图特点：①胰腺回声减低，多为均匀。胰腺肿大，多为弥漫性

肿大，偶见局部肿大。胰腺肿大和回声减低是急性水肿型胰腺炎最重要的声像图特点。②胰腺边缘多较整齐、清楚。胰管多无扩张。③胰腺显著增大时，胰腺后方的脾静脉、肠系膜上静脉及下腔静脉可受压变细。④有胆道结石及梗阻时，可见相应征象，可伴发少量腹水。⑤胰腺炎致胃肠道积气，可出现气体全反射现象，胰腺显示不清。

（2）出血坏死型或重症胰腺炎的声像图特点：①胰腺肿大较明显，回声减低、不均匀，可见不规则、杂乱的高回声，也可见无回声。②胰腺轮廓不规则，表面回声强弱不均匀，胰管多无扩张。③胰腺内部及周围可出现血肿、假性囊肿或脓肿。④多伴发胸腔积液和中量、大量腹水。⑤可出现麻痹性肠梗阻表现，胃肠积气，蠕动差。⑥可出现多脏器功能衰竭的其他表现。

2. 鉴别诊断

（1）急性胆囊炎：急性胆囊炎有胆囊肿大、胆囊壁增厚等超声表现，而急性胰腺炎没有。但胆石性胰腺炎可合并急性胆囊炎，血清淀粉酶检查有助于鉴别。

（2）急性上消化道穿孔：急性上消化道穿孔可在腹部和肝前见到气体多重反射现象，且胰腺回声正常。血清淀粉酶化验、CT 检查有助于两者鉴别。

（二）慢性胰腺炎

慢性胰腺炎是各种原因导致胰腺细胞破坏、纤维组织增生，胰腺内分泌、外分泌功能受损的一类病变。胆囊炎、胆石症、慢性酒精中毒为主要病因，可由急性胰腺炎反复发作演变而来。

主要病理表现为广泛的纤维化和小结节形成。

临床表现为长期反复发作的上腹痛、腹胀、厌油、脂肪性腹泻、消瘦等。病人常无明显体征，或偶有轻压痛。

1. 超声表现

（1）胰腺形态失常，胰腺大小可正常，约半数患者胰腺肿大或缩小，部分慢性胰腺炎呈局限性肿大，多见于胰头部。

（2）胰腺轮廓不清晰，边界不规整，与周围组织分界模糊不清。

（3）胰腺回声多数增强，分布不均匀，出现钙化以及纤维化改变。

（4）胰管可扩张，呈囊状、串珠状或扭曲。胰管内可见结石强回声，后伴声影。

（5）慢性胰腺炎可合并假性囊肿。

2. 鉴别诊断

（1）高龄、肥胖和糖尿病患者的胰腺：这类胰腺实质多表现为均匀性高回声，胰腺大小正常，无胰腺炎病史及血清淀粉酶增高。而慢性胰腺炎的实质回声则表现为不均匀粗大高回声。

（2）胰腺癌：慢性局限性胰腺炎需与胰腺癌相鉴别，胰腺癌的肿块多呈低回声，边界不规整，有周围浸润现象，呈蟹足样改变，胰管呈均匀性增宽或串珠状扩张，且胰管在病变区呈截断现象。慢性局限性胰腺炎呈局限性肿大，呈不均匀增强回声，胰管不规则增宽，扩张程度较轻，无胰管中断现象。胰腺癌病史隐匿，且逐渐加重，糖类抗原 125（carbohydrate antigen 125，CA125）增高，可侵犯或压迫胆总管，引起胆总管扩张。慢性胰腺炎病程较长，可反复发作，出现胰腺肿大时很少压迫肝外胆管。

二、胰腺囊性病变

胰腺囊肿分为真性囊肿和假性囊肿两大类。

■ （一）胰腺假性囊肿

胰腺假性囊肿多继发于胰腺炎或各种原因所致的胰腺损伤，局部组织坏死、出血、渗出及胰液外溢聚集，被周围纤维组织包裹形成假性囊肿。囊肿较小时无症状，较大时可压迫周围脏器，出现上腹包块或上腹疼痛症状。

1. 超声表现

（1）胰腺实质内或周围可见圆形或分叶状无回声区，后方回声增强。胰体尾多见。

（2）囊壁较厚、不光滑。

（3）有出血、坏死及感染时，无回声区内可出现点状、斑块状或絮状的低、中回声。

（4）囊肿多为单发，可见分隔，也可多发。

（5）可伴有慢性胰腺炎其他表现。

（6）囊肿巨大时，可压迫周围其他器官。

2. 鉴别诊断

（1）肝囊肿、肾囊肿：胰腺的假性囊肿与肝囊肿、肾囊肿鉴别，主要是根据患者深呼吸时囊肿与脏器之间的相对移动来判断囊肿的来源。

（2）肠系膜囊肿：肠系膜囊肿可随呼吸运动和体位改变而发生明显的移动，而胰腺回声正常，结合是否有胰腺炎病史有助于鉴别。

■ （二）胰腺真性囊肿

胰腺真性囊肿是发自自身的囊肿，其壁有上皮组织，包括先天性囊肿、潴留性囊肿、寄生虫性囊肿。先天性囊肿、潴留性囊肿大多较小，不引起明显的临床症状。寄生虫性囊肿因寄生虫不同而表现不同，多见于包虫囊肿。

1. 超声表现

（1）先天性囊肿：超声表现为胰腺实质内单个或多个大小不一的无回声区，边界清晰。

（2）潴留性囊肿：囊肿一般较小，单房多见，可见胰管增宽，或见囊肿与扩张的胰管相通。胰腺潴留囊肿可合并慢性胰腺炎、胰管结石的超声表现。

（3）寄生虫性囊肿：多见于包虫囊肿，由细粒棘球绦虫在胰腺内形成。超声显示囊肿壁较厚，回声增强，囊内可见强回声团头节或呈囊中囊表现。

2. 鉴别诊断

先天性囊肿、潴留性囊肿较小，边界清楚、规整，壁光滑，多位于胰腺实质内，较大的真性囊肿可突出于胰腺外，结合有无胰腺炎病史、外伤手术史，与假性囊肿一般不难鉴别。包虫性囊肿有棘球蚴病高发区生活史，可见强回声团头节或呈囊中囊等特异性超声表现，可合并其他脏器的包虫囊肿，这些特点可与假性囊肿鉴别。透声差的囊肿应与胰腺周围淋巴结相鉴别，必要时结合其他影像学检查。

■　（三）胰腺囊腺瘤与胰腺囊腺癌

胰腺囊腺瘤是发生于胰管上皮的良性肿瘤，多发于胰腺体尾部。肿瘤一般较大，呈圆形或分叶状，有完整纤维包膜。胰腺囊腺瘤分为胰腺浆液性囊腺瘤和胰腺黏液性囊腺瘤。

胰腺囊腺瘤发生年龄为 20～40 岁，女性多于男性，生长缓慢，临床症状隐匿，早期可无明显症状。当肿物较大时，可出现上腹部胀痛等压迫症状。

胰腺囊腺癌极为罕见，多由胰腺囊腺瘤恶变而来。

1. 超声表现

（1）囊腺瘤常发生于胰腺体尾部。

（2）胰腺浆液性囊腺瘤呈蜂窝状囊性结构，分隔纤细，后方回声增强。彩色多普勒超声检查常未能显示明显血流信号。

（3）胰腺黏液性囊腺瘤呈多房囊性结构，囊壁及分隔较厚，可见乳头状及不规则实性突起。增厚的分隔或实性部分彩色多普勒超声可显示少量血液信号。

（4）胰腺囊腺瘤与胰腺囊腺癌声像图表现非常相似，较难区别。

2. 鉴别诊断

（1）包虫囊肿：包虫囊肿内可见强回声头节或囊中囊等特异性表现，有疫区生活史及实验室血清学检查有助于鉴别诊断。

（2）胰腺癌：囊腺瘤分隔明显，而胰腺癌液化、坏死呈不均质混合性回声，分隔不明显。浆液性囊腺瘤可呈蜂窝状小囊结构，后方回声增强，而胰腺癌后方回声衰减。

三、　胰腺实性肿瘤

■　（一）胰腺癌

胰腺癌是胰腺常见的恶性肿瘤，多见于 40 岁以上的男性。胰腺癌多见于胰头，约占 3/4，胰腺体尾部约占 1/4，组织学上腺癌是最常见类型，其次是黏液腺癌、囊腺癌以及未分化癌。病理学上分两型：一种来自胰腺导管，由柱状肿瘤细胞组成；另一种来自腺泡上皮，由圆形或多角形小细胞组成。

胰腺癌临床症状隐匿，不易发现，一旦发现，往往为晚期。上腹部不适或腹部隐痛、食欲减退、乏力、体重减轻是胰腺癌初发的常见症状。

1. 超声表现

（1）胰腺多局限性肿大，呈结节状、团块状或不规则状隆起。少数呈弥漫性增大，胰腺失去正常形态。

（2）肿瘤形态不规则，边缘不整齐，不清晰，呈蟹足样改变。

（3）肿瘤内部回声多数呈低回声，少数呈等回声或高回声，回声不均匀，后方回声衰减。合并液化、坏死时，可见不规则的无回声区。

（4）肿瘤浸润或压迫胆总管、胰管时，远端管腔扩张。

（5）胰腺癌较大时，可压迫周围脏器、血管，引起移位、狭窄等征象。

（6）胰腺癌缺乏血供，多无明显血流信号。

（7）晚期胰腺癌常有肝淋巴结、周围淋巴结转移和腹水。

2. 鉴别诊断

（1）慢性胰腺炎：详见慢性胰腺炎章节。

（2）胰岛细胞瘤：功能性胰岛细胞瘤常有低血糖症状，肿瘤小，不易发现。无功能性胰岛细胞瘤，往往较大，但病程长，常无症状，肿瘤多呈囊实性混合回声，边缘光滑，有包膜。

■ （二）壶腹癌

壶腹癌又称壶腹周围癌，常发生于十二指肠第二段的壶腹区、胆总管壶腹部，肿瘤可来自主胰管末端、胆总管末端上皮或十二指肠乳头部黏膜上皮，形成腺管样结构的上皮源性肿瘤。胰头癌、胆总管壶腹癌和十二指肠乳头部癌统称为壶腹周围癌。

壶腹癌临床表现以胆总管伴胰管阻塞现象为主。黄疸是壶腹癌的早期症状之一，消化道的症状较多。壶腹癌病程进展迅速。

1. 超声表现

（1）瘤体较小，内部回声多数增高。

（2）胰头大小、回声正常。

（3）胆管、胰管扩张，胆管扩张程度较胰管重。

2. 鉴别诊断

（1）胰头癌：胰头癌表现为胰头处低回声实性肿块，胰管扩张，下腔静脉受压；壶腹癌肿块回声较高，胆管扩张较明显，下腔静脉无受压，胰头回声正常可鉴别。

（2）胃肠道肿瘤：壶腹癌可因癌性溃疡伴发消化道出血，应与胃肠道肿瘤鉴别，有时超声难以区别，可应用 ERCP 等其他检查，将两者区分。

■ （三）胰岛细胞瘤

胰岛细胞瘤分为功能性与无功能性两种。

1. 超声表现

1）胰岛素瘤

（1）肿瘤一般较小，大于 1cm 者才容易被发现，边界清晰、规整，有包膜，常呈圆形或椭圆形。

（2）内部呈均匀的低回声或极低回声，后方回声无衰减。

（3）肿瘤常位于胰腺体尾部。

（4）超声检查如未发现肿瘤，不能排除本病。

2）无功能性胰岛细胞瘤

（1）肿瘤常位于胰腺体尾部，瘤体较大，常大于 10cm，边界光滑，有包膜，呈圆形或椭圆形，有时呈结节状。

（2）肿瘤内部回声不均匀，呈混合性回声，部分为无回声。

（3）肿瘤也可恶变，如发现周围淋巴结肿大，肝内有转移灶，应考虑肿瘤恶变可能。

2. 鉴别诊断

（1）胰腺癌：胰腺癌多位于胰头，较大，无低血糖休克症状。胰岛素瘤恶变时，与胰腺癌鉴别困难，可以从病史、症状及实验室检查等方面加以鉴别。

（2）无功能性胰岛细胞瘤：胰岛素瘤较小，肿瘤呈低回声，可有低血糖症状。无功能性胰岛细胞瘤生长缓慢，肿瘤较大，呈囊实性回声，无低血糖表现或发作史。

（徐绍鹏　周游）

本章小结

　　超声检查常规应用于胰腺的检查。本章介绍胰腺的探测方法，重点介绍胰腺炎、胰腺囊性病变、胰腺癌、壶腹癌的超声表现及鉴别诊断。胰腺是腹膜后脏器，位置较深，易受胃肠道气体的影响，熟悉胰腺解剖、临床知识，掌握检查操作要点，才能获得胰腺的清晰图像。

思考题

　　（1）简述急性胰腺炎的分型及其超声表现。
　　（2）叙述慢性胰腺炎的超声表现及鉴别诊断。
　　（3）简述胰腺假性囊肿的超声表现。
　　（4）叙述胰腺癌的超声表现及鉴别诊断。

（徐绍鹏　周游）

10 第十章 胃肠超声检查

学习目标

（1）熟悉典型阑尾炎的超声表现。
（2）了解胃肠超声常见疾病的超声表现与检查诊断。

第一节 胃肠的解剖

胃是人体消化系统中最主要的器官之一，胃上端连接食管，下端连接十二指肠，通常将胃分成贲门部、胃底部、胃体部和胃窦部。胃小弯呈内凹形，胃大弯呈外凸形，与食管相连处称贲门，与十二指肠相连处称幽门。胃壁自内向外由黏膜层、黏膜肌层、黏膜下层、肌层和浆膜层组成。

十二指肠是小肠首段，全长约25cm，呈C形包绕胰头，分为球部、降部、水平部和升部。上接胃幽门，下连空肠。球部长3～5cm，多数与胆囊相邻；降部长7～8cm，沿第1～3腰椎右缘向下行走，内邻胰头，后方与右肾及下腔静脉毗邻，前方有横结肠跨越，降部左后缘与胰头间有胆总管下行；水平部长10～12cm，位于胰腺下方，第3腰椎平面下腔静脉的前方自右向左横行，穿越肠系膜上动脉与腹主动脉之间的间隙；升部是十二指肠的最短部分，长2～3cm，它自腹主动脉左侧前方斜向左上方至第2腰椎左侧，再向前下方转折延续为空肠，其转折处的弯曲称十二指肠空肠曲。空肠、回肠及结肠迂曲盘绕在中下腹，升结肠位于右侧腹，降结肠、乙状结肠位于左侧腹，横结肠位于上腹部，空肠、回肠位于脐的四周。

胃的血液供应，胃的营养动脉来自腹腔动脉，胃的动脉沿胃小弯、胃大弯分布于胃壁外表，各自形成一个动脉弓。肠系膜上动脉发出分支供养小肠、回结肠、右半结肠、横结肠。肠系膜下动脉主要供养左半结肠、乙状结肠。

（黄桂梅 廖建梅）

第二节 胃肠超声检查技术

1. 病人准备

检查胃需空腹8～12小时，无梗阻症状。肠道检查前需排便。

2. 体位

检查胃开始可采取半卧位，然后左侧卧位及右侧卧位。肠道常取仰卧位。

3. 仪器

采用二维超声诊断仪，探头频率 3.5 ～ 5MHz。

4. 检查方法

（1）将事先准备好的温开水 500 ～ 800ml，连续饮下。

（2）现有粉状胃超声造影剂，通常将一包粉状物倒入杯内，先用开水搅拌成糊状，然后加温开水至 500 ～ 800ml，充分搅匀后连续饮下。

（3）检查结肠可采用 1500ml 左右温开水或糊状液性造影剂经直肠连续缓慢灌注。

（4）在饮用造影剂检查时首先采取上腹纵切，观察食管下段及贲门，进一步向左连续扫查观察胃底、胃前后壁、胃大弯侧，然后向右扫查至幽门，同时右侧卧位观察十二指肠球部及降部。

（5）结肠灌注对比剂超声检查时，沿着乙状结肠跟踪造影剂充盈的部位连续扫查。

5. 胃肠造影具体步骤

（1）贲门、食管下段切面：探头斜置左季肋下近剑突处，向左后方旋转扫查，可获食管下段和贲门长轴；再进行十字交换扫查，即可获贲门及食管下段短轴切面。

（2）胃底切面：探头斜置左季肋部，向左后上方旋转扫查，角度范围 0°～ 80°，该切面可较完整显示胃底周壁。

（3）胃体切面：探头在左上腹纵置移扫，即可显示胃体长轴（图 10-2-1）；探头于左上腹横置移扫，即可显示胃体短轴。

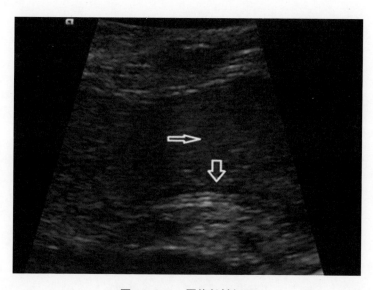

图 10-2-1　胃体长轴切面

注：胃对比剂相比较于正常胃壁（白色粗箭头）产生较均匀高回声（白色细箭头）。

（4）胃角切面：探头横置腹部，在脐周上下 3 ～ 5cm 处连续横扫，可获得类似双环征声像。双环连接处是胃角横断面，其左侧环是胃体部，右侧环是胃窦部。

（5）胃窦切面：探头长轴斜置脐部与右上腹间，以不同角度扫查获取该部胃腔最长声像图（图 10-2-2），再以此方位进行左右或上下移扫，即可获得完整的胃窦长轴；以胃窦长轴切面的探头位置，进行十字交换后连续扫查，即可获得完整的胃窦短轴切面。

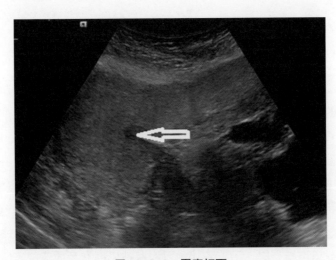

图 10-2-2　胃窦切面

注：白色箭头示胃小弯

（6）胃脐下斜切面：探头斜置脐周与左上腹间，向右前方连续扫查，可显示清晰的胃脐下斜切面；该切面有利于观察胃小弯和胃角部小病灶。

（7）十二指肠切面：探头纵置右上腹，其上端向右旋转 60°，向左旋转 30°，探头下端相对固定，在此范围可扫获较完整的十二指肠声像。

正常人可根据空肠、回肠及结肠的腹部体表投影进行广泛扫查，多因肠道积气及内容物产生的强反射致肠壁测量困难。结肠灌注对比剂超声检查时，沿着乙状结肠跟踪造影剂充盈的部位连续扫查。

（黄桂梅　廖建梅）

第三节　正常胃肠超声表现

胃壁与胃腔：饮用造影剂后食管下端及贲门显像清晰，造影剂通过无滞留，管壁回声清晰，表面光滑，管腔无狭窄，生理形态规则。

胃壁结构自内到外依次为黏膜层（强回声）、黏膜肌层（低回声）、黏膜下层（强回声）、肌层（低回声）、浆膜层（强回声），壁层间厚度匀称。胃体壁黏膜面光滑、规则，其胃大弯和后壁可见少量黏膜皱襞细小起伏。

胃腔造影剂显示均匀回声，可随胃蠕动改变胃腔形态，幽门开放自然，通过顺利。

胃蠕动起始于胃体部，通常以 1cm/s 的速度向幽门方向运动。胃蠕动波形呈节律性和对称性的管壁收缩，无突然中断现象。正常声像切面上可见 1～2 个蠕动波。

十二指肠随幽门开放逐段充盈，球部形态呈三角形或椭圆形，边界规整、清晰，球壁黏膜面光滑，其大小形态随蠕动和幽门开放出现规律变化。十二指肠降部和水平部肠腔充盈后不如胃壁边界清楚，肠壁黏膜面可见细小黏膜皱襞。十二指肠壁结构完整，自内向外分别为强回声层（黏膜层）、低回声层（黏膜肌层）、强回声层（黏膜下层）、低回声层（肌层）和高回声层（浆膜层）。

空肠、回肠及结肠在无对比剂充盈时，受肠道气体及内容物影响无法显示肠壁分层，且测量困难。

1. 正常胃肠超声测量参考值

（1）贲门管径：通常为 5～12mm。

（2）胃壁厚度：胃腔充盈 500 ~ 600ml 造影剂时，壁厚度一般为 3 ~ 6mm。

（3）黏膜皱襞厚度胃腔充盈 500 ~ 600ml 造影剂时，胃体黏膜皱襞厚度为 4 ~ 6mm，胃窦和胃底部膜皱襞厚度通常小于胃体部。

（4）幽门管径：幽门内径为 2 ~ 4mm，长度为 5 ~ 8mm。

（5）十二指肠球面积通常为 3 ~ 5cm^2。

（6）肠壁厚度：肠腔充盈时肠壁厚度为 3 ~ 4mm。

（7）肠腔内经：经充盈时肠内径通常少于 3cm。

（黄桂梅　廖建梅）

第四节　常见胃肠疾病的超声诊断

一、胃溃疡

1. 概述

胃溃疡（gastric ulcer，GU）是消化道最常见的疾病之一，它是指胃黏膜受损超过黏膜肌层的慢性溃疡。多见于 20 ~ 50 岁的成年人。临床表现为周期性上腹痛、反酸、嗳气等症状，可并发呕血、便血、幽门梗阻及穿孔等病变。

胃溃疡是一种多因素引起的疾病。胃黏膜侵袭因素增强和防御因素削弱导致溃疡的发生，其中胃酸分泌过多、幽门螺杆菌感染和服用非甾体抗炎药等是已知的主要病因。溃疡在胃小弯及胃窦部病变多数是单个发生，直径多在 0.5 ~ 1.5cm，典型的溃疡呈圆形或椭圆形，其边缘常有增厚、充血、水肿。溃疡基底光滑、清洁，为富含血管的肉芽组织和陈旧瘢痕组织，表面常覆以纤维素膜或纤维脓性膜而呈灰白或灰黄色。

2. 超声表现

（1）胃壁溃疡部位局限性增厚，一般小于 1.5cm，其黏膜面出现凹陷。

（2）增厚胃壁呈低回声，壁增厚最大范围一般小于 5cm。

（3）溃疡凹陷部位形态尚规整，边缘对称，不随蠕动而消失。

（4）溃疡凹陷部壁层次模糊，凹底光滑，表面附强回声斑。

（5）较大溃疡通常呈腔外型凹陷，并可显示黏膜纠集。

（6）多发性溃疡者可显示互不相连的多处胃壁增厚伴凹陷。

（7）未饮用胃造影剂时二维超声检查一般较难发现胃溃疡。

3. 鉴别诊断

通常胃壁黏膜面出现固定的单处凹陷和圈状、点片状强回声斑附着，周围胃壁增厚，即可提示胃溃疡。对于胼胝性溃疡、大溃疡首先必须与溃疡型胃癌鉴别，因此，对溃疡凹陷较大形态不规则，表现僵硬，周缘壁隆起高低不平应考虑恶性病变。

4. 检查要点及注意事项

应用胃声学查法，单纯从声像图上很难鉴别良恶性溃疡，须依靠胃镜下取活组织进行病理检查，以鉴别溃疡良恶性。对于直径＜3mm 的溃疡和浅表性溃疡易漏诊。由于其无创伤、无痛苦，病人易接受，可反复查，适用于接受药物治疗的溃疡患者的疗效观察，对不宜行胃镜检查的患者可作为一种筛选的检查方法。胃溃疡穿孔是急腹症，超声可发现肝前间隙游离气体，穿孔部位低回声伴少量积液等。

二、 胃癌

1. 概述

胃癌（gastric cancer）是源自胃黏膜上皮细胞的恶性肿瘤，占胃恶性肿瘤的 95%。早期无明显症状，当形成溃疡或梗阻时才出现明显症状。临床表现为无节律性上腹痛，恶心呕吐、消瘦、黑便、乏力、食欲减退等，晚期胃癌可触及腹部肿块、出现腹水、淋巴结转移、恶病质等。引起胃癌的因素较多，如亚硝基化合物、多环芳烃化合物、饮食因素、幽门螺杆菌等。

（1）早期胃癌：癌组织限于黏膜层和黏膜下层，无论有否淋巴结转移，均称为早期胃癌。其分型简化为 3 型：隆起型、平坦型、凹陷型。小于 1.0cm 的胃癌统称为微小胃癌，为早期胃癌的始发阶段。

（2）进展期胃癌：癌组织浸润达肌层或浆膜层称为进展期胃癌，也称为中期、晚期胃癌，一般把癌组织浸润肌层称为中期胃癌，超出肌层称为晚期胃癌。大体分为：结节蕈伞型、盘状伞型、局部溃疡型、浸润溃疡型、局部浸润型、弥漫浸润型等。

组织学分类有：腺癌、黏液腺癌、印戒细胞癌、低分化癌、未分化癌。

2. 超声表现

1）二维超声

（1）早期胃癌：胃壁局限性低回声隆起或增厚，病变形态不一，边界不一，一般起始于黏膜层，当侵犯黏膜下层时，局部回声可出现断续现象。病变黏膜面也可呈小火山口样征象。依据早期胃癌的病理分型，超声也可分为隆起型、表浅型和凹陷型。

（2）进展期胃癌：胃壁异常增厚隆起，形态不规则，内部回声较低、不均质，胃壁层次破坏，病变通常侵犯肌层或浆膜层，可表现胃壁结构紊乱、中断，浆膜回声线不完整（图 10-4-1）。通常胃壁隆起最大范围＞5cm，厚度＞1.5cm，黏膜面显示多峰征与多凹征，胃腔狭窄，胃蠕动跳跃、减弱或消失。根据进展期胃癌的不同类型，超声图像一般可分为肿块型、溃疡型和浸润型。

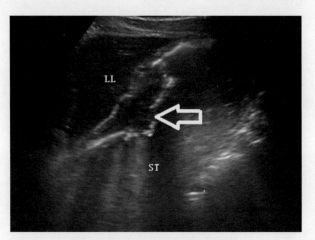

图 10-4-1　胃体小弯侧浸润性癌

注：箭头示胃壁不均匀增厚；LL 为左肝；ST 为胃腔。

在未应用胃造影剂时，胃癌致胃壁增厚二维超声检查可呈假肾征或靶环征（target sign）。

2）彩色多普勒

增厚的胃壁内显示多条细条状彩色血流。

3）胃癌转移征象

（1）淋巴结转移：显示胃旁或周围出现单个、多个或融合的肿大淋巴结。

（2）直接扩散：癌肿蔓延浸润到肝脏、胰腺、网膜和腹壁，声像图显示胃壁浆膜回声线中断，癌肿与邻近器官分界模糊，粘连伴局部出现边界不清的肿块等。

（3）远处转移：可经门静脉转移到肝脏，也可转移至肺、骨、脑等处。肝转移常呈多发性，典型声像图呈靶心样变化。

（4）种植性转移：声像图显示腹膜结节、卵巢肿物、腹水等。

3. 鉴别诊断

早期胃癌超声检查声像图应特别注意黏膜层的不匀称性增厚。通常要与胃炎症性病变和活动性胃溃疡引起的胃壁水肿增厚鉴别。早期局限在胃黏膜层的胃癌超声诊断较难，对可疑的病人仍需进行胃镜检查。

4. 检查要点及注意事项

典型胃癌由于胃壁增厚伴破坏后层次不清，超声诊断不难。超声检查可判断肿瘤的浸润深度，有无周围转移病灶。部分非典型表现的溃疡型胃癌易与活动性溃疡混淆。尚有肿块型胃癌须与息肉、胃间质瘤等相鉴别，超声发现定性困难时，进行胃镜活检是必要的。

三、胃黏膜下肿瘤

1. 概述

黏膜下肿瘤以往常称为平滑肌瘤，因其来自胃壁间叶组织，现称为胃间质瘤（gastric gastrointestinal stromal tumor，gastric GIST），肿瘤含有梭形细胞、非普通型上皮样细胞或同时含有两种细胞，免疫组化表达为 KIT 蛋白（CD117）阳性。遗传上存在频发性 c-kit 基因突变者是起源于间叶组织的肿瘤，这是近年来随着免疫组化及电镜技术发展而提出的新的病理学概念。因为有着特殊的免疫表型及组织学特点有多向分化的特征，可以向平滑肌、神经分化或不定向分化，其生物学特性难以预测，是一种具有恶性潜能的肿瘤。胃间质瘤临床并不少见，占胃肠道间质瘤 60% ～ 70%，年龄 50 岁以上者多见，男女发病率相近。瘤体＜ 2cm 者可无任何症状，当肿瘤较大或伴溃疡形成时，可导致胃受压或上消化道出血等症状，并可触及肿块，恶性者伴体重减轻等其他恶病质体征。

2. 超声表现

1）二维超声

按肿瘤的生长部位，可表现为腔内型、肌壁间型及浆膜下型（图 10-4-2）。

（1）胃壁内局性肿块，多数呈圆形，较大肿块可呈分叶形和不规则形。

（2）肿块呈低回声，周边境界清晰，肿瘤内部回声均匀（图 10-4-3）。

（3）肿块一般小于 5cm，部分肿瘤表面伴有溃疡凹陷。

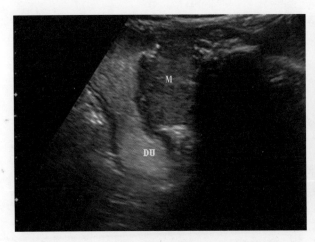

图 10-4-2　胃体近胃窦部间质瘤表现为浆膜下型

注：DU 为十二指肠；M 为肿物。

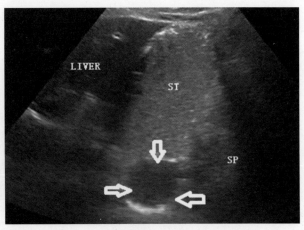

图 10-4-3　贲门与胃大弯交界处间质瘤

注：箭头示肿物；ST 为胃腔；SP 为脾；LIVER 为肝脏。

2）彩色多普勒

多数肿瘤可见条状彩色血流，血流较丰富。

3. 鉴别诊断

胃间质瘤须与肿块型胃恶性淋巴瘤、平滑肌肉瘤、胃癌相鉴别。胃恶性淋巴瘤及胃癌虽然表现低回声，但形态多不规则。

4. 检查要点及注意事项

胃镜检查对诊断胃肌层、浆膜下肿瘤有一定局限性，而胃声学对早期发现此类病变较易，如肿瘤直径＞5cm，表面出现不规则溃疡，形态不规整，内部回声不均质，要考虑胃间质瘤恶变或平滑肌肉瘤可能。

四、肠道肿瘤

1. 概述

肠道肿瘤（intestinal tumors）包括小肠和大肠的良、恶性肿瘤。发病率低，起病隐匿，缺乏特异性症状，早期诊断困难。好发于中老年，以 50～60 岁居多，男女之比为 2：1～3：1，临床表现为上腹持续隐痛或胀痛，向背部放射，少数可出现间歇性黄疸、频繁呕吐、呕血及黑便等。腹部肿块和肠梗阻是肠道肿瘤的重要表现之一。

十二指肠肿瘤好发部位以降部为多，其次是水平部和球部。病理类型有溃疡型、息肉型、环状狭窄型和弥漫浸润型。组织学以腺癌为多约占 73%，其余分别为间质瘤、淋巴瘤和类癌等。

原发性十二指肠恶性肿瘤包括十二指肠癌、乳头部癌、肉瘤和类癌。乳头部肿瘤易导致胆总管阻塞。

空肠及回肠的恶性肿瘤有腺癌、淋巴瘤、平滑肌肉瘤。通常表现为腹痛、腹泻、黑便及腹部肿块。大肠癌的临床表现为大便性状改变更明显，大便变细，便秘与腹泻交替带黏液。

2. 超声表现

1）二维超声

空肠、回肠及大肠肿瘤多数呈靶环征或假肾征（图 10-4-4），如肿瘤向肠腔外生长仅表现为圆形或不规则形低回声块，边界不清，内可伴有无回声暗区，病变处肠壁僵硬，蠕动消失。当肠壁明显增厚致肠腔狭窄，病变近端肠管可出现不同程度扩张，甚者出现肠梗阻。局部浸润和转移性病灶多数是晚期病人，如腹膜淋巴结肿大、肝内肿块等。十二指肠恶性肿瘤常以降部肠壁不对称性增厚的低回声块多见，易浸润胆总管。

2）彩色多普勒

在增厚的肠壁和肿块内可检出不同丰富程度的血流。

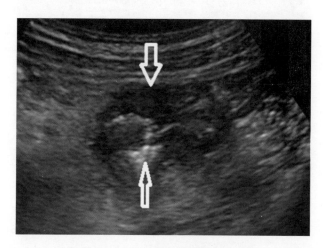

图 10-4-4　右半结肠肿瘤表现假肾征

注：细箭头示肠道气体，粗箭头示肿瘤致肠壁增厚呈低回声。

3. 鉴别诊断

（1）肠梗阻（intestinal obstruction）：主要指肠管内容物的下行发生了急性通过障碍。引起肠梗阻的原因常见有小肠肿瘤、大肠肿瘤、炎症或腹部手术后粘连、肠套叠等，此类病因造成的肠梗阻称机械性肠梗阻；麻痹性肠梗阻常由手术麻醉等引起。病理生理改变是梗阻以上肠管扩张、积液、积气，如不能及时解压，时间过长严重者可引起肠穿孔、肠壁坏死。临床表现为以腹部阵发性绞痛、腹胀、呕吐、肠鸣音亢进为主，严重者可发生水、电解质紊乱和休克，完全性梗阻时病人无排便、排气。声像图表现：①肠管扩张，扩张的范围取决于梗阻位的高低，扩张的肠管内积液造成无回声暗区伴肠内容物形成的点状、条状高回声。②肠壁黏膜皱襞水肿，增厚，部分形成鱼骨刺状排列。③机械性肠梗阻时可见肠蠕动明显增强，肠内容物随蠕动来回漂移。④肠道肿瘤引起肠梗阻，此时可发现实质性低回声块、靶环征或假肾征。由于肿瘤的生长方式不同，表现不一，外生型及溃疡型很少出现肠梗阻，肠壁增厚型及肿块较大凸向肠腔内易产生肠梗阻，少数病人可伴外器官转移灶，如肠周淋巴结或肝内转移。

（2）肠套叠（intussusception）：导致肠梗阻除了上述超声表现外，超声表现特点是套入部位可见多层肠管平行套入、纵切时内管状暗区伴上方肠管扩张，横切时呈圆形团块、内回声杂乱（图10-4-5），无回声暗区伴套入水肿增厚的肠壁形成低及高回声，团块内彩色多普勒显示血流丰富，肠壁血管受挤压后导致相对狭窄，频谱表现流速增快。成人常因肠道肿瘤导致肠套叠，儿童多数是肠系膜淋巴结肿大等引起肠套叠。

（3）其他：因手术、炎症等引起的肠梗阻需结合临床病史与肠道肿瘤鉴别。

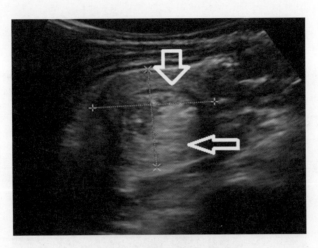

图 10-4-5　肠套叠横切测量图

注：显示圆形团块，外缘肠壁水肿增厚、内回声杂乱、有高回声及无回声，似夹心饼样
粗箭头示肠套叠水肿增厚的肠壁，细箭头示套入的肠管回声杂乱。

4. 检查要点及注意事项

在肠道肿瘤表现靶环征时要与非肿瘤性病变引起的靶环相鉴别，如肠道炎症性疾病：结核、克罗恩病、缺血性肠炎等，它们都因肠壁水肿及组织增生和肠壁痉挛而形成靶环。机械性肠梗阻有典型超声表现，诊断不难。重要的是寻找梗阻病因，对肿瘤导致的肠梗阻大部分病人超声检查能找到肿块，初步判断肿瘤的部位。肠梗阻扫查时根据肠管体表投影可初步判断梗阻部位。肠管高度积气，超声检查无法显示扩张的肠管和积液时需进行放射学检查。

五、　急性阑尾炎

1. 概述

急性阑尾炎（acute appendicitis）是由各种原因引起的阑尾血液循环障碍，使阑尾黏膜受损后继发感染。病理上分为单纯性阑尾炎、化脓性阑尾炎和坏疽性阑尾炎，从阑尾充血水肿细胞浸润到明显肿胀、治疗不及时可导致脓肿形成和阑尾壁缺血坏死，甚者穿孔。临床以转移性右下腹痛、右下腹压痛、反跳痛、白细胞增高和发热为主。

2. 超声表现

1）二维超声

早期阶段可因肠壁水肿、肠管积气明显使超声检查无阳性发现。典型者阑尾增大，通常内径＞6mm，壁水肿增厚或呈双层，盲肠部肠壁也水肿增厚，阑尾腔内伴有点状高回声或强回声团（粪石），后方伴声影（图 10-4-6）。当形成阑尾脓肿时表现为右下腹混合性回声团（图 10-4-7），内见阑尾腔增大或阑尾腔显示不清，回声强弱不等，外周由网膜包围形成一团或一片高回声，也可见炎性渗出的片状无回声暗区，化脓性阑尾炎及阑尾穿孔时均可伴有局限性积液和周边肠系膜淋巴结肿大。

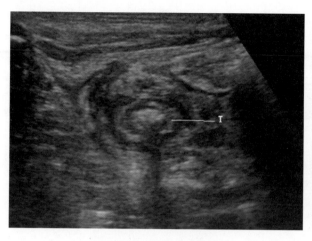

图 10-4-6　急性阑尾炎

注：超声显示阑尾腔增大，壁增厚、边不清、内回声伴声影（T 为粪石）。

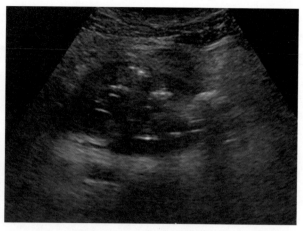

图 10-4-7　阑尾周围脓肿

注：超声显示右下腹混合回声团块，阑尾腔显示不清，回声强弱不等，外周由网膜包围形成高回声团。

2）彩色多普勒

充血水肿的阑尾壁内可显示条状血流，当形成脓肿时包块内见散在杂乱彩色血流。

3. 鉴别诊断

大多数急性阑尾炎超声检查有上述表现，后位阑尾扫查时应注意升结肠后方有无炎性包块。因肥胖或腹内积气明显的病人往往显示不清阑尾，因此，临床症状典型者超声未发现病变也不能排除阑尾炎。女性病人要注意与右侧附件区病变鉴别，怀疑时应进行经阴道彩超检查。

4. 检查要点及注意事项

急性阑尾炎初期由于肠壁充血水肿，肠内积气明显影响超声穿透不易显示阑尾，因此临床不能依赖超声检查。当阑尾增大或已形成包块超声诊断不难。慢性阑尾炎阑尾不一定增大，但常见阑尾壁增厚，边界不清、回声增强、内可伴有粪石引起的强回声，后方伴声影。

（黄桂梅　廖建梅）

本章小结

胃肠超声检查的最大优势是声束能穿透胃肠壁，从而可以显示胃肠壁层次结构。它作为一种非创伤性诊断方法，可以给临床提供肿瘤的部位、大小和形态相关信息，能显示肿瘤的部位、范围及与周围组织的关系，有助于判断包块来源。胃肠超声检查的独到之处是可以根据肿瘤压迫、推挤、包绕邻近组织器官的情况，判断肿瘤的浸润和转移，弥补胃肠镜和X线检查的不足，为临床选择治疗方案提供依据。

由于超声检查易受胃肠道气体的干扰，尤其小病灶容易漏诊，超声结果阴性不能排除胃肠疾病的存在。此时，建议完善胃肠镜检查或其他检查，特别是因上腹部胀气、肥胖超声显示不清的的患者，胃肠镜、CT及MRI等检查优于超声。

思考题

（1）阑尾炎的超声特点是什么？

（2）胃肠的超声探测体位和途径有哪些？

（3）试述肠梗阻与肠套叠的鉴别？

（4）胃壁结构超声分几层，各为什么？

（黄桂梅　廖建梅）

11 第十一章 泌尿及男性生殖系统超声检查

（1）掌握泌尿及男性生殖系统器官超声探测的常用途径及正常声像图、泌尿系统结石的声像图特征。

（2）熟悉肾盂积水超声表现及其与肾囊肿鉴别诊断要点、前列腺增生的声像图特征。

（3）了解常见泌尿及男性生殖系统肿瘤的超声表现及鉴别诊断。

第一节　肾超声检查

一、正常肾的超声探测

（一）肾的解剖

（1）肾的形态、内部结构（图 11-1-1）：肾外形似蚕豆，上宽下窄，前凹后平，凹面中部切迹为肾门，是肾动脉、肾静脉、输尿管、神经及淋巴管的出入之处。肾门内的肾静脉、肾动脉和肾盂输尿管连接部由前向后排列，称为肾蒂。肾实质由皮质及髓质组成，肾皮质位于外层，髓质位于内层。从肾门深入肾内，由肾实质围成的腔隙为肾窦。肾包膜及肾周筋膜起固定和保护肾的作用。肾动脉起源于腹主动脉，左肾动脉走行于左肾静脉，从胰腺尾部后方进入左肾门；右肾动脉走行于下腔静脉、胰腺头部和肾静脉之后，在肾静脉水平进入肾门。出球小动脉在肾实质内形成毛细血管网，最后合成肾静脉，在肾门附近汇合。

（2）肾的位置和毗邻关系：肾是成对器官，左右各一，左高右低，位于脊柱两旁的腹膜后间隙内。左肾的前方有胃、脾、胰尾及结肠脾曲，右肾前方有右肝、十二指肠及结肠肝曲。

（二）探测方法和途径

1. 患者准备

一般不需做特殊的准备，也可根据需要让受检者保持膀胱适度充盈，以使肾盂、肾盏显示更加清晰。检查肾血管疾病或肾门淋巴结时，宜严格在空腹状态下检查，避免肠气干扰。

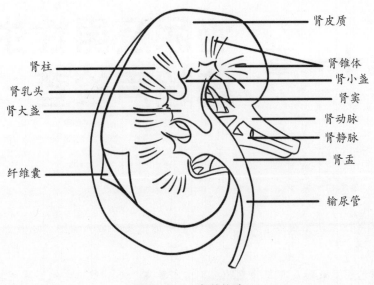

图 11-1-1　肾的构造

肾皮质
肾锥体
肾小盏
肾窦
肾动脉
肾静脉
肾盂
输尿管
肾柱
肾乳头
肾大盏
纤维囊

2. 仪器

探头首选凸阵探头，成人探头频率多用 3 ～ 3.5MHz；儿童探头频率为 5.0MHz。

3. 体位与途径

肾超声检查体位为仰卧位、侧卧位和俯卧位（图 11-1-2）

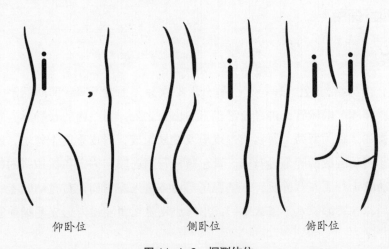

仰卧位　　　　　　　侧卧位　　　　　　　俯卧位

图 11-1-2　探测体位

（1）仰卧位经侧腰部扫查：此体位可行冠状切面及横切面的扫查。扫查右肾以肝为声窗，扫查左肾以脾为声窗，透声好，声像图清晰，同时还能清晰显示肾内血流情况。但当受到腹部肠气干扰时，肾上极观察欠满意。

（2）侧卧位经侧腰部扫查：左侧卧位时检查右肾，右侧卧位时检查左肾。侧卧位检查时肠管向对侧移动，有助于减少肠道气体干扰，同时利用肝或脾作为声窗，便于观察肾及肾上腺区。

（3）俯卧位经背部扫查：嘱受检者俯卧位行纵切面及横切面的扫查。该途径受肋骨影响少，易获得整个肾的声像图，但对于背肌发达的受检者，声衰减明显，图像不够清晰。

4. 扫查方法与标准切面

1）经侧腰部检查

取仰卧位或侧卧位，探头置于侧腰部行肾冠状断面扫查，声束指向内侧。嘱受检者深呼吸，使肾上下移动，可减少肋骨遮挡的影响，将肝、脾作为透声窗，可较完整地显示冠状断面的肾轮廓、肾实质和肾窦回声。

标准切面有右肾及左肾冠状切面声像图（图 11-1-3、图 11-1-4）。

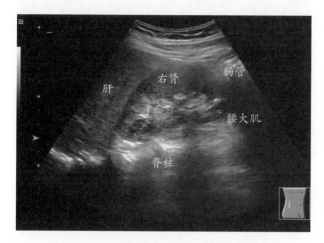 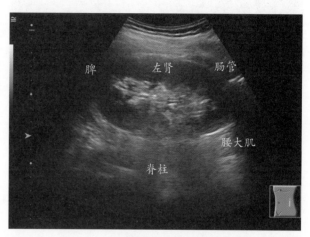

图 11-1-3　仰卧位右肾冠状面声像图　　　　　　　　图 11-1-4　仰卧位左肾冠状面声像图

2）经背部扫查

标准切面有双肾经背部纵断面、横断面声像图（图 11-1-5 ～图 11-1-8）。

（1）双肾经背部纵切面声像图：肾位于背部肌层的深部，一般难以显示肾门，除非探头向内前方偏转。右肾中上部的深处为肝、胆囊或下腔静脉，中下部的深处为肠管。左肾与右肾相似，但左肾上极的上方为脾，左肾中上部的深处为脾静脉和胰尾。

（2）双肾经背部横切面声像图：右肾位于背部肌层的深部，肾门朝向人体的内前方。右肾内侧深处为下腔静脉。左肾与右肾切面基本对称，左肾内侧深处为腹主动脉。

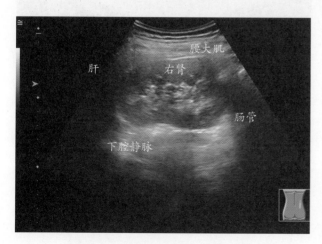 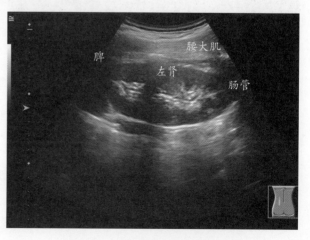

图 11-1-5　右肾背部纵切面声像图　　　　　　　　　图 11-1-6　左肾背部纵切面声像图

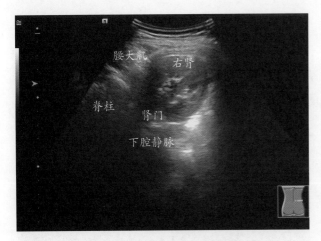

图 11-1-7　右肾背部横切面声像图

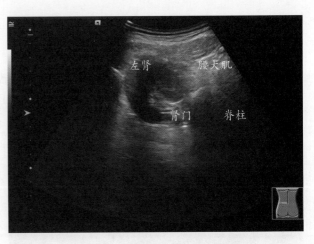

图 11-1-8　左肾背部横切面声像图

3）经腹部横断面检查

取仰卧位，声束垂直身体长轴或稍向上倾斜，获得肾横断面和肾门部血管的长轴断面，可观察肾门部血管及淋巴结。在患者深吸气时沿肋缘下斜行扫查可找到右肾静脉（图 11-1-9）。在胰腺平面下作横向扫查，找到从腹主动脉分出的肾动脉主干（图 11-1-10）。以上检查需结合彩色及频谱多普勒显像技术。

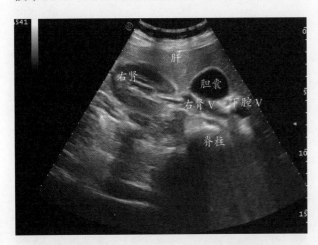

图 11-1-9　右肾上腹部横断面声像图

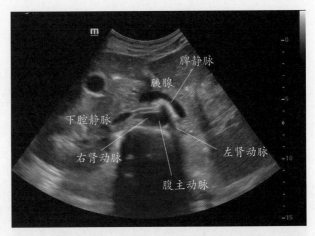

图 11-1-10　肾动脉上腹部横断面声像图

（三）超声表现和正常值

1. 正常肾声像图

（1）肾包膜：肾包膜光滑、清晰，呈高回声。

（2）肾实质回声：①肾髓质呈卵圆形或锥形放射状排列在肾窦回声周围，回声低于肾皮质，略高于胆汁回声。②肾皮质回声略高于肾髓质，略低于肝和脾的回声。

（3）肾窦回声：肾窦也称为肾集合系统，边缘不规则，类椭圆形，呈高回声。

正常肾声像图见图 11-1-11。

2. 正常彩色多普勒血流图

彩色多普勒一般可显示正常肾血管树，血流分布呈充满型，主肾动脉、段动脉、叶间动脉、弓形动脉、小叶间动脉及各段伴行静脉均能显示。脉冲多普勒可测量血流频谱（图11-1-12）。

3. 正常肾超声测值

为保证肾超声测值的可比性，所以测量须在标准切面上进行。

（1）肾长径：10.8±1.4（男性）、10.2±1.2（女性）。

（2）肾宽径：5.6±0.8（男性）、5.2±0.9（女性）。

（3）肾厚径：4.6±0.7（男性）、4.2±0.7（女性）。

（4）肾动脉频谱：正常肾动脉主干峰值流速<150cm/s，叶间动脉收缩早期加速时间<0.07s，收缩早期加速度>3m/s^2，阻力指数为0.5～0.7。

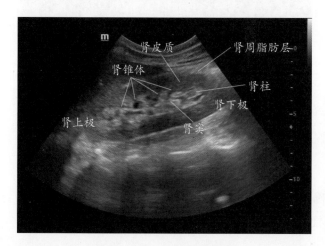

图 11-1-11　正常肾声像图

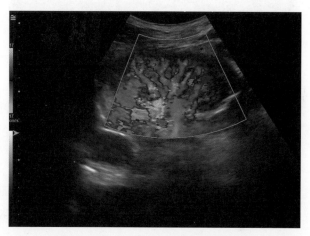

图 11-1-12　正常肾彩色多普勒血流图

（四）检查要点及注意事项

（1）观察肾的形态、大小、位置、肾皮髓质回声、厚度以及集合系统回声。正常肾窝内未探及肾脏回声，应寻找盆、腹腔是否存在异位肾和游走肾。

（2）发现肾脏异常回声时，应多体位、多切面扫查，注意观察肾及周围结构关系；必要时配合呼吸动作进行检查，动态观察肾的活动度以及周围脏器相对运动，有利于辨别病变的来源和病变侵犯的情况。

二、肾积水

因尿路梗阻使肾内尿液无法正常排出引起肾盂、肾盏尿液滞留，肾盂、肾盏扩张及肾萎缩的病理改变。急性肾积水肾盂扩张不明显，随着肾积水时间的延长肾盂扩张变得明显，肾实质可变薄甚至萎缩成薄纸状。

1. 超声表现

超声表现（图11-1-13～图11-1-14）为肾窦回声分离、肾体积增大及肾实质萎缩变薄。根据肾积水的严重程度将其分为轻、中、重3种类型。轻度肾积水时肾的形态、大小不变，肾窦分离超过1.5cm，肾盂、肾盏均有轻度扩张。中度肾积水时肾盂、肾盏扩张较明显，肾实质轻度变薄。重度肾积水时肾体积增大，形态失常，肾盂、肾盏明显扩大，肾实质厚度明显变薄，彩色血流明显减少或消失。

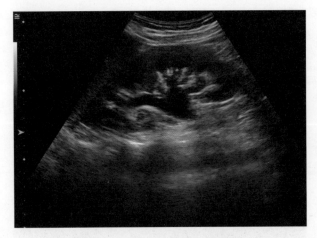

图 11-1-13　轻度肾积水声像图

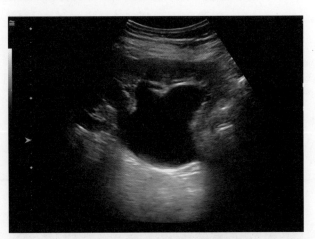

图 11-1-14　中度肾积水声像图

2. 鉴别诊断

中度或重度肾积水与肾囊肿、多囊肾或多发性肾囊肿鉴别：肾囊肿外形呈类圆形，肾包膜局部外突，内膜光滑，局部肾窦受压变形。多囊肾及多发性肾囊肿均表现为囊肿之间彼此不相通。

3. 检查要点及注意事项

（1）肾窦分离的标准测量切面为背部纵切，准确测量肾窦无回声区的前后径。

（2）肾积水一般肾窦分离 >1.5cm，但急性尿路梗阻肾绞痛时肾窦分离可小于 1cm。

三、肾囊性病变

肾囊性病变种类较多，多数是先天性的，也有后天发生的，其大小、形态、部位、数目各不相同。较常见的类型有单纯性囊肿、多囊肾、肾盂旁囊肿等，单纯性肾囊肿发病率最高。

1. 超声表现

1）单纯性肾囊肿

单纯性肾囊肿多无症状，当囊肿巨大或合并感染、出血时可出现腰痛或腹痛。超声表现为类圆形的无回声区，边界清晰，囊壁薄而光滑，内部回声均匀，后方回声增强，可伴有侧壁声影，常向肾表面凸出（图 11-1-15）。

2）多囊肾

多囊肾是一种先天性遗传病，分为常染色体显性遗传性多囊肾（成人型多囊肾）和常染色体隐性遗传性多囊肾（婴儿型多囊肾）。

（1）成人型多囊肾：超声表现为双肾增大，形态失常，双肾布满大小不等无回声区，肾内结构紊乱。可同时合并其他器官多囊性病变，如多囊肝、多囊脾等。

（2）婴儿型多囊肾：超声表现为双肾增大，实质弥漫性回声增强，肾实质与髓质边界不清。

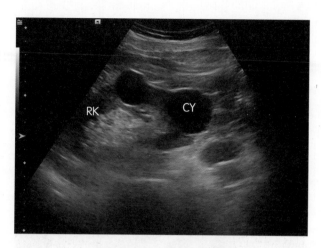

图 11-1-15　肾囊肿声像图

注：CY 为囊肿，RK 为右肾。

3）其他肾囊性病变

（1）多房性肾囊肿：超声表现为肾内圆形或椭圆形无回声区，边界清晰，表面光滑，在无回声区内有菲薄的分隔，呈条带状高回声，后方回声增强，可伴有侧壁声影，肾体积可增大。

（2）肾盂旁囊肿：又称肾盂周围囊肿，超声表现为位于肾窦或紧贴肾窦的囊性无回声区，不伴有肾小盏扩张，若囊肿位于肾窦回声内，且体积大，容易压迫肾盂、肾盏，造成肾积水。

（3）肾盂源性囊肿及肾钙乳症：超声表现为囊壁光滑的无回声区，后方回声增强，一般体积不大，不向肾表面凸起。肾钙乳症超声表现为囊性无回声区内伴强回声和声影。

2. 鉴别诊断

多囊肾与肾多发性囊肿的鉴别：多囊肾为双肾增大，全肾布满大小不等的囊肿，肾实质与肾窦分界不清，而肾多发性囊肿多为单侧，囊肿的数目较多囊肾少，肾实质回声正常。

3. 检查要点及注意事项

（1）注意观察肾内无回声区的多少、分布及之间有无正常肾组织。注意观察内部回声情况，有无合并出血或感染。

（2）婴儿多囊肾超声探查常不易发现囊肿，仅表现为肾实质回声增强，利用超声仪局部放大功能，仔细观察肾内有无不规则的管状结构。

四、肾肿瘤

肾肿瘤主要包括恶性肿瘤和良性肿瘤。肾恶性肿瘤主要包括肾癌、肾盂癌、肾母细胞瘤及转移性肿瘤，其中以肾癌最为多见，而肾良性肿瘤中以血管平滑肌脂肪瘤最为多见，具体如下。

（1）肾细胞癌：肾细胞癌又称肾癌，常见为肾透明细胞癌。

（2）肾盂肿瘤：在泌尿系恶性肿瘤中，肾盂肿瘤发病率较低，最常见的病理类型是移行上皮乳头状癌，临床上表现为无痛性肉眼血尿。

（3）肾母细胞瘤：肾母细胞瘤又称 Wilms 瘤，儿童最常见，早期无明显症状，当肿瘤增大侵占肾的大部分，可对周围器官产生压迫症状。

（4）肾血管平滑肌脂肪瘤：肾血管平滑肌脂肪瘤又称肾错构瘤，女性多见。

1. 超声表现

（1）肾细胞癌：超声表现为肾内实质性占位性病灶，呈圆形或椭圆形，少数肿块可呈不规则形，位于肾包膜附近者会向表面隆起。肿瘤大小不一，肾癌的病灶多以中低回声为主（图 11-1-16）。根据肿瘤周边血管走行及内部血管的血流表现分为 6 种不同类型：星点状、少血流型、抱球型、多血流型、环球血流型及丰富血流型。

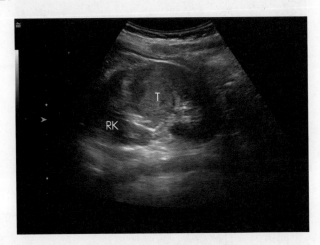

图 11-1-16　肾细胞癌声像图

（2）肾盂肿瘤：超声表现为正常肾窦回声被破坏，肾盂或肾盏内低回声肿块，可呈乳头形、平坦形、椭圆形等，有时可伴肾盂积水。肾盂肿瘤内彩色血流信号一般较稀少。

（3）肾母细胞瘤：超声表现为圆形或椭圆形肿块，中等回声，一般回声均匀，边界清晰，肿瘤内坏死液化时可出现无回声区。肿瘤周边或内部发现点状或条状血流信号。

（4）肾血管平滑肌脂肪瘤：超声表现为病灶高回声，无声影，形态规则，边界清晰，内部回声均匀，当肿块较大且发生出血时，内部回声不均匀，高回声和低回声层层交错，呈"洋葱样"改变。病灶一般无彩色血流信号，大者可有少量彩色血流信号。

2. 检查要点及注意事项

（1）观察肾脏肿瘤的部位、大小、边界、内部回声，有无包膜及后方回声。病变部位肾包膜和肾脂肪囊是否完整，病变与周围组织的关系及病变对肾的活动度的影响。

（2）注意鉴别肾柱肥大、肾叶畸形；对肾囊性不典型病变，可进行超声造影检查，提高囊性肾癌检出率。

五、　肾结石

肾结石是一种常见的泌尿系统疾病。临床症状主要表现为腰痛、血尿和 / 或尿中排出砂石，结石梗阻时可引起肾积水。

1. 超声表现

肾结石超声表现为肾内强回声，后方伴声影，小结石及一些结构疏松的结石后方可无声影或有较淡的声影。由于结石的大小、成分及形态各不相同，其声像图也不同，小结石常呈点状强回声，中等大小的结石常呈团块状强回声，大结石常呈带状强回声（图 11-1-17）。

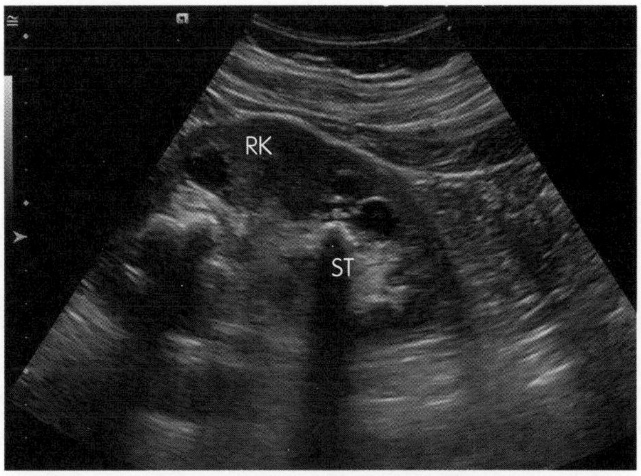

图 11-1-17　肾结石声像图
注：ST 为结石，RK 为右肾

2. 鉴别诊断

（1）肾内钙化灶：通常位于肾皮质或肾包膜下，呈不规则斑片状强回声。

（2）海绵肾：强回声位于肾锥体的乳头部，呈放射状排列，多为双肾性病变。

（3）肾钙质沉积症：肾锥体周边强回声，随着钙质沉淀增多，整个锥体都表现为强回声。

3. 检查要点及注意事项

（1）超声容易探查较大的肾结石，肾窦内的小结石易被肾窦回声干扰，应配合调节仪器增益和聚焦深度进行多切面扫查。

（2）超声能显示 X 线阴性结石，但受仪器分辨力的限制，对小于 3mm 的结石诊断应该谨慎。

（钟纯荣　沈浩霖）

第二节　输尿管超声检查

一　正常输尿管的超声探测

（一）输尿管的解剖

输尿管是一对肌性黏膜组成的管道状结构，连接肾盂与膀胱。成人的输尿管长度 24～32mm，临床上把输尿管分为上、中、下 3 段，又称为腹段、盆段及壁间段。由肾盂输尿管连接部至髂血管处为上段；髂血管至膀胱壁为中段；由膀胱壁外层至输尿管膀胱开口处为下段。受到解剖因素的影响，输尿管有 3 个狭窄，第一狭窄在肾盂输尿管连接部；第二狭窄在输尿管跨越髂血管处；第三狭窄在输尿管膀胱连接部。

■ （二）探测方法

1. 仪器

仪器采用与肾探测相同。检查前患者尽量空腹，减少肠道气体干扰，多饮水充盈膀胱。

2. 体位及方法

（1）侧卧位经侧腰部探测：探头在侧腰部沿着肾盂输尿管连接部探测到输尿管腹段或部分的腹段输尿管。

（2）俯卧位经背部探测：探头沿肾盂输尿管连接部探测到髂嵴以上的腹段输尿管。

（3）仰卧位经腹壁探测：探头先找到髂动脉，在髂动脉的前方寻找到扩张的输尿管，再沿着输尿管长轴向下探测至盆腔段输尿管及其膀胱壁内段输尿管，或先找到膀胱输尿管出口处，再沿输尿管走行向上探测。

■ （三）超声表现

正常输尿管超声一般不能显示，当大量饮水使膀胱充盈时，才能显示出中间呈无回声的两条平行明亮条带状回声且有蠕动。输尿管开口处位于膀胱三角的左、右两上角，稍向膀胱内隆起，彩色多普勒可显示输尿管开口处向膀胱内喷尿的彩色信号。

■ 二　输尿管结石

输尿管结石（ureteralcalculus）是常见的输尿管疾病，其90%以上来自肾脏，原发于输尿管少见，常嵌顿于输尿管的3个生理狭窄部位。结石嵌顿部位越高，肾盂积水程度进展越快，临床上表现为肾绞痛伴血尿等症状。

1. 超声表现

患侧集合系统出现不同程度的扩张，扩张的输尿管远端可见团状强回声，后方伴声影，不移动（图11-2-1）。

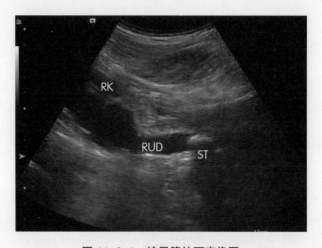

图 11-2-1　输尿管结石声像图

注：RUD 为右侧输尿管，RK 为右肾，ST 为输尿管结石。

2. 检查要点

输尿管结石合并肾盂及输尿管积水时，可沿着扩张的肾盂及输尿管，从上至下寻找结石，并测量输尿管扩张段的内径、结石的大小、肾盂分离的距离、梗阻的位置。发现输尿管远端强回声后，注意排除肠道气体伪影。无输尿管积水而患者尿路刺激征状较重时，应注意检查输尿管膀胱开口处，多数情况下会发现此处有结石嵌顿。

三、 输尿管口囊肿

输尿管口囊肿（ureterocele）常因输尿管开口狭窄，输尿管壁内段肌层薄弱，致使输尿管黏膜下段膨大，凸入膀胱内形成囊肿。囊肿远端有狭小出口，尿液可从此排入膀胱，呈节律性变化。早期常无症状，晚期可出现下尿路梗阻的症状。

1. 超声表现

膀胱三角区两侧输尿管开口处可见一圆形、壁薄的无回声区。囊肿的膨大与缩小呈节律性改变，尿液流入膀胱前囊肿增大，从顶端出口排入膀胱后囊肿缩小。

2. 检查要点及注意事项

探测输尿管口囊肿时应注意其大小、内部有无结石，是否有节律性的大小变化；较大的囊肿，应观察其是否引起梗阻；要常规检查肾盂及输尿管，并注意是否合并其他的泌尿系畸形。

四、 输尿管肿瘤

输尿管肿瘤（tumor of ureter）以恶性为主，病理类型与肾盂及膀胱肿瘤相似，主要包括上皮细胞乳头状癌、鳞状细胞腺癌等，肿瘤多发生于输尿管下段，临床表现以无痛血尿为主。

1. 超声表现

患侧集合系统扩张，内见条形或呈"手套状"无回声，病变近端输尿管扩张，内可见团状低回声，与周围组织分界不清。肿瘤内部及基底部可见血流信号。

2. 鉴别诊断

与输尿管狭窄、结石或输尿管血凝块相鉴别，需沿输尿管查找直接征象才能明确诊断。

3. 检查要点及注意事项

输尿管肿瘤的探测方法应先找到积水的肾盂或输尿管，并沿输尿管向下探查，找到肿块后要注意观察肿块与输尿管壁的关系。

五、 先天性输尿管狭窄

先天性输尿管狭窄（congenital ureterostenosis）是指由于先天发育的原因导致输尿管某一段口径狭小，影响尿液排泄，致肾盂、肾盏尿液潴留，常发病于青少年及儿童期。狭窄多见于肾盂与输尿管连接部。早期或轻度狭窄时常无症状，严重时可有腰痛、血尿等。

1. 超声表现

肾盂输尿管连接部狭窄时，集合系统不规则扩张为无回声，下端呈"漏斗状"为其特征性表现，输尿管无扩张；输尿管中段狭窄时，集合系统及输尿管上段以上扩张；输尿管下段狭窄时，集合系统及输尿管中、上段均扩张，可呈典型的"鸟嘴状"改变。

2. 鉴别诊断

输尿管结石或肿瘤声像图上有结石或肿瘤，而输尿管狭窄则没有。此外，输尿管逐渐变窄的特点后两种疾病声像图上一般是没有的。

3. 检查要点及注意事项

先天性输尿管狭窄的间接征象是肾盂输尿管扩张，狭窄处直接征象显示有时较困难，应与输尿管结石、肿瘤及炎症等病因导致的输尿管狭窄相鉴别。

（钟纯荣　沈浩霖）

第三节　膀胱超声检查

一、正常膀胱的超声探测

（一）膀胱的解剖

膀胱是储存尿液的器官，其形状、大小、位置及壁的厚度随尿液充盈的程度而异。正常成年人的膀胱容量为 250 ～ 400ml。正常膀胱排空时壁厚约 3mm，充盈时壁厚约 1mm。

（二）探测方法及正常声像图

1. 患者准备

经腹部和经直肠扫查需要适度充盈膀胱。嘱病人憋尿，或检查前 40 分钟饮水 500ml 左右，直至有尿意，必要时可通过导尿管向膀胱注入无菌生理盐水 250 ～ 400ml。

2. 体位及方法

（1）经腹壁扫查：常用仰卧位，探头放置耻骨上，作纵、横切面系列扫查，连续观察膀胱。

（2）经直肠扫查：检查前排净大便，检查时患者取左侧卧位、膝胸位或截石位。检查时在探头表面涂耦合剂，然后套一橡皮套（避孕套），橡皮套外再涂耦合剂，插入肛门即可检查。

3. 仪器

（1）经腹壁扫查：以凸阵探头为佳，选用频率为 3.5 ～ 5MHz。

（2）经直肠扫查：探头选用频率为 5 ～ 10MHz。

4. 正常声像图

膀胱充盈时内尿液呈无回声，内壁呈光滑带状回声，厚度 1 ～ 3mm，膀胱形态随尿液充盈情况变化（图 11-3-1）。

5. 膀胱测量

（1）膀胱容量测定：膀胱容量指受检者有尿意、急于排尿时，膀胱所能容纳的尿量。一般在腹中线处取膀胱的纵断面，测其上下径（d_1）与前后径（d_2），然后将探头横置，取膀胱的最大横断面，测量左右径（d_3），按容积公式计算：$V（ml）=0.5d_1 \cdot d_2 \cdot d_3（cm^3）$。

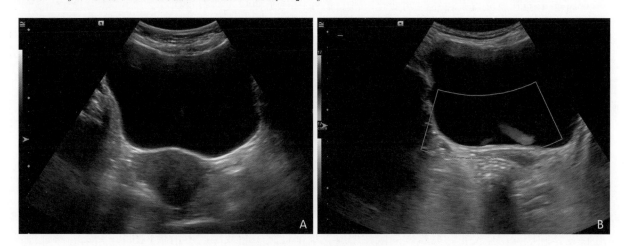

图 11-3-1　正常膀胱声像图

（2）残余尿量测定：残余尿量指排尿后未能排出而存留在膀胱内的尿量。残余尿量应在排尿后立即测量。正常情况下残余尿量少于 10ml。

二、膀胱结石

膀胱结石（bladder stone）是比较常见的泌尿系统疾病，分为原发性膀胱结石和继发性膀胱结石。主要临床表现有尿急、尿频、尿痛、血尿和尿流中断。

1. 超声表现

膀胱无回声内出现团状强回声，后方伴声影，随体位改变而移动。

2. 鉴别诊断

膀胱内血凝块呈片状或不规则的强回声或低回声，后方无声影，变换体位时形态会改变。

3. 检查要点及注意事项

探测结石的大小及数量，注意区分膀胱结石、肿瘤表面钙化或其他膀胱病变。

三、膀胱憩室

膀胱憩室（bladder diverticula）分为先天性膀胱憩室和后天性膀胱憩室，均与先天性膀胱肌层发育局限性薄弱、下尿路长期梗阻使膀胱内压力长期增高等因素有关。临床表现为排尿刺激性症状。

1. 超声表现

膀胱内可见一个或多个类圆形的无回声。壁薄光滑，似囊肿，其腔大小随膀胱容量多少而改变。憩室与膀胱之间可见通道 - 憩室口。

2. 鉴别诊断

盆腔囊肿表现为膀胱周围无回声区，但不和膀胱相通，且排尿后也不会发生大小改变。

3. 检查要点及注意事项

观察憩室随膀胱充盈及排空时的变化，注意憩室内有无肿瘤或结石等病变。

四、膀胱肿瘤

膀胱肿瘤（bladder tumor）是泌尿系统最常见的肿瘤，好发于 40 ～ 60 岁男性。膀胱肿瘤最常见的临床表现为无痛性肉眼血尿，也可有尿频、尿急、尿痛等症状。

1. 超声表现

膀胱壁肿块形态、大小不一，呈乳头状或菜花状等，以等回声为主，肿块有基底部与膀胱壁相连，不随体位改变而移动。移行上皮乳头状瘤或分化较好的移行上皮乳头状癌的乳头状或菜花状肿块呈中高回声，肿块向膀胱内突起，膀胱肌层回声未受破坏。分化较差的乳头状癌、膀胱鳞状细胞癌及腺癌基底较宽，肿块向肌层侵犯，膀胱壁局限性增厚，局部连续中断或层次不清晰（图 11-3-2）。彩色血流图可发现膀胱基底部有血管穿入肿块内部。超声造影见造影剂气泡经基底部灌注瘤体，大多数造影模式呈"快进慢出"。

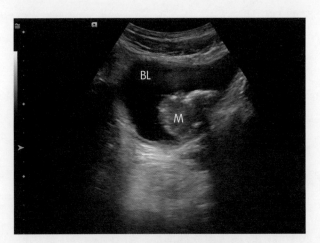

图 11-3-2　膀胱肿瘤声像图
注：M 为膀胱肿瘤，BL 为膀胱。

2. 鉴别诊断

膀胱肿瘤与膀胱结石、凝血块鉴别可结合病变的回声强弱、移动性、后方声影、彩色血流图及超声造影等进行鉴别。

3. 检查要点及注意事项

本病进行超声检查时应注意检查膀胱肿瘤的部位、大小、形态及数量；观察肿瘤附着处膀胱壁的连续性和完整性、肿瘤对膀胱周围脏器侵犯的情况。注意多角度、多切面探测手法，减少对膀胱小肿瘤的遗漏，在发现膀胱肿瘤的同时应探测肾及输尿管，排除肾盂和输尿管肿瘤的存在。

（钟纯荣　沈浩霖）

第四节　前列腺超声检查

一、正常前列腺的超声探测

（一）前列腺的解剖

前列腺是由腺组织和平滑肌组成的实质性器官，呈前后稍扁的板栗形，上端宽大称为前列腺底部，邻接膀胱颈，下端尖细称为前列腺尖部，底与尖之间的部分称为前列腺体部。

前列腺传统上分为左右侧叶、前后叶和中叶。根据带区划分法把前列腺划分为前基质区、中央区、周缘区、移行区和尿道旁腺。前列腺癌好发于周缘区，而前列腺增生好发于移行区。

（二）探测方法及正常声像图

1. 患者准备

经腹壁探测需适度充盈膀胱。经直肠探测需做探头清洁、消毒，是否充盈膀胱根据检查需要而定。经会阴扫查一般无须特殊准备。

2. 体位与方法

（1）经腹壁探测：最常采用仰卧位，也可根据检查需要采用侧卧位或截石位。探头置于耻骨上，利用充盈膀胱作为"透声窗"做多切面的扫查。

（2）经直肠探测：方法同经直肠探测膀胱，该方法可清晰显示前列腺形态、大小及内部结构，径线测量准确，是前列腺探测的最佳方法。

（3）经会阴部探测：病人取膝胸位或左侧卧位。局部涂以耦合剂，在会阴部或肛门前缘加压扫查。

3. 仪器

（1）经腹或经会阴探测：凸阵或扇形探头，探头频率 3.5MHz（成人）、5MHz（儿童）。

（2）经直肠探测：选用双平面直肠探头或端射式直肠探头，探头频率 5～10MHz。

4. 正常声像图

前列腺横切面呈粟子状，包膜完整光滑，内部回声呈低回声，分布均匀。前列腺纵切面呈椭圆形，尖端向后下方，正中矢状面可见稍凹入的尿道内口，在前列腺的后方两侧可见对称的长条状低回声为精囊（图 11-4-1）。

5. 前列腺的测量

正常前列腺的宽径、长径、厚径大致分别为4cm、3cm、2cm。

（1）上下斜径（长径）：宜在经直肠正中矢状断面上测量，因经腹扫查常不能完整显示其下缘，所以测量不准确。

（2）左右径（宽径）：在经直肠最大横断面或经腹壁最大斜断面上测量。

（3）前后径（厚径）：在经直肠正中矢状断面或横断面上测量。

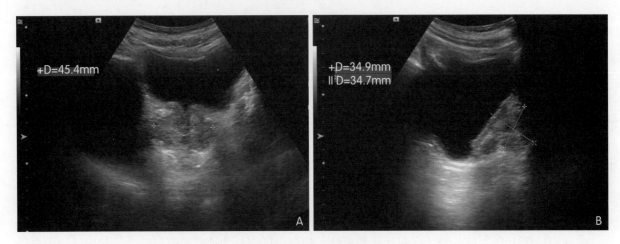

图 11-4-1　前列腺经腹探测

二、前列腺增生

良性前列腺增生（benign prostatic hyperplasia，BPH）是老年男性的常见疾病之一，临床表现为排尿困难，尿流变细，排尿缓慢及尿频等症状。

1. 超声表现

前列腺增生有如下表现：①前列腺体积增大，尤以前列腺前后径增大最为重要。②前列腺形态变圆，饱满，向膀胱凸出。③前列腺内出现增生结节。④前列腺内外腺比例失调。⑤前列腺内外腺之间出现结石。⑥彩色血流图表现为内腺血流信号增多，在增生结节周围可见血流信号环绕（图 11-4-2）。

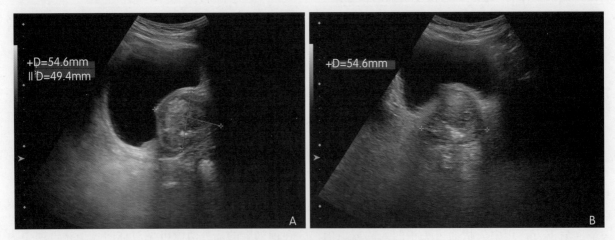

图 11-4-2　前列腺增生经腹探测

2. 鉴别诊断

（1）前列腺癌：前列腺癌的发病部位主要位于外腺（周缘区），鉴别早期前列腺癌及前列腺增生合并前列腺癌较困难，可行超声引导下穿刺活检以鉴别二者。

（2）膀胱颈部肿瘤：要注意观察前列腺内部结构情况及膀胱壁是否遭到破坏，必要时经直肠探测能更清晰地显示病变。

（3）慢性前列腺炎：慢性前列腺炎的前列腺大小正常或稍大，内部回声不均匀，包膜可增厚，结合临床症状或直肠指检及前列腺液化检验可与前列腺增生鉴别。

3. 检查要点及注意事项

准确测量前列腺各径线，如果经腹超声无法清晰显示前列腺，应进一步采用经直肠超声探测，观察前列腺的形态，内外腺的比例。注意前列腺是否向膀胱内隆起，一部分前列腺增生膀胱内隆起的声像图酷似膀胱肿瘤，区别此类图像可采用经直肠超声探测。

三、前列腺癌

近年来我国前列腺癌的发病率正呈明显上升趋势。前列腺癌的肿瘤标志物"前列腺特异抗原（prostate-specific antigen，PSA）"的发现，使前列腺癌的早期诊断、早期治疗成为可能。经直肠超声探测能清晰地显示前列腺及周围组织的受侵情况，对不能明确的病变还可在超声引导下进行穿刺活检。

1. 超声表现

早期前列腺癌往往显示周缘区的低回声或等回声结节，形态欠整齐，一部分前列腺癌有钙化征象。中、晚期前列腺癌表现为前列腺边界不整齐，包膜不完整，左右不对称，内部出现边界不清的低回声。部分前列腺癌低回声结节处彩色血流信号明显增加（图 11-4-3）。

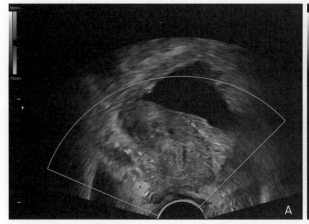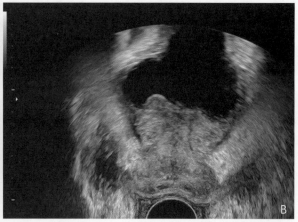

图 11-4-3　前列腺癌声像图

2. 鉴别诊断

（1）前列腺增生：早期前列腺癌与前列腺增生较难鉴别，可采取在超声引导下穿刺活检进行鉴别。

（2）前列腺炎：多见于中青年男性。前列腺炎体积增大，形态规则，包膜增厚，内部回声不均匀，呈片状低回声改变。彩色血流图表现为前列腺内部及周边彩色血流信号增多。

3. 检查要点及注意事项

前列腺癌主要采用经直肠探测方法，观察前列腺形态、大小、内部回声、彩色血流有无异常。如发现异常肿块，应测量大小，并观察前列腺包膜是否完整，周围有无侵犯。由于声像图及彩色血流图表现不具特异性，对临床高度怀疑者，可在超声引导下行前列腺穿刺活检确诊。

四、前列腺结石

前列腺结石多由增生的前列腺组织压迫前列腺腺管而形成，病理上表现为淀粉样小体伴有机盐沉着。

1. 超声表现

表现为腺体内斑块状强回声，内外腺之间弧形排列，较大者后方伴声影，也可表现为散在的点状强回声，后方不伴声影。

2. 注意事项

前列腺结石多和良性前列腺增生同时发生，通常没有症状及较大危害，但靠近尿道的结石会对后尿道产生压迫。

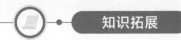

知识拓展

超声引导下前列腺穿刺活检术

超声引导下前列腺穿刺活检术目前主要采用经直肠穿刺、经会阴穿刺两种途径。经直肠前列腺穿刺术对麻醉、超声及穿刺器械要求较低，步骤简单，耗时短，且患者痛感相对较轻，耐受性良好，是目前较常用的前列腺穿刺方法。经会阴前列腺穿刺术相比经直肠穿刺，感染风险小，直肠出血少，对尖部和移行区的肿瘤检出率高。穿刺前需要完善术前常规检查及肠道准备，穿刺后需服用抗生素以防感染。穿刺时主要对会阴部消毒及局部麻醉，早期采用 6 针穿刺法，但穿刺阳性率较低，目前使用较少。如今通过增加穿刺位点，调整穿刺位置，逐步形成以 10 ～ 12 针为主的穿刺方法。根据腺体的大小，可酌情增减针数，特别是针对靶向区域。

（钟纯荣　沈浩霖）

第五节　阴囊超声检查

一、正常阴囊的超声探测

（一）阴囊的解剖

阴囊容纳睾丸、附睾和末段精索，由阴囊中隔所分隔。阴囊壁自外向内依次为皮肤、肉膜。睾丸位于阴囊内，左右各一，大小 4cm×3cm×2cm，重 10 ～ 15g。附睾分为头部、体部和尾部，分别附着于睾丸的上端、后外侧缘和下端。睾丸及附睾的血液主要由睾丸动脉和输精管动脉供应。左侧精索内静脉汇入左肾静脉，右侧精索内静脉汇入下腔静脉。

■ （二）探测方法及正常声像图

1. 患者准备

患者一般无特殊准备，适当充盈膀胱以利于盆腔内隐睾的寻找。

2. 体位与方法

患者充分暴露外阴部，取仰卧位，对于精索静脉曲张、疝应加站立位检查。进行超声检查时，检查者应完整观察阴囊壁、睾丸、附睾、附件、鞘膜腔及精索的形态和内部回声，必要时测量大小，进行多切面和双侧对照扫查，避免遗漏病灶。

3. 仪器

仪器选择高频线阵探头，频率 7.5 ～ 12MHz。

4. 正常声像图

（1）白膜：睾丸周边的一层高回声致密线形结构，在睾丸门处白膜增厚。

（2）睾丸：椭圆形，左右各一，实质呈中等回声，内部回声均匀，包膜光整。

（3）附睾：回声与睾丸相仿，头部呈新月形或半圆形，位于睾丸上端，附睾尾部呈新月形，位于睾丸下端，头尾部之间为细条状的附睾体部。

（3）鞘膜：阴囊内包绕睾丸的一个液性腔隙，正常情况下，内可有少量液体。

（4）精索：位于腹股沟深环的中等回声圆索状结构，内部包含输精管、睾丸动脉、蔓状静脉、精索内静脉、神经、淋巴管及韧带等。

（5）彩色血流图：睾丸内部可见星点状或条状血流信号。

5. 测量方法及正常参考值

取睾丸最大纵切面和横切面，分别测量长径、厚径和宽径，正常成年人睾丸长径 3.5 ～ 4.5cm，厚径 1.8 ～ 2.5cm，宽径 2 ～ 3cm。取附睾最大纵切面，分别测量头部、体部和尾部的厚径，正常成年人附睾头部的厚径 <1cm，尾部的厚径 <0.8cm。

二、隐睾

隐睾（cryptorchidism）指睾丸在下降过程中受其他因素影响停留于同侧腹股沟皮下环以上的腹股沟内或腹膜后。

1. 超声表现

二维超声表现为椭圆形均匀低回声结构，一般较对侧正常睾丸小，位于腹股沟管内、盆腔内、下腹部、阴囊上部或同侧肾下极附近，位于腹股沟管内者活动度大，探测时睾丸在探头下有滑动感。腹膜后隐睾及小体积隐睾内部血流信号不易显示。

2. 鉴别诊断

隐睾要注意与腹股沟或腹膜后肿大淋巴结及肿瘤相鉴别。腹股沟隐睾在瓦尔萨尔瓦动作或外力作用下可滑动，而淋巴结不移动。隐睾回声均匀，淋巴结及肿瘤回声不均匀。

3. 检查要点及注意事项

患侧重点检查腹股沟区、阴囊根部、内外环处；如未找到，可往后于腹膜髂血管两侧至腹主动脉旁肾动脉水平寻找低回声睾丸样结构，测量其大小，观察内部结构，并与健侧进行比较。

三、睾丸肿瘤

睾丸肿瘤（testicular tumor）多见于中青年，95% 为恶性。常见的睾丸肿瘤有精原细胞瘤、胚胎癌、畸胎瘤（癌）等，其中精原细胞瘤最常见，约占 40%。

1. 超声表现

单发多见，大肿瘤可占据大部分睾丸，睾丸体积明显增大，肿瘤侵及包膜时睾丸包膜回声不完整。大多数睾丸肿瘤血供丰富，血管分布紊乱，血流速度加快。

2. 检查要点及注意事项

检查睾丸肿瘤的位置、形态、大小及内部回声，肿瘤内部的彩色血流信号增多有助于肿瘤的诊断，同时还要注意观察同侧肾门及腹主动脉旁的淋巴结转移情况。

四、睾丸扭转

睾丸扭转（testicular torsion）是由于睾丸及精索的附着异常所致，在阴囊过度收缩或剧烈运动时易发生扭转。扭转时，精索内血管受压、血流受阻，以致睾丸淤血，乃至缺血坏死。

1. 超声表现

睾丸完全扭转，实质回声减低，分布不均匀，睾丸及扭曲的精索内无血流信号显示。睾丸不完全扭转，早期仅实质回声不均，晚期实质内出现片状或条状低回声，呈放射状分布。精索末段扭曲、增粗，呈"线团"样高回声，并可见到"线团"嵌入睾丸而形成的"镶嵌"征。早期，肿大的睾丸内血流信号明显减少；晚期，睾丸内无血流信号。

2. 鉴别诊断

睾丸扭转应注意与急性睾丸附睾炎相鉴别。

3. 检查要点及注意事项

双侧对比探测，观察患侧睾丸大小，内部回声，血流信号，睾丸动脉阻力指数及精索形态。对不能明确诊断者，可进行密切超声随访复查。

五、睾丸及附睾炎

睾丸及附睾炎多为急性，附睾炎较常见，两者也可同时发生。急性附睾炎（acute epididymitis）常继发于后尿道感染，临床表现为阴囊疼痛、坠胀感及附睾肿大。急性睾丸炎（acute orchitis）多为细菌或病毒感染引起，临床表现为睾丸肿大、触痛及发热等。

1. 超声表现

急性附睾炎表现为附睾体积增大，多局限于尾部，少数也可表现为整个附睾肿大，病变部位多呈不均匀低回声。急性睾丸炎表现为睾丸肿大，内部回声不均匀，可见片状或不规则低回声区。睾丸及附睾炎症均表现为彩色血流信号丰富。

2. 检查要点及注意事项

双侧对比探测睾丸及附睾的大小，形态、内部回声及彩色血流信号。

（钟纯荣 沈浩霖）

本章小结

本章讲述了泌尿及男性生殖系统的解剖概要、超声探测方法和正常测值；重点描述了泌尿系结石、积水及前列腺增生等常见疾病的超声表现、鉴别诊断、检查要点及注意事项。此外在泌尿系肿瘤探测时须重点观察其部位、大小、边界、内部回声，有无包膜及后方回声。

思考题

（1）肾积水的超声分度有哪些？

（2）简述泌尿系结石的超声表现、鉴别诊断、检查要点及注意事项。

（3）试述膀胱肿瘤的超声表现及分期。

（4）简述前列腺增生的超声表现与鉴别诊断。

（钟纯荣 沈浩霖）

12 | 第十二章 腹膜后间隙与肾上腺超声检查

学习目标

（1）掌握腹膜后间隙与肾上腺超声探测的常用途径、腹膜后间隙与肾上腺正常的超声表现。

（2）熟悉肾上腺疾病的超声表现与鉴别诊断要点。

（3）了解腹膜后间隙常用疾病的超声表现与鉴别诊断。

第一节 腹膜后间隙与肾上腺超声探测基础

一、腹膜后间隙与肾上腺的解剖

（一）腹膜后间隙的解剖

腹膜后间隙是腹后壁的壁腹膜和腹内筋膜之间区域的总称。其上部由前至后被筋膜分为 3 个间隙：肾旁前间隙、肾周间隙和肾旁后间隙。

（1）肾旁前间隙：是后腹膜与肾前筋膜之间的间隙，胰腺和十二指肠的降部和横部在此间隙内，此外还有腹腔动脉及其分支，肠系膜上动脉、肠系膜上静脉，脾动脉、脾静脉及其周围的脂肪。

（2）肾周间隙：由肾前后筋膜围成，左右两侧肾周间隙互不相通，各自包含肾、输尿管、肾上腺、部分肾血管及肾周脂肪组织。

（3）肾旁后间隙：位于肾后筋膜和髂腰筋膜之间，其中含有交感神经干、乳糜池、淋巴结和脂肪。

（二）肾上腺的解剖

肾上腺左右各一，与肾同位于肾周筋膜内，以薄层脂肪纤维组织与毗邻脏器分隔。右侧肾上腺呈三角形，位于右肾上极的前上方，一部分在下腔静脉的后面。左侧肾上腺呈月牙形，位于左肾上极的前面内侧，胰尾的后面，腹主动脉外侧。正常肾上腺长 4 ~ 6cm，宽 2 ~ 3cm，厚 0.2 ~ 0.8cm。

二、腹膜后间隙与肾上腺的探测方法和途径

（一）检查前准备

检查宜在空腹条件下进行，必要时可先行肠道准备如排便、清洁灌肠等。如病变位于盆腔，充盈

膀胱后检查效果更佳。

■ （二）探测仪器

（1）仪器：高分辨力的腹部实时超声诊断仪。

（2）探头：首选凸阵探头，频率 3.5 ～ 5MHz；小儿和体型较瘦的成人可选用线阵探头，频率 5 ～ 7.5MHz。

（3）仪器调节：选择并调节最合适的增益、动态范围、时间增益补偿或深度增益补偿、帧频率、发射聚焦数及聚焦深度等控制钮，以获得高分辨力、高清晰度的二维声像图。

■ （三）探测体位与途径

1. 腹膜后间隙探测体位

1）探查体位
常规采取仰卧位。

2）探查方法
腹膜后间隙为一潜在的腔隙，超声无法直接显示，只能依靠腹膜后脏器和血管定位。常用的切面有 3 个。

（1）经腹主动脉长轴切面：显示肝左叶及其后方的腹主动脉长轴。在其腹侧有腹腔动脉干和肠系膜上动脉发出。腹主动脉所在的部位相当于肾周间隙。腹腔动脉、肠系膜上动脉、十二指肠横部和胰体位于肾旁前间隙内。

（2）经胰腺长轴的腹部横切面：此断面为胰腺、十二指肠降部、胆总管下段、肝门静脉、脾静脉和肠系膜上动脉所占据的区域，相当于肾旁前间隙内。腹主动脉和下腔静脉在肾周围间隙。

（3）经肾门的横断面：显示肾门部结构及其周围的关系。肾、输尿管、肾血管和下腔静脉所处空间是肾周间隙，肠系膜上动脉在肾旁前间隙内走行。

2. 肾上腺的探测方法和途径

1）探查体位
超声检查最常用仰卧位。

2）探查方法
（1）右侧肾上腺扫查法：仰卧位或左侧卧位，探头置于右腋前线或腋后线与腋中线第 9 ～ 11 肋间，以肝和右肾为声窗做冠状切面或肋间斜切面，通过肝、肾向内上方扫查，在下腔静脉的后方、右肾上极的内前上方显示。

（2）左侧肾上腺扫查法：仰卧位或右侧卧位。将探头置于左腋中线与腋后线之间第 8 ～ 10 肋间，以脾和左肾为声窗做冠状切面或肋间斜切面，可在脾的内下方，左肾上极的前内侧向前倾斜探头。

还有俯卧位扫查法以及坐位饮水检查法。对可疑异位嗜铬细胞瘤的病人，主要检查肾门部、腹主动脉和髂动脉周围及膀胱周围。

三、腹膜后间隙与肾上腺正常超声表现

（一）腹膜后间隙

腹膜后间隙为一潜在的腔隙，且位置深在，正常状态下超声不易显示，在声像图上只能通过腹膜后脏器、大血管作为解剖标志来推断。

（二）肾上腺

1. 形态

正常肾上腺显示率比较低，与年龄、体型相关，右侧较左侧易显示。肾上腺显示为肾上腺三角形或倒 "Y" 形、倒 "V" 形。边界为高回声，内部回声略高于肾实质。新生儿的肾上腺相对较大，约为肾的 1/3，在新生儿最初的几周到几个月内，声像图变化明显。出生约 10 天后，肾上腺迅速减小，到 1 岁后，与成人相似，而成人肾上腺仅为肾的 1/30。儿童肾周围的脂肪远少于成人，故易显示。正常肾上腺一般不易显示血流信号。

2. 超声测值

在冠状面测量肾上腺的长径与厚径，测量时以最大断面的最大长度与厚度计算。正常肾上腺长 4 ～ 6cm，宽 2 ～ 3cm，厚 0.2 ～ 0.8cm。

四、检查要点及注意事项

（1）因腹膜后为位置深、范围较宽的潜在腔隙，正常情况下应探测腹膜后血管及其主要分支的位置、走行等是否发生改变，间接判断是否存在占位性病变。对于临床已发现的腹膜后肿物，超声重点观察肿物的性质、累及的范围，与周围血管、脏器等的关系，以及在血管及其主要分支旁有无肿大淋巴结。

（2）由于肾上腺的位置深、体积小和外形多变等解剖特点，正常大小的肾上腺多不能在超声图像上显示。肝、右肾上极、下腔静脉是识别右肾上腺的重要界标，左肾上极、腹主动脉和脾是识别左肾上腺的重要界标。

（3）须采用多体位、多断面、多角度扫查，如超声无阳性发现并不能完全排除病变的存在。

（黄桂梅　肖二久）

第二节　腹膜后常见疾病的超声诊断

腹膜后疾病以肿瘤多见，腹膜后肿瘤（retroperitoneal tumor）种类繁多，来源复杂，包括原发性肿瘤和转移性肿瘤两类，其中转移性肿瘤较原发性肿瘤多见。原发性腹膜后肿瘤发病率并不高，但大多数为恶性，多为发生于间叶组织的肉瘤，如纤维肉瘤和肉瘤等。

■ （一）原发性腹膜后肿瘤

1. 临床表现

一般无明显的临床症状，故发现时往往体积较大。肿瘤的种类较多，影像技术较难于术前准确提示疾病类型。

2. 超声表现

原发性腹膜后肿瘤体积较大，位置深在，肿块固定，不随呼吸及体位改变，边界不规则内部回声不均匀。恶性肿瘤呈膨胀性生长，肿瘤易造成大血管及其分支压迫、移位征象。

（1）平滑肌肉瘤、纤维肉瘤（图 12-2-1）、脂肪肉瘤、神经母细胞瘤等实性肿瘤：形态多不规则，边界不清，内部呈强弱不均低回声，瘤体内可因坏死、出血、钙化、囊变等，出现相应改变。

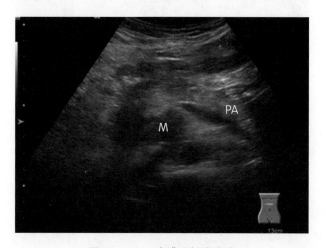

图 12-2-1　腹膜后纤维肉瘤
注：M 为肿物（纤维肉瘤）；PA 为胰腺。

（2）恶性淋巴瘤：淋巴瘤累及腹膜后淋巴结，常于腹膜后大血管周围见大小不等的圆形或卵圆形低回声，边界清晰，内部回声均匀，后方回声无衰减或增强，部分可融合。彩色多普勒超声可在低回声内部探及紊乱的彩色血流信号。

（3）淋巴管囊肿：多呈圆形或椭圆形无回声，壁薄而光滑，可有细小分隔，可为单房或多房。当继发感染时，无回声内可出现颗粒状回声，可有漂浮现象，注意与实性肿瘤鉴别。

（4）畸胎瘤：多为圆形或椭圆形以囊性为主的混合性肿瘤，包膜完整，边界清，内部回声因结构不同而表现各异，脂质和毛发混合呈较强团状回声，后方多伴声影。

■ （二）继发性腹膜后肿瘤

1. 临床表现

继发性腹膜后肿瘤即腹膜后转移癌（图 12-2-2），肿瘤直接蔓延或经淋巴道转移至腹膜后间隙。病程一般已是晚期，患者常见消瘦、恶病质、腹水等表现。

2. 超声表现

腹膜后转移性肿瘤以腹膜后转移性淋巴结肿大最为多见。

（1）腹膜后转移性淋巴结肿大：表现为聚集成团的低回声结节位于脊柱、腹膜后大血管前方或周围，大小不一，内部回声多较均匀。多个肿大的淋巴结可相互融合，呈分叶状。

（2）腹内脏器肿瘤：可直接向腹膜后间隙浸润性生长。如胃癌可侵犯胰腺和周围组织；升结肠和降结肠可侵犯输尿管引起肾盂积水。

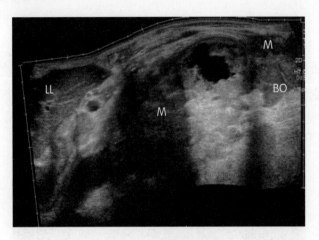

图 12-2-2　腹膜后转移瘤
注：LL 为左肝；M 为转移性肿瘤；BO 为肠管。

■ **（三）鉴别诊断**

（1）与胰腺肿瘤的鉴别：胰腺肿瘤发生在胰腺，多呈低回声肿块。而腹膜后肿物常将胰腺向前推移或挤向一侧，胰腺大小、形态及内部回声无异常。

（2）与肾肿瘤的鉴别：肾肿瘤位于肾实质内，肾外形失常，肾内结构破坏，呼吸时肿块与肾同步上下移动。而肾外肿块可将肾挤压推向腹侧、盆腔或外侧，呼吸时肿块与肾不同步，肾形态结构正常或受压。

■ **（四）检查要点及注意事项**

（1）腹膜后肿瘤的组织来源多样，病理结构复杂，声像图缺乏特异性，超声多不能诊断肿瘤的组织来源。

（2）腹膜后的病变位置较固定，可通过呼吸运动和体位变化与腹腔内肿物进行鉴别。

（黄桂梅　肖二久）

第三节　肾上腺疾病的超声诊断

肾上腺疾病按发生部位可分为肾上腺皮质疾病及髓质疾病两类。肾上腺皮质疾病包括肾上腺皮质功能亢进、肾上腺皮质功能不全、肾上腺性征异常症及皮质肿瘤（腺瘤或腺癌）。肾上腺髓质疾病包括嗜铬细胞瘤、神经母细胞瘤和节细胞神经瘤等。

肾上腺肿瘤还可按有无内分泌功能分为两类：功能性肾上腺肿瘤及低或无功能性肾上腺肿瘤。

（一）肾上腺皮质增生

1. 临床表现

因各种原因引起肾上腺皮质激素（皮质醇）分泌过多，临床出现满月脸、向心性肥胖、水牛肩、多毛等表现。

2. 超声表现

因增生程度不同，超声表现不一。

（二）肾上腺皮质腺瘤

1. 临床表现

功能性肾上腺皮质腺瘤可引起醛固酮增多症、皮质醇增多症及性征异常等相应表现。无功能性肾上腺皮质腺瘤远较功能性肾上腺腺瘤少见，临床无症状，多在体检时发现。

2. 超声表现

肾上腺皮质腺瘤（图 12-3-1）一般较小，多为单侧发生，呈圆形或椭圆形低回声或弱回声肿物，直径多为 1～2cm，内部回声均匀，包膜完整，边界清楚。

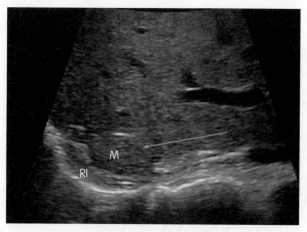

图 12-3-1　肾上腺腺瘤

注：R 为右侧肾上腺；箭头及 M 为肾上腺腺瘤。

（三）嗜铬细胞瘤

1. 临床表现

90% 为单侧，且多见于右侧。临床上有阵发性高血压，常伴有头痛、多汗、面色苍白、心悸、恶心、呕吐、焦虑、发热和视物模糊等症状。

2. 超声表现

（1）肿瘤呈圆形或椭圆形，瘤体直径多为 3～5cm，内部呈中等回声，边界清楚。

（2）恶性嗜铬细胞瘤体积较大，肿瘤内常见不规则囊性回声区，因肿瘤供血不足出现坏死所致。

■ （四）肾上腺神经母细胞瘤

1. 临床表现

肾上腺神经母细胞瘤多见于儿童，肿瘤的恶性程度很高，常为多发性，转移范围广，以眼部和肝脏较多。婴幼儿肾上腺神经母细胞瘤临床表现多为腹部包块，预后较差。

2. 超声表现

肾上腺神经母细胞瘤多表现为体积较大的实质性肿块，形态不规则，可呈分叶状。由于肿块较大，会对周围脏器造成脏器挤压。

（黄桂梅　肖二久）

本章小结

　　腹膜后肿瘤的超声影像学表现缺乏特异性，超声多不能定性诊断。但超声能显示肿瘤的部位、范围及与周围组织的关系，有助于判断肿块来源。根据肿瘤压迫、推挤、包绕邻近组织器官的情况，有助于判断肿瘤的浸润和转移，对肿瘤的术前诊断、术后随访等均有重要价值。由于腹膜后肿瘤位置深，超声检查易受胃肠道气体的干扰，尤其小病灶容易漏诊。

　　由于肾上腺的位置深，体积小和外形多变等解剖特点，超声难以显示肾上腺全貌，必须采用多体位、多断面、多角度扫查，才能提高其显示率。超声阴性结果不能除外肾上腺疾病，应建议 CT 或其他检查，特别是因上腹部胀气、肥胖超声显示不清的肾上腺的患者，CT 及 MRI 等影像学检查优于超声。

思考题

　　（1）解释腹膜后间隙的概念。

　　（2）叙述腹膜后肿瘤与胰腺肿瘤的鉴别。

　　（3）肾上腺的超声探测体位和途径有哪些？

　　（4）嗜铬细胞瘤与皮质腺瘤的鉴别诊断要点是什么？

（黄桂梅　肖二久）

13 | 第十三章　妇科超声诊断

（1）掌握子宫附件的检查途径及正常超声表现、子宫肌瘤的声像图特点及鉴别诊断。
（2）熟悉子宫附件常见疾病的超声表现、GI-RADS分类。
（3）了解子宫卵巢造影及盆底超声。

第一节　子宫、附件超声解剖

一、女性生殖器官的解剖

女性生殖系统包括内、外生殖器官及其相关组织，以及邻近器官，其中内生殖器官是超声检查的主要对象。

（一）女性内生殖器官

女性内生殖器官是指生殖器的内脏部分，包括子宫、阴道、输卵管和卵巢，后二者常被称为附件。

1. 子宫

子宫位于骨盆腔的中央，呈倒置的梨形。其上半部分较宽，称子宫体；子宫体上端隆突部分，称子宫底；其双侧与输卵管相通的角状部分，称宫角；下半部分较窄呈圆柱状，称宫颈。宫体与宫颈的比例，婴幼儿期为1:2，青春期为1:1，育龄期为2:1，绝经后为1:1。子宫壁由内向外依次为内膜、肌层及浆膜层。

2. 卵巢

卵巢为一对扁椭圆形的性腺，左右各一，能产生卵子及性激素，具有生殖和内分泌两大功能。卵巢由卵巢皮质及髓质组成，皮质位于外层，由数以万计的始基卵泡及致密结缔组织组成；卵巢髓质为卵巢中心部位，内含疏松结缔组织及丰富血管。

3. 输卵管

输卵管为一对细长而弯曲的管道，其内侧端与子宫角部相连通，外侧端游离，开口于腹腔，与卵巢相近，全长8～15cm，为卵子与精子相遇的场所及运输受精卵的器官。分为间质部、峡部、壶腹部和伞部4个部分。

4. 阴道

阴道位于盆腔下部的中央，上端包绕宫颈并与宫颈管相通，下端开口于外阴阴道前庭的后部。

（二）女性内生殖器的血管分布

1. 动脉

女性内生殖器的血液供应主要来自子宫动脉、卵巢动脉、阴道动脉及阴部内动脉。

2. 静脉

盆腔内各部位的静脉均与同名动脉伴行，但在数量上较动脉多，并在相应器官及其周围形成静脉丛，且相互吻合，故盆腔感染极易蔓延。

二、子宫、附件的探测方法和途径

正常输卵管因管腔闭合且细长而弯曲，超声检查很难追踪观察其全貌，故子宫及卵巢为盆腔超声的主要观察对象。但由于二者均位于真骨盆内，被大量肠曲遮挡，因此经腹壁直接探测时不能清晰显示。根据其解剖特点，子宫、附件探测途径包括经腹、经阴道、经直肠、经会阴超声检查。

（一）经腹超声检查

此方法需提前适度充盈膀胱，称为膀胱充盈法。

1. 检查前准备

受检者需于检查前 2 小时开始饮水，急诊患者需予膀胱注射生理盐水使其充盈，要求使膀胱充盈至子宫底水平为止。充盈的膀胱可推开周围肠管，在腹壁与子宫之间形成一个良好的透声窗，使子宫、卵巢得以清晰显示（图 13-1-1、图 13-1-2）。

2. 扫查方法

受检者取仰卧位，暴露下腹部。探头涂耦合剂，置于下腹，对子宫、双侧卵巢及附件区进行矢状面、横断面及斜切面等多切面扫查。

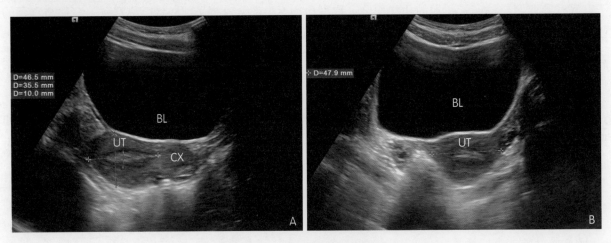

图 13-1-1　经腹部超声探测子宫

注：图 A 为纵切面，中位子宫，图中 BL 为膀胱；UT 为子宫；CX 为宫颈。图 B 为横切面，图中 BL 为膀胱；UT 为子宫。

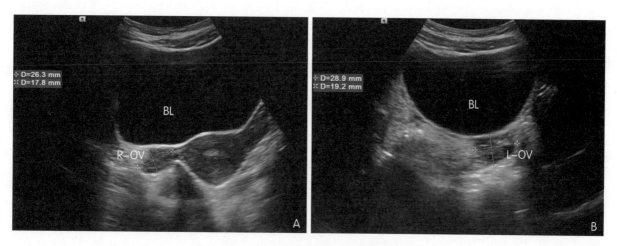

图 13-1-2　经腹部超声探测卵巢

注：图 A 为右侧卵巢，图中 BL 为膀胱；R-OV 为右卵巢。图 B 为左侧卵巢，图中 BL 为膀胱；L-OV 为左卵巢。

（二）经阴道超声检查

1. 检查前准备

受检者需排空膀胱，重病患者需要时可予导尿。

经阴道超声检查适用于有性生活史的女性；对无性生活史者禁用。对阴道出血期、妊娠期及急性盆腔感染女性非绝对禁忌，可根据病情选用。

2. 扫查方法

受检者取膀胱截石位。腔内探头外套上消毒避孕套，将探头轻缓置于阴道内，探头顶端到达阴道穹窿部或宫颈部；先行纵切面扫查，再行横切面扫查，以确定子宫及卵巢的位置、形态、大小、回声等（图 13-1-3、图 13-1-4）。

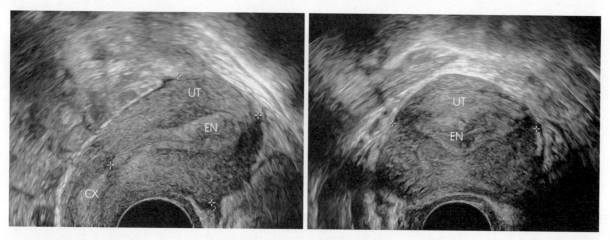

图 13-1-3　经腔内超声探测子宫

注：图 A 为纵切面，后位子宫，图中 UT 为子宫；EN 为内膜；CX 为宫颈。图 B 为横切面，图中 UT 为子宫；EN 为内膜。

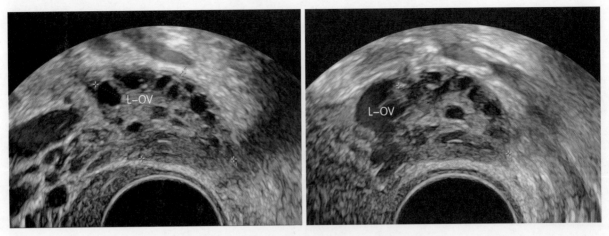

图 13-1-4 经腔内超声探测卵巢（纵切和横切）

注：图中 L-OV 为左卵巢。

（三）经直肠超声检查

检查前准备、体位及检查方法同经阴道超声，适用于未婚女性或已婚但阴道有畸形腔内探头不能进入者。

（四）经会阴超声检查

1. 检查前准备

检查前准备、体位：同经阴道超声。

2. 扫查方法

受检者取膀胱截石位。腹部探头涂以耦合剂，套上探头保护套，再涂以少量耦合剂。将探头轻轻置于会阴部表面；先行纵切面扫查，再行横切扫查，以确定尿道、阴道、直肠的位置、形态、回声及相邻关系等，作出综合判断。

经会阴超声适用于所有女性，主要用于盆底超声检查，亦可用于产科测量宫颈长度。

三、 正常子宫及卵巢声像图

（一）正常子宫声像图特征

1. 二维超声显像

（1）子宫位置：子宫位于膀胱后方正中，也可略偏向一侧。根据宫腔线与颈管线所形成夹角的不同而将子宫分为 3 种位置：①前位子宫，宫腔线与颈管线的夹角 < 180°。②中位子宫，宫腔线与颈管线的夹角约等于 180°（图 13-1-5）。③后位子宫，宫腔线与颈管线的夹角 > 180°（图 13-1-6）。

（2）正常子宫声像图表现：子宫体纵切面扫查时呈倒置的梨形，浆膜层呈线状高回声，肌层呈均匀的等回声。横切面时子宫形态随切面水平的不同而不同，在宫底部时近似倒三角形，宫体呈椭圆形。子宫内膜回声及厚度随月经周期发生变化。①月经期（月经周期第 1～4 天）：内膜由回声不均匀变为均匀整齐的带状中、高回声，宫腔线呈线状高回声，厚度 3～6mm。②增生期（月经周期第 5～14 天）：内膜呈"三线征"，由宫腔线和内膜基底层与子宫前后壁间的界限构成，内膜呈均匀低回声（图 13-1-7），厚度

5～10mm。③分泌期（月经周期第15～28天）：内膜呈均匀的中、高回声，厚度7～14mm（图13-1-8）。

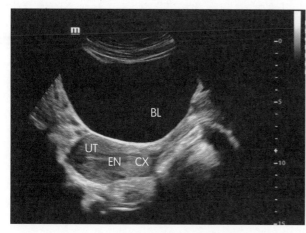

图13-1-5　中位子宫纵切面（腹部超声探测）	图13-1-6　后位子宫纵切面（腹部超声探测）
注：UT为子宫；EN为内膜；CX为宫颈；BL为膀胱。	注：UT为子宫；EN为内膜；CX为宫颈；BL为膀胱。

子宫颈纵切呈圆柱体。子宫颈的回声较宫体略高，颈管回声呈条状高回声。

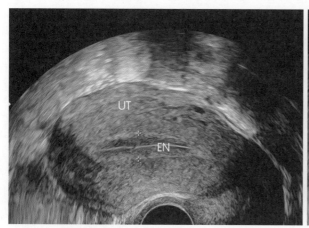
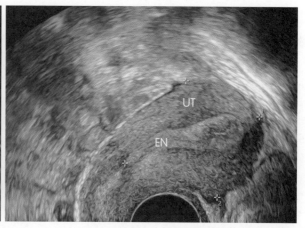

图13-1-7　"三线征"（增生期内膜）	图13-1-8　分泌期内膜
注：UT为子宫；EN为内膜。	注：UT为子宫；EN为内膜。

2. 彩色多普勒超声显像

（1）子宫体：正常子宫浆膜层和黏膜层无明显彩色血流；肌层内彩色分布不定，从无彩色到星点状，随年龄及月经周期的不同而变化。

（2）子宫动脉：其主干位于子宫峡部双侧宫体、宫颈交界处，向上追踪可探及其上行支。子宫动脉的特征为收缩期高速血流、舒张期驼峰样正向血流频谱，阻力指数约为0.8，妊娠期子宫动脉血流阻力随孕周增加而逐渐下降。

（3）宫颈：一般无明显彩色血流显示，也可见星点状的彩色血流分布。

（二）正常卵巢声像图特征

1. 二维超声显像

卵巢呈扁椭圆形，周围皮质呈低回声，皮质内可见大小不等、边界清晰、壁薄的圆形无回声区，为卵泡回声；中央为髓质，回声略高。卵泡大小随月经周期变化，从月经第 5 日起可见卵泡逐渐增大，正常育龄期女性每月有一个卵泡发育为直径 20mm 以上的成熟卵泡并排卵。排卵可为一个卵巢发生，也可由两侧卵巢轮流发生。排卵后卵泡消失，转变为黄体。黄体因出血量和时间变化较大，可表现为厚壁囊性结节，也可表现为混合回声或等回声。

2. 彩色多普勒超声显像

卵巢内血流信号随月经周期而改变。月经期血流信号较少，卵泡期血流信号逐渐增多。黄体期在黄体周围可见环状血流信号，呈低阻血流频谱，阻力指数 0.5 以下。

四、检查要点及注意事项

1. 检查要点

探测内容主要为子宫及卵巢的位置、大小、形态及内部回声。

1）子宫标准切面

（1）纵切面：以正中纵切面为标准切面，要求全程显示宫腔线与颈管线，测量子宫体纵径及前后径。①纵径：从子宫颈内口至宫底部浆膜面，测量时经过宫腔线。②前后径：于宫体近宫底部最宽处测量，要求与纵径垂直。③宫颈的长度也在此切面测量，从宫颈内口至宫颈外口。

（2）横切面：应先找到宫底最大横切面（呈三角形，左右为宫角），然后将探头稍向下移，宫体呈椭圆形时测量子宫最大横径。

正常育龄期女性子宫体超声测量参考值范围为：长径 5 ～ 7.5cm，前后径 3 ～ 4.5cm，横径 4.5 ～ 6cm。

2）卵巢标准切面

卵巢标准切面是以卵巢显示最大时的纵切面与横切面为标准切面，测量长、宽、厚 3 个互相垂直的最大径，要求卵巢本身的纵切面应与其横切面互相垂直。育龄期女性卵巢正常参考值约为 4cm × 3cm × 1cm。

3）子宫内膜标准切面

子宫内膜标准切面是以子宫正中纵切面为标准切面，从前壁内膜与肌层分界处至后壁内膜与肌层分界处测量内膜全层，测量线与宫腔线垂直，应在子宫内膜最厚处测量，包括双层子宫内膜。

2. 注意事项

（1）腹部超声时注意膀胱的适度充盈，一般以暴露子宫底部为准则。如果膀胱过度充盈或充盈不够，可能影响对结果的判断，不宜勉强检查。

（2）腔内超声检查更适用后位子宫、后盆腔及前位子宫，中位子宫可能不能获得满意图像。超出盆腔范围的子宫、卵巢或盆腔肿块在腔内超声检查时不能显示，需要加做腹部超声检查。

（张伟娜　沈小玲）

第二节　子宫、附件疾病超声检查

一、子宫肌瘤

1. 概述

子宫肌瘤是一种妇科最常见的良性肿瘤，多见于 30 ～ 50 岁生育年龄女性。子宫肌瘤的发生一般认为与长期和过度雌激素刺激有关。根据肌瘤与子宫肌层的关系，可分为肌壁间肌瘤、浆膜下肌瘤和黏膜下肌瘤。当瘤体过大，肌瘤内部血液供应不足，可以造成局部变性坏死，在组织学上失去原有的典型结构。常见类型有：玻璃样变性、囊性变性、红色变性、肉瘤样变性和钙化等。

多数子宫肌瘤无明显临床表现，常于体检时发现。最常见的症状是月经过多，白带增多。较大肌瘤可表现为下腹部肿块、排尿障碍、便秘等。浆膜下肌瘤发生蒂扭转时可出现急性腹痛。

2. 超声表现

超声表现因肌瘤的数目、大小、部位不同而异（图 13-2-1）。

1）二维超声显像

（1）子宫大小和形态改变：黏膜下肌瘤和小的肌壁间肌瘤子宫可正常大小或仅表现为子宫饱满，浆膜下肌瘤、较大或数目较多的肌壁间肌瘤常导致子宫增大、形态不规则。

（2）子宫内部回声改变：肌瘤常表现为低回声区，也可为中等回声区或高回声区，边界清晰，瘤体与宫壁正常肌层之间界限清楚。

（3）宫腔回声改变：肌瘤突向黏膜面时，宫腔线受压扭曲。完全突入宫腔的黏膜下肌瘤表现为宫腔内的低回声结节，内膜基底线不完整。

2）彩色多普勒超声显像

肌瘤表面及内部彩色血流可呈星点状、繁星点状或短条状等，肌瘤表面分布的彩色血流亦可相连成半环状和环状（图 13-2-2）。

3）肌瘤变性时声像图特征

一般表现为肌瘤边界不清、内部回声不均匀或紊乱。①肌瘤囊性变时可见肌层内局部无回声区。②脂肪变性时表现为局部高回声区，不伴后方声影。③肌瘤钙化时一般表现为肌瘤表面环状或弧形强回声伴后方声影（图 13-2-3）。

3. 鉴别诊断

（1）子宫腺肌瘤：临床上有子宫腺肌病进行性痛经的表现，超声表现为子宫呈球形增大，内部回声不均匀，肿块无明显包膜，与周围肌层无明显界限，此为与肌瘤鉴别要点。

（2）卵巢肿瘤：完全突出于子宫表面的浆膜下子宫肌瘤，需与卵巢肿瘤鉴别。当肿块侧探及正常卵巢且肿块与子宫体关系密切时，浆膜下肌瘤可能性较大。如果肿块侧不能探及正常卵巢存在，则鉴别诊断困难。

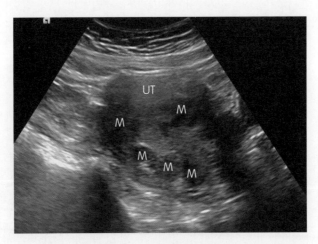

图 13-2-1　子宫肌瘤（多个）
注：M 为肌瘤；UT 为子宫。

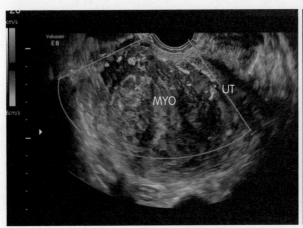

图 13-2-2　子宫肌瘤多普勒超声图
注：UT 为子宫；MYO 为肌瘤。

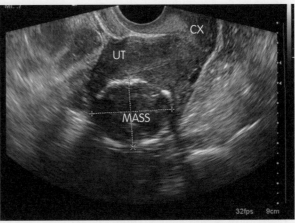

图 13-2-3　子宫肌瘤并钙化超声图
注：UT 为子宫；MASS 为肌瘤并钙化；CX 为子宫颈。

（3）子宫内膜癌或内膜息肉：黏膜下肌瘤需与子宫内膜癌或内膜息肉相鉴别。黏膜下肌瘤边界清晰，与肌层分界明确，常呈低回声，内膜基底线变形或中断。子宫内膜癌多见于老年妇女，常表现为绝经后出血，病灶形态不规则，常因浸润肌层而与肌层分界不清，内部回声不均匀，肿块内血供丰富，阻力指数常低于 0.5。内膜息肉常呈高回声，内膜基底层清晰、完整。

4. 检查要点及注意事项

（1）检查要点：子宫的大小及肌瘤的位置、大小、形态、内部回声，以及与子宫黏膜面或子宫浆膜面的相互关系。

（2）注意事项：子宫肌瘤较多或较大时，正常子宫体可能受肌瘤遮挡而显示不清。因此需注意确认子宫颈、子宫体。而且，探测时不能仅仅局限于子宫体，以免遗漏蒂部较细的浆膜下子宫肌瘤。

二、 子宫腺肌病

1. 概述

子宫腺肌病是指子宫内膜腺体和间质细胞侵入子宫肌层，是子宫内膜异位症最常见的形式之一，常发生于育龄期女性。异位内膜在子宫肌层多呈弥漫性生长，累及后壁居多，子宫均匀对称性增大。如果入侵的子宫内膜仅局限于子宫肌层的某一处，形成一局灶性团块，则称为子宫腺肌瘤。

主要临床表现为进行性痛经、月经量增多、经期延长及不孕。妇科检查时发现子宫均匀性增大，质硬，经期有压痛。

2. 超声表现

1）二维超声显像

（1）子宫大小和形态改变：子宫均匀性增大，三径之和常 > 18cm，形态饱满呈球形。

（2）子宫内部回声改变：子宫内部回声不均匀，肌层回声增粗、增强、增多，且以后壁病变为主。子宫腺肌瘤可见肌层内局灶性回声减低区，但与肌层分界不清，无明显包膜。

（3）宫腔回声改变：前后壁肌层厚度因病变存在而不一致，子宫内膜线因肌层内病变区的推压而向前壁或后壁偏移（图 13-2-4）。

2）彩色多普勒超声显像

显示病灶区星点状或放射状血流信号，局灶型仅在病灶部位血流信号稍增多，病灶周围肌层血流分布正常。

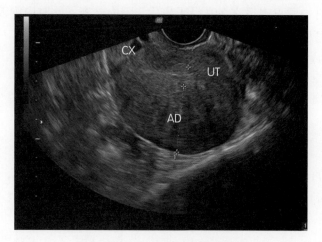

图 13-2-4　子宫腺肌病超声图

注：UT 为子宫；CX 为宫颈；AD 为腺肌症病变区。

3. 鉴别诊断

典型的子宫腺肌病不难诊断。但病变局限形成腺肌瘤时，需与子宫肌瘤相鉴别。前者与正常肌层分界不清，病灶周围无环状或半环状血流信号。

4. 检查要点及注意事项

（1）检查要点：子宫的大小、形态及肌层回声，宫腔内膜线是否有偏移。

（2）注意事项：子宫腺肌病为妇科常见病，临床表现因人或病变部位、病变程度的不同而差异较大。

三、 子宫内膜息肉

1. 概述

子宫内膜息肉是由于子宫内膜腺体和纤维间质局限性增生隆起而形成的瘤样病变，可发生于青春期后任何年龄，35～50岁常见。临床上常有月经增多、经期延长、淋漓不尽、白带增多、不孕的表现，也可无症状。

2. 超声表现

1）二维超声显像

单发息肉表现为宫腔内高回声结节，呈卵圆形或舌形，与周围正常内膜界限清晰，内回声均匀，偶见多个小无回声区。多发内膜息肉表现为子宫内膜增厚、回声不均，可见多个中高回声区，与正常内膜分界欠清。子宫内膜基底层与肌层分界清楚，基底层完整。

2）彩色多普勒超声显像

息肉蒂部常可见短条状血流信号。

3. 鉴别诊断

子宫内膜息肉需与黏膜下肌瘤及子宫内膜癌相鉴别，详见子宫肌瘤鉴别诊断。

4. 检查要点及注意事项

（1）检查要点：宫腔内膜回声，注意观察息肉的边界、外形及内膜基底层的完整性。

（2）注意事项：子宫内膜息肉适宜在月经干净后7天内检查，此时内膜较薄且呈低回声，与内膜息肉回声差别较大，较易检出。而排卵后子宫内膜处于分泌期，回声较高，与内膜息肉回声相近，较难检出，可嘱患者月经干净后复查。

四、 子宫内膜癌

1. 概述

子宫内膜癌又称子宫体癌。指发生于子宫内膜的一组上皮性恶性肿瘤，多见为腺癌，为女性生殖器最常见的三大恶性肿瘤之一。较多见于老年女性。近年来，本病有发病率上升、发病年龄下降的趋势。

2. 超声表现

1）二维超声显像

（1）子宫大小和形态变化：病变早期可不明显，以后随着病变发展可致子宫饱满或增大。

（2）子宫内部回声变化：①病变早期，如原位癌、镜下早期浸润癌，超声可无异常表现。②病变发展，宫腔内可见中低或中高回声区。病灶与肌层的界限视病变累及范围及浸润肌层程度不同而异。如病变局限宫腔，宫腔内肿块与肌层分界尚清晰；如病变浸润肌层，肿块与肌层分界不清或突入肌层，交界处边缘不规整或呈锯齿状（图13-2-5A）。

（3）宫腔回声变化：癌肿坏死可引起宫腔积血，继发感染时则引起宫腔积脓。

2）彩色多普勒超声显像

显像特点：①子宫动脉血流量增加，搏动指数及阻力指数下降。②宫腔病灶内彩色分布呈星点状或短条状，尤以肿块与肌层交界处明显（图13-2-5B）。③病灶动脉多普勒血流波形为低振幅低阻抗型，搏动指数、阻力指数下降。

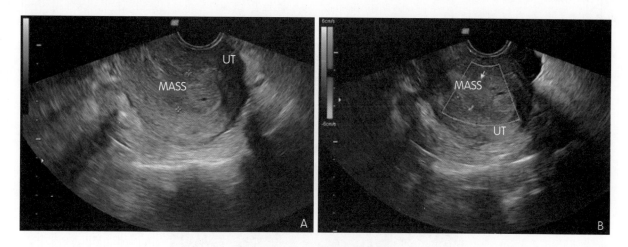

图 13-2-5　子宫内膜癌超声图

注：图 A 为二维超声显像。图 B 为彩色多普勒图（UT 为子宫；MASS 为宫腔肿块）。

3. 鉴别诊断

子宫内膜癌需与子宫内膜息肉、黏膜下肌瘤等宫腔占位性病变鉴别。

4. 检查要点及注意事项

（1）检查要点：需全面观察子宫大小、形态；宫腔内膜回声及内膜与肌层关系。

（2）注意事项：子宫内膜癌病变早期超声图像上可能仅表现为"内膜增厚"而无异常表现。诊断子宫内膜癌最终需要进行诊断性刮宫以取得组织、进行病理检查。超声根据宫腔内病灶位置、大小以及与肌层的关系，可判断癌灶浸润肌层的位置及深度，以协助临床分期与制订治疗方案。

五、卵巢疾病

1. 概述

卵巢虽小，组织成分却非常复杂，且随生理周期变化。卵巢疾病分为瘤样病变和卵巢肿瘤，为女性生殖器三大肿瘤之一。卵巢肿瘤组织学类型繁多。2014 年世界卫生组织（World Health Organization, WHO）根据卵巢肿瘤病理及遗传学的特点，对卵巢肿瘤分类又进行了更新，将卵巢肿瘤分为上皮性肿瘤、间叶性肿瘤、混合性上皮 - 间叶肿瘤、性索 - 间质肿瘤、生殖细胞肿瘤、单胚层畸胎瘤和起源于皮样囊肿的体细胞型肿瘤、生殖细胞 - 性索 - 间质瘤、杂类肿瘤、间皮肿瘤、软组织肿瘤、瘤样病变、淋巴和髓系肿瘤、继发性肿瘤等 13 大类。

2. 超声表现

1）卵巢瘤样病变

（1）滤泡囊肿：滤泡囊肿是由于卵泡不破裂，滤泡液聚集所形成的卵巢单纯性囊肿，是最常见的卵巢生理性囊肿。正常情况下卵泡发育为成熟卵泡并排卵，若卵泡不破裂排卵，致卵泡液积聚，其直径 > 2.5cm 时即称为滤泡囊肿。超声表现为一侧卵巢内无回声区，边界清楚，囊壁光滑、壁薄，大小一般不超过 5cm（图 13-2-6）。较大的囊肿表现为一侧附件区囊性包块，其旁可见部分卵巢组织，呈半月形附于囊肿旁。彩色多普勒血流成像（Color Doppler flow imaging, CDFI）：内未见血流信号。滤泡囊肿多数 1 ~ 2 个月经周期消失。

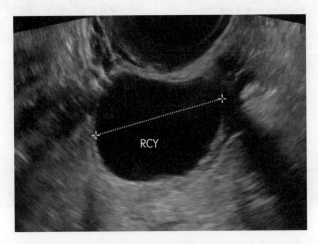

图 13-2-6 滤泡囊肿

注：RCY 为右侧卵巢囊肿。

（2）黄体囊肿：黄体囊肿也属于生理性囊肿，是由于黄体吸收失败或黄体出血所致。正常黄体直径 < 2cm，若黄体直径 > 3cm 时称为黄体囊肿，囊肿直径很少超过 5cm，偶可达 10cm。黄体囊肿多数在 1 ~ 2 个月经周期自行消失。其超声表现变化较大，取决于囊内出血量多少及出血时间长短，可表现为卵巢内圆形无回声区，壁厚，囊内不均质低回声；也可表现为薄壁无回声区，内壁光滑；出血性黄体囊内见粗细不等的网状结构（图 13-2-7）。CDFI 显示囊肿周围环状血流信号，频谱呈低阻型，囊内无血流信号。

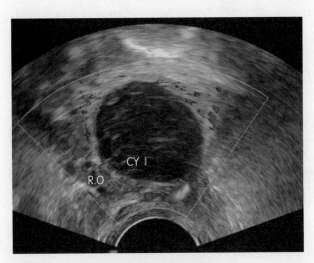

图 13-2-7 黄体囊肿

注：R.O 为右卵巢；CY 为囊肿。

（3）子宫内膜异位囊肿：因子宫内膜异位症累及卵巢而形成的卵巢囊肿，也称巧克力囊肿。超声表现为边界清，壁厚，内壁欠光滑，囊内呈均匀云雾状低回声或呈无回声内散在细点状回声、类实质型和混合回声，内有时可见高回声带分隔，内部回声可随体位变动而发生移动（图 13-2-8）。CDFI 显示病灶内无明显血流信号。

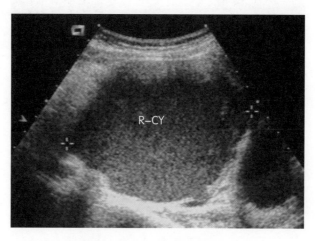

图 13-2-8　卵巢巧克力囊肿
注：R-CY 为右侧卵巢囊肿。

（4）黄素化囊肿：常伴发于滋养细胞疾病及人工促排卵用药后，也可见于正常妊娠，囊肿及腹水可随体内人绒毛膜促性腺激素（human chorionic gonadotrophin，HCG）水平的降低逐渐消失。超声表现为双侧卵巢均明显增大，内见大量圆形或卵圆形囊腔，内壁光滑，囊腔内透声好，可合并有腹水（图 13-2-9）。

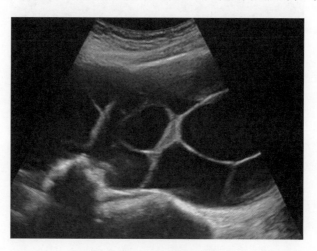

图 13-2-9　卵巢黄素化囊肿

（5）多囊卵巢：卵巢含有多发性滤泡囊肿或囊性卵泡的现象。超声表现为双侧卵巢轮廓清晰，均匀性增大，体积 ≥ 10ml，一侧或双侧卵巢直径 < 10mm 的卵泡 ≥ 12 个，在卵巢皮质呈车轮状分布；卵巢中部髓质回声增强；卵巢无优势卵泡生长及排卵征象。

2）卵巢良性肿瘤

（1）囊腺瘤：卵巢囊腺瘤为最常见的良性卵巢肿瘤，属于上皮性肿瘤，包括浆液性囊腺瘤和黏液性囊腺瘤。超声表现为一侧附件区单房或多房囊性肿块，边界清，囊壁薄，可有小乳头状突起，囊内分隔带纤细均匀。浆液性囊腺瘤以单房、少房多见，囊内为无回声（图 13-2-10）；黏液性囊腺瘤以多房为主，分隔较多，瘤体较大，直径 15～30cm，囊内充满点状弱回声。CDFI 显示囊壁、囊内分隔及乳头上可见细条状血流。

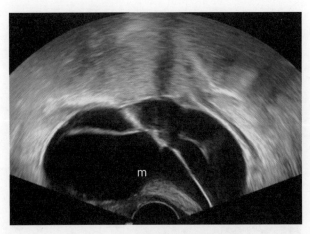

图 13-2-10　卵巢浆液性囊腺瘤
注：m 为肿块。

（2）成熟性畸胎瘤：又称皮样囊肿，属于卵巢生殖细胞肿瘤。畸胎瘤由多个胚层组织的结构组成，因此囊肿内部可见到各胚层的组织如毛发、脂肪、牙齿、骨质等，超声声像图多变。常见声像图特征为：脂液分层征、面团征（图 13-2-11）、壁立性结节、线条征、杂乱结构。

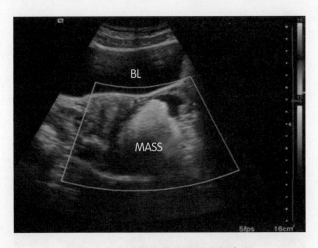

图 13-2-11　卵巢成熟畸胎瘤超声图
注：超声声像图表现为面团征。其中，BL 为膀胱；MASS 为肿块（畸胎瘤）。

（3）卵泡膜 - 纤维瘤组肿瘤：属于卵巢性索 - 间质细胞肿瘤，常见类型有卵泡膜细胞瘤和卵巢纤维瘤。超声表现为肿块呈椭圆形，边界清，内为实性或以实性为主，内部回声可呈较均质或不均质的高或低回声。高回声常见于卵泡膜细胞瘤，可后方伴声衰减；低回声常见于纤维瘤，伴回声衰减；纤维瘤可伴有少量胸腔积液、腹水。CDFI 显示瘤体中心或周边少许血流信号。

3）卵巢恶性肿瘤

（1）二维超声表现：肿块多为囊实性，类圆形或椭圆形，形态可不规则，囊壁及分隔厚薄不均，囊壁及分隔上有乳头或菜花样实性回声突起，内部回声实性与囊性夹杂，回声杂乱（图 13-2-12）。盆腹腔内腹水征是恶性卵巢肿瘤的常见合并征象。实性或实性为主的卵巢肿瘤以恶性居多，如果形态不规则，或伴有肿块中央坏死液化，以及伴有腹水、腹膜转移瘤征象，更应考虑恶性可能。

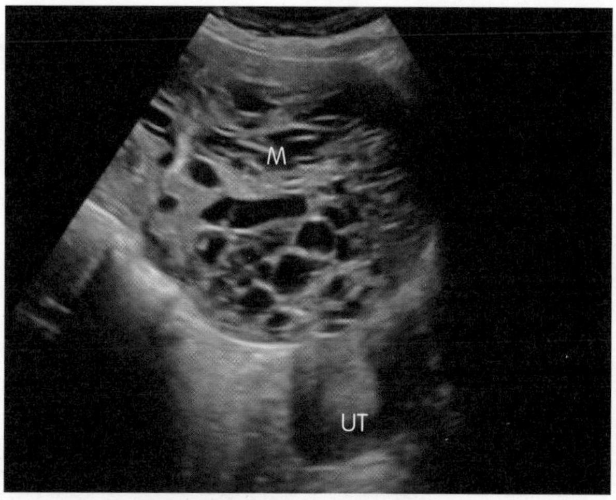

图 13-2-12 卵巢浆液性囊腺癌
注：UT 为子宫；M 为肿块。

（2）多普勒超声表现：肿块的囊壁、分隔或实性区域内可见丰富的细条状、网状或斑点状血流信号；频谱多普勒常可记录到低阻型动脉血流频谱，RI 值常 < 0.5。

（3）转移性卵巢肿瘤：多由消化道的恶性肿瘤转移而来，称印戒细胞癌（又称库肯勃瘤），超声声像特点与卵巢原发性恶性肿瘤相似，但以双重卵巢受累更多见，有原发肿瘤的相关病史和临床表现，多数伴有腹水。

3. 鉴别诊断

（1）卵巢真性肿瘤与瘤样病变的鉴别：卵泡囊肿、黄体囊肿与月经周期的生理性变化有关，内膜异位囊肿为子宫内膜异位症累及卵巢所形成，而多囊卵巢则为一种妇科内分泌紊乱的表现。

（2）卵巢良恶性肿瘤的鉴别：良性肿瘤形态规则，囊性或以囊性为主，囊壁薄，可有小乳头状突起，囊内分隔带薄而均匀，肿块生长缓慢，CDFI 无血流或稀少，呈高阻血流频谱；恶性肿瘤形态不规则，实性或以实性为主的囊实性包块，囊壁及分隔带较厚且不均匀，可见大的乳头状突起，肿块生长迅速，可伴腹水或转移灶，CDFI 血供较丰富，呈低阻血流频谱，RI < 0.5。

（3）卵巢恶性肿瘤与炎性肿块的鉴别：边界不清、形态不规则的恶性肿瘤需与炎性肿块鉴别，后者有腹痛、发热、血常规检测白细胞升高等临床表现。

4. 检查要点及注意事项

（1）检查要点：测量卵巢大小，观察卵巢内部回声的改变。

（2）注意事项：诊断卵巢肿瘤首先需对肿块的来源进行定位判断，与子宫的肿块及肠道、腹膜外肿瘤等相鉴别。其次，需要与生理性囊肿等其他瘤样病变鉴别。再次，应熟悉卵巢肿瘤的组织学分类，以便根据声像图特征对卵巢肿瘤的病理类型和良、恶性可能作出大致判断。

（张伟娜　沈小玲）

第三节 GI-RADS 分类及子宫卵巢造影

一、妇科影像报告数据系统

2009 年，Amor 等将美国放射学会（American College of Radiology，ACR）颁布的乳腺影像报告数据系统（breast imaging-reporting and data system，BI-RADS）应用于妇科超声领域，提出了类似的报告系统，称为妇科影像报告数据系统（gynecologic imaging-reporting and data system，GI-RADS），旨在规范附件肿块的超声描述并对其恶性程度进行危险度分层。

（一）GI-RADS 超声客观评价指标的构建及应用

Amor 等总结附件肿块恶性征象主要包括：①大乳头状突起。②厚分隔（≥ 3mm）。③实性部分占优势。④中央型血流。⑤最低 RI < 0.5。⑥腹水。

GI-RADS 分类定义：① 1 类，确定良性，双侧卵巢显示正常且未见明显附件区肿块。② 2 类，很可能良性，如卵巢卵泡囊肿、黄体囊肿、出血性囊肿。③ 3 类，可能良性，如单纯卵巢囊肿、卵巢畸胎瘤、巧克力囊肿、卵巢冠囊肿、输卵管积水、带蒂肌瘤、盆腔炎性肿块。④ 4 类（图 13-3-1），可疑恶性，除外 2～3 类病变，且同时具有以上 1～2 个恶性征象。⑤ 5 类（图 13-3-2），恶性可能性大，肿块有 3 个及 3 个以上恶性征象。

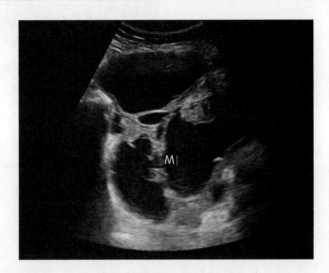

图 13-3-1 GI-RADS 4 类

注：卵巢黏液性囊腺癌，厚分隔，大乳头状突起（2 个恶性征象）。

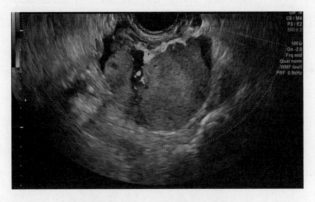

图 13-3-2 GI-RADS 5 类

注：卵巢转移瘤，实性部分占优势，腹水。

（二）GI-RADS 超声风险分层评估及治疗措施

（1）1 类——确定良性：恶性可能性 0。双侧卵巢显示正常且未见明显附件区肿块。

（2）2类——很可能良性：恶性可能性＜1%。随访至肿块消失。

（3）3类——可能良性：恶性可能性1%～4%。可随访，症状明显或随访进行性增大，应予手术切除。

（4）4类——可疑恶性：恶性可能性5%～80%。可行CT、MRI和肿瘤相关标志物检测进一步确诊，必要时手术治疗。

（5）5类——可能恶性：恶性可能性＞80%。可行CT、MRI和肿瘤相关标志物检测进一步确诊，或手术治疗。

二、子宫和卵巢超声造影

超声造影（contrast-enhanced ultrasound,CEUS）利用与人体软组织回声特性明显不同，或声特性阻抗显著差别的物质注入体腔内、管道内或血管内，增强对脏器或病变的显示，以及血流灌注信息。

（一）适应证

（1）在常规超声基础上，更多地了解子宫肌瘤、腺肌病及宫腔占位病变的超声诊断信息，提高诊断及鉴别诊断能力。

（2）子宫恶性肿瘤：提高超声检查的敏感性和特异性，帮助了解肿瘤浸润范围、程度和周围脏器侵犯情况。

（3）妊娠相关疾病：如异位妊娠、胎盘植入、滋养细胞疾病等，通过异常血流检测，提高诊断价值、指导临床治疗和疗效观察。

（4）盆腔内肿块：帮助判断组织来源，确定物理性质（囊性、实性），鉴别良恶性。

（5）盆腔炎性病变的诊断和疗效观察。

（6）超声介入应用：引导穿刺活检，指导局部消融治疗及疗效评估。

（二）子宫、卵巢超声造影的临床应用

1. 子宫

1）正常子宫的超声造影表现

注射造影剂后10～20s，子宫动脉主干及其分支首先灌注呈高增强。随之子宫肌层增强，增强顺序为浆膜层→肌层（外→内）→内膜层，宫颈与宫体同步或稍晚于宫体增强。造影剂分布均匀，肌层强度高于内膜层。消退顺序与之相反。

2）子宫肌瘤与腺肌病

（1）子宫肌瘤：肌壁间肌瘤有假包膜时，包膜首先增强呈包绕的环状，随后造影剂进入瘤体内部，表现为均匀性等增强或高增强（图13-3-3）。消退时顺序相反。

（2）腺肌病：子宫腺肌病根据病变分布的范围，分为弥漫性和局限性两种。超声造影时肌层病变区灌注表现为多样化，开始灌注时间可较正常子宫提前、同步或延后，整个病变区呈非均匀性、多灶性增强，与周围正常肌层分界模糊（图13-3-4）；消退时，病变区和周围肌层几乎同时消退。

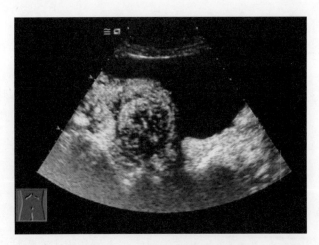

图 13-3-3　子宫肌瘤超声造影图

注：造影剂注射 18s 时，病灶包膜首先增强呈包绕的环状，随后造影剂进入瘤体内部。

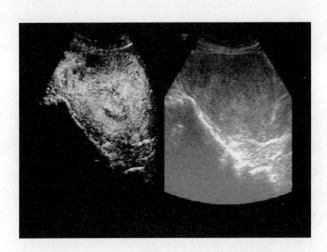

图 13-3-4　弥漫型子宫腺肌病超声造影图

注：整个病变区呈非均匀性增强，与周围正常肌层分界模糊。

3）子宫内膜息肉

超声造影时内膜息肉开始增强时间等于或稍晚于子宫肌层，早于子宫内膜，呈整体快速增强，增强强度与子宫肌层基本一致，高于子宫内膜增强水平。

4）子宫内膜癌

早期常规超声检查多无异常，或仅有内膜增厚，超声造影多无灌注异常。随着癌肿浸润进展，中晚期内膜癌超声造影显示明显的灌注异常。增强早期，病变的内膜组织显示快速高增强，开始增强时间、达峰时间明显早于周围正常肌层。消退时，癌肿区域造影剂减退快，呈相对低增强，与周围正常肌层分界相对清晰。

5）子宫颈癌

Ⅱ期以上癌肿在增强早期呈现为早于宫体的快速不均匀性高增强，迅速达到高峰，形成环状及团状高增强造影表现，与子宫体形成明显界限；增强晚期造影剂消退快于子宫体，呈低增强。即使对于Ⅰb期宫颈无明显形态变化的患者，超声造影仍可提示局部血流灌注异常。对于浸润范围的判断，超声造影同样有较高的准确率。

　　6）妊娠相关病变

（1）胎盘粘连与植入：残留病灶可以呈高增强，提示血供丰富；可以呈无增强，提示病灶为乏血供或有机化。

（2）宫内血块：超声造影表现为病灶区始终无造影剂灌注，与周围宫壁组织边界清晰。

（3）妊娠滋养细胞肿瘤：超声造影表现为离心式灌注，即由病灶区域一点或多点早期快速高增强，强度高于周围肌层，并向周边快速灌注，或呈肌层内杂乱血管多点多中心向周边快速灌注，并持续增强，消退较晚。

　　2. 卵巢

　　1）正常卵巢超声造影表现

造影剂注射后 16 ～ 20 s，卵巢中央髓质部分开始增强，继而向周围皮质部分增强。

　　2）卵巢非赘生性囊肿

超声造影则清晰显示单纯性囊肿的结构特征，囊壁及囊内分隔均匀增强，囊壁光滑，厚薄一致，内部类实性区域无造影剂灌注。

　　3）卵巢良性肿瘤

（1）浆液性、黏液性囊腺瘤：肿块包膜最先灌注，囊壁呈环状、半环状均匀性增强，囊内无造影剂灌注。包块内有分隔时，分隔呈现与囊壁同步或缓慢增强。囊壁有乳头状凸起或小结节时，呈现与囊壁及分隔基本同步、强度接近的增强模式（图 13-3-5）。

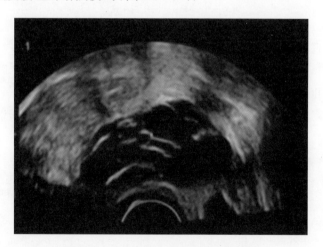

图 13-3-5　浆液性囊腺瘤超声造影图

（2）成熟性畸胎瘤：囊壁灌注呈缓慢、不连续、节段性增强，内壁略毛糙，囊内脂肪组织、毛发等所形成的强回声及类实性中等回声区均无增强。

（3）卵巢良性实性肿瘤：超声造影显示瘤体内造影剂呈中低强度的均匀性增强，开始增强时间晚于子宫肌层，多呈周围向中央的向心性增强，消退则早于子宫肌层瘤体内一般不出现异常的粗大血管。

　　4）卵巢恶性肿瘤

（1）囊实性恶性肿瘤：增强早期，瘤体囊壁、分隔及实性部分呈快速高增强。开始增强时间早于宫体，峰值强度高，完全消退较晚，呈持续性增强。

（2）实性恶性肿瘤：瘤体快速高增强，开始增强时间早，消退较晚并呈持续性增强；瘤体内可见粗大血管进入，血管数量多，形态扭曲不规则，走向紊乱，造影剂多以瘤体内粗大血管为中心向周围灌注扩散。

（3）卵巢转移癌：卵巢转移癌超声造影表现具有多样性，基本具备卵巢恶性肿瘤的增强特征。来源于胃肠道的卵巢转移癌常有如下表现：注入造影剂后肿瘤内部较大的供血动脉首先增强，而后向周边分支扩散，肿瘤灌注血管呈"树枝状"。

5）卵巢及卵巢肿瘤蒂扭转

完全扭转时，病灶区始终未见造影剂灌注；部分扭转时，病灶区实性部分或整个病灶可见造影剂灌注延迟，早期表现为不均匀性高增强，晚期呈低增强。

3. 介入诊疗中的应用

超声造影引导下进行穿刺活检，能准确确定穿刺取材的部位，保证取材的满意度。子宫肌瘤、腺肌病局部消融治疗中，超声造影能够实时显示病变区的微循环状况，在术前、术中及术后发挥重要作用。

（林宁）

第四节　盆底超声

女性盆底是由封闭骨盆出口的多层肌肉、筋膜、神经及盆腔脏器（膀胱、子宫等）组成，尿道、阴道和直肠贯穿其中。当盆底支持组织出现缺陷、损伤及功能障碍时，引起的一系列疾病统称为盆底功能障碍性疾病（pelvic floor dysfunction,PFD），主要包括盆腔脏器脱垂（pelvic organ prolapse,POP）、尿失禁（urinary incontinence，UI）和女性性功能障碍等，其中以POP与UI最为常见。

一、盆底的解剖

女性盆底由承托盆腔脏器并封闭骨盆出口的盆底肌、盆底结缔组织（韧带、筋膜）及盆底器官等组成，是一个复杂的结构，其中前两者构成肌性 - 弹力系统维持盆腔形态及功能，是盆底的支持系统。

盆底结缔组织结构可分为 3 个水平：①子宫骶韧带（uterosacral ligament，USL）、耻骨宫颈筋膜（pubocervical fascia，PCF）。②耻骨尿道韧带（pubourethral ligament，PUL）、直肠阴道隔（rectovaginal septum）。③尿道外韧带（external urethral ligament，EUL）、尿生殖膈下筋膜（inferior fascia of urogenital diaphragm）、会阴体（perineal body，PB）。

盆底解剖结构在垂直方向上可分为前腔室、中腔室和后腔室。前腔室包括耻骨后间隙（ Retzius 间隙、膀胱前间隙）、膀胱、尿道、阴道前壁；中腔室包括阴道穹窿和子宫；后腔室包括阴道后壁、直肠阴道隔、直肠、肛管和会阴体（见图 13-4-1）。

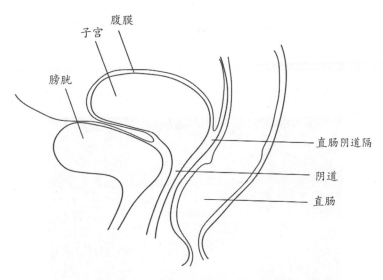

图 13-4-1　盆底解剖正中矢状切面

二、盆底的探测方法和途径

1. 检查前准备

（1）检查前患者需排空膀胱及直肠。

（2）取仰卧位（截石位）扫查，必要时可采取患者站立位检查。

（3）探头表面涂抹无菌耦合剂，外罩无菌专用探头套，探头套外层表面需再次涂抹较多无菌耦合剂。

2. 检查方法及操作步骤

1）二维超声扫查

（1）将探头紧贴患者外阴处，显示盆底的标准正中矢状切面：主要包括前方的耻骨联合、尿道、膀胱颈；中间的阴道、宫颈；后方的直肠壶腹部、肛管、直肠、直肠肛管连接部及肛管周围的肛门括约肌（见图 13-4-2）。

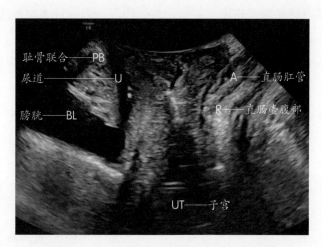

图 13-4-2　静息状态下盆底正中矢状切面图

（2）静息状态下，应用二维超声观察各脏器的位置，随后嘱患者做最大瓦尔萨尔瓦动作（即患者屏气用力向下加腹压动作），观察盆腔脏器运动，此时盆腔脏器向背尾侧移动（见图 13-4-3）。

（3）探头稍向左右侧移动，应用二维超声在旁矢状切面观察肛提肌的完整性。

（4）再次移动探头直到获得盆底正中矢状切面，嘱患者做盆底肌肉收缩动作，观察肛提肌收缩情况，此时，应显示盆腔脏器向头腹侧移动。

（5）将探头旋转 90° 横置，稍向后下方倾斜并适当加压，连续观察肛门括约肌的完整性。

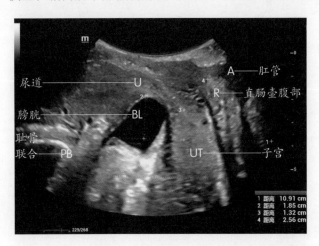

图 13-4-3　瓦尔萨尔瓦动作时的盆底正中矢状切面图

2）三维 / 四维（3D/4D）超声扫查

（1）观察静息状态下及瓦尔萨尔瓦动作后肛提肌的完整性及动态变化的情况，测量最大瓦尔萨尔瓦动作时肛提肌裂孔面积。

（2）盆底肌收缩状态下，在轴平面观察肛提肌和肛门括约肌的完整性。

三、临床应用

1. 前腔室异常的超声表现

1）尿道周围病变

（1）尿道钙化：尿道内可见高回声斑或强回声斑，边界清晰，可为单发或多发，伴有或不伴有后方声影。

（2）尿道囊肿：在尿道周围可见圆形或类圆形的无回声或低回声区，边界清晰，与尿道不相通，可发生于尿道的任何区段，后方回声增强，可为单发或多发。

（3）尿道憩室：在尿道周围可见不规则形无回声或低回声区，与尿道相通，边界清晰，后方回声增强。

2）膀胱膨出

超声表现为瓦尔萨尔瓦动作时，膀胱颈达耻骨联合水平线或位于耻骨联合水平线以下。分为 3 种类型。

（1）Ⅰ型膀胱膨出：膀胱后角 ≥ 140°，尿道旋转角 <45°（见图 13-4-4）。

（2）Ⅱ型膀胱膨出：膀胱后角 ≥ 140°，尿道旋转角 ≥ 45°。

（3）Ⅲ型膀胱膨出：膀胱尿道后角 < 140°，尿道旋转角 ≥ 45°。

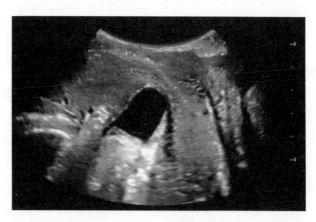

图 13-4-4　Ⅰ型膀胱膨出

注：最大瓦尔萨尔瓦动作，膀胱颈位于参考线以下，膀胱尿道后角＞140°，尿道旋转角＜45°。

2. 中腔室异常的超声表现

（1）子宫脱垂：超声表现为瓦尔萨尔瓦动作下，子宫沿阴道下降，甚至脱出至阴道口外。

（2）阴道穹窿脱垂：超声表现为瓦尔萨尔瓦动作下，阴道穹窿沿阴道下降，甚至脱出至阴道口外，膨出内容物可为肠管或液体。若膨出内容物为肠管，则称肠疝。

3. 后盆腔功能障碍

（1）直肠（前壁）膨出：最大瓦尔萨尔瓦动作下，直肠壶腹部前壁及壶腹部内容物向阴道下段膨出。

（2）会阴体过度运动：超声表现为最大瓦尔萨尔瓦动作时，直肠壶腹部位于耻骨联合后下缘水平线下方，与该参考线的垂直距离常 ≥ 15mm，且无憩室样结构膨出。

（3）肠疝：腹膜、小肠、乙状结肠或网膜离开其正常解剖部位，通过先天或后天形成的薄弱点、缺损或孔进入直肠与阴道之间。

4. 盆底肌损伤

1）肛提肌损伤

（1）二维超声：在收缩状态下，会阴部双侧旁矢状切面显示一侧或双侧耻骨直肠肌变薄或连续性中断，断端处可见不均匀回声带，边缘欠规整。

（2）三维/四维超声：典型者表现为其与耻骨支分离，损伤侧肛提肌尿道间隙（levator-urethra gap，LUG）＞ 23.65mm，单侧缺损表现为两次耻骨直肠肌不对称；肛提肌裂孔失去典型的"U"或"V"形。

2）肛门括约肌损伤

短轴声像图表现为损伤部位肛门括约肌连续性中断或变薄，对侧未受损部位肌肉可增厚，表现为"半月征"。在收缩状态下，在冠状面断层超声成像（tomographic ultrasound imaging，TUI）轴平面下观察，肛门括约肌连续性中断，缺损超过 30°，且当多于 4 个层面上出现这种改变时，肛门括约肌损伤的诊断基本明确。

（张伟娜　廖建梅）

第五节　经阴道子宫输卵管超声造影

子宫输卵管超声造影是将造影剂经置入宫腔的导管注入子宫腔和输卵管内，显示子宫和输卵管的形态、位置，发现宫腔和输卵管内病变、畸形及评估输卵管通畅性的一种检查方法。经阴道实时三维超声造影可动态显示子宫输卵管造影的全过程，观察到造影剂进入宫腔、在双侧输卵管内流动并从伞端溢出，继而包绕卵巢和弥散至盆腔的顺序，清晰显示输卵管在盆腔内的空间立体走行，获得图像直观、逼真，便于观察。是筛查不孕症患者输卵管通畅性的有效手段。

一、适应证

（1）了解输卵管通畅程度及其形态、阻塞部位。

（2）不孕症中人工授精前输卵管通畅性评估。

（3）输卵管绝育术、再通术、成形术后或其他非手术治疗后及输卵管妊娠保守治疗后的通畅性评估。

（4）下腹部手术史、盆腔炎史、子宫内膜异位等不孕症患者。

（5）了解宫腔形态，明确有无子宫畸形及其类型，有无宫腔粘连、子宫黏膜下肌瘤、内膜息肉等。

二、检查前准备

（1）月经干净后 3 ～ 7 天，检查前当月内禁止性生活和 / 或造影前实验室检查排除妊娠可能。

（2）妇科检查及相关实验室检查（白带悬液、阴道清洁度等），排除生殖道急、慢性炎症。

（3）无严重全身性疾病。

（4）检查告知及签署知情同意书。

（5）宫腔置管：常规消毒，宫腔置入 12G 双腔导管，气囊内注入生理盐水 1.5 ～ 2ml（图 13-5-1）。

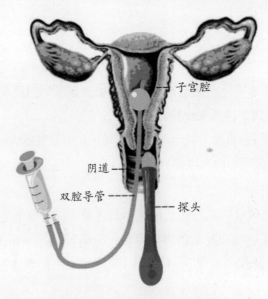

图 13-5-1　宫腔置入双腔导管

（6）检查仪器：具备特异性造影成像技术的彩色多普勒超声诊断仪，配备经阴道二维和 / 或三维容积超声造影探头。

（7）造影剂配制：以注射用六氟化硫为例，先注入 5ml 生理盐水将六氟化硫粉剂配制成乳白色微泡混悬液，然后抽取 2ml 混悬液与生理盐水混合配制成 20ml 子宫输卵管超声造影剂进行造影；宫腔造影时，造影剂可采用生理盐水。

三、检查方法

（1）常规经阴道二维超声检查：观察子宫附件、盆腔有无病变；子宫、卵巢的活动度和空间位置。调整宫腔内水囊的大小于宫腔的 1/3 ～ 1/2。

（2）三维预扫查定位造影平面，显示宫底水平横切面，确保双侧卵巢及宫角包含在容积扫描的范围内。

（3）启动 4D 造影模式，同时推注造影剂进行实时三维超声造影并存储动态图（图 13-5-2）。

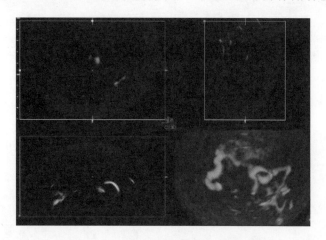

图 13-5-2　实时三维子宫输卵管造影声像

（4）启动 3D 造影模式，同时推注造影剂进行三维超声造影与存储。

（5）观察双侧卵巢周围及盆腔造影剂弥散情况并存图（图 13-5-3）。

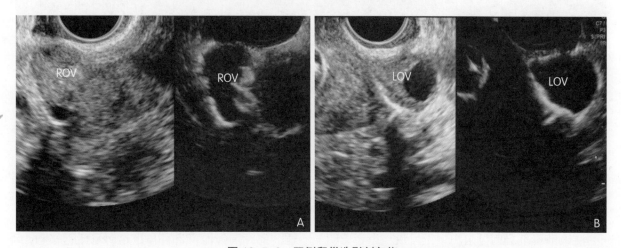

图 13-5-3　双侧卵巢造影剂包绕

注：图 A 中 ROV 为右侧卵巢；图 B 中 LOV 为左侧卵巢。

（6）二维超声补充造影观察与存储（图 13-5-4）。

（7）生理盐水宫腔造影与存储及宫腔三维成像与存储（图 13-5-5）。

（8）撤管，检查结束。患者留观 20 分钟，无不良反应方可离开。

（9）常规口服抗生素 2 ～ 3 天，并禁止性生活 2 周。

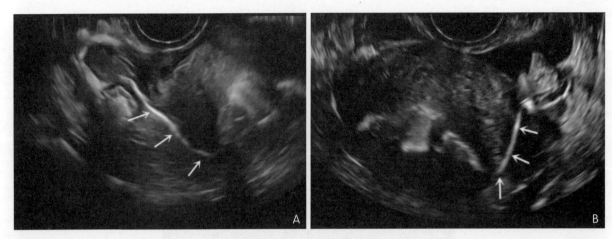

图 13-5-4 二维超声造影

注：图 A 显示右侧输卵管走行（箭头示）；图 B 显示左侧输卵管走行（箭头示）。

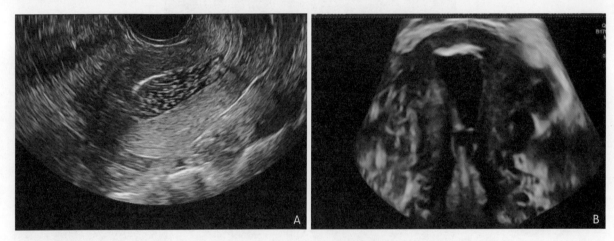

图 13-5-5 宫腔生理盐水造影

注：图 A 为宫腔水造影二维声像；图 B 为宫腔水造影三维成像。

四、临床应用价值

（一）输卵管通畅度评估

1. 输卵管通畅

注入造影剂无明显阻力、无反流、患者无明显不适。造影剂强回声自宫角迅速向输卵管移动，输卵管全程充满造影剂强回声，走形自然、柔顺，管径粗细均匀、光滑；伞端可见大量造影剂溢出。卵巢周围环状强回声带，子宫周围及盆腔内造影剂弥散均匀（图 13-5-6）。

2. 输卵管不通

推注造影剂时阻力较大，需加压推注，停止加压后可见造影剂部分或全部反流，患者有明显不适或下腹痛感。造影剂在宫腔内滚动、宫腔充盈饱满宫角圆钝，输卵管全程不显影或中远端部分不显影或远端膨大，伞端无造影剂溢出。卵巢周围无环状强回声带，子宫周围及盆腔内未见造影剂回声（图13-5-7）。

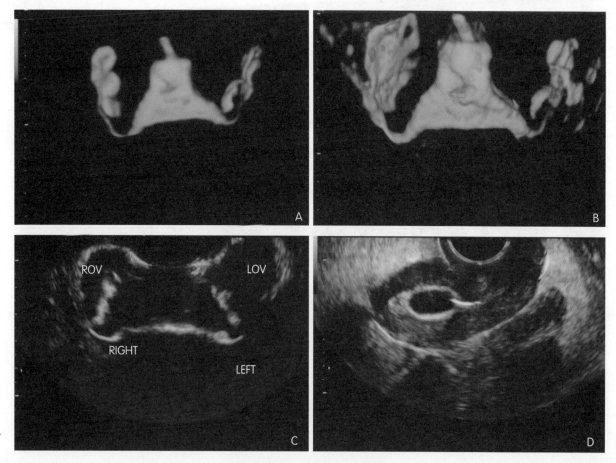

图 13-5-6　双侧输卵管通畅

注：图 A 为 4D 造影成像双侧输卵管全程显影；图 B 为 3D 造影成像双侧输卵管全程显影；图 C 为双侧卵巢造影剂环形包绕；图 D 为子宫周围造影剂弥散均匀；图 C 中 RO 为右卵巢，LOV 为左卵巢。

■ （二）宫腔、盆腔病变诊断

（1）子宫畸形：造影剂充盈宫腔后显示更加清晰，常见的有单角子宫、弓形子宫和纵隔子宫等。

（2）子宫内膜息肉、黏膜下肌瘤：造影剂充盈宫腔后内膜面见隆起性团块，大小不等，可多发（图 13-5-8A ）。

（3）宫腔粘连：造影剂充盈宫腔后可见条带状、网格状回声带，或宫腔局部内壁黏着，宫腔不能膨胀（图 13-5-8B ）。

（4）盆腔粘连：造影后盆腔积液内显示见条、带状或网格状回声带。

（5）剖宫产术后瘢痕憩室：造影后显示子宫前壁下段肌壁呈短棒状、三角形或楔形凹陷。

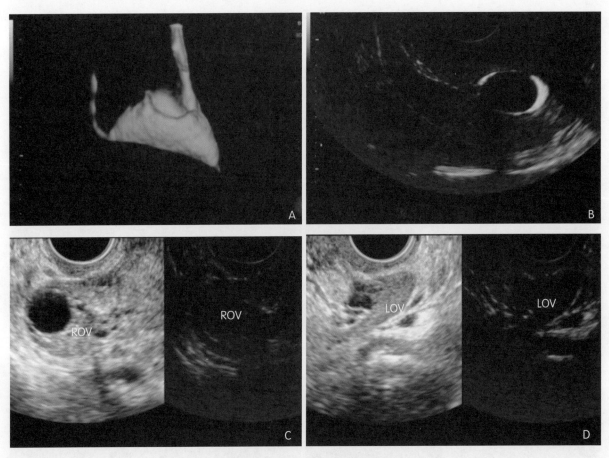

图 13-5-7　双侧输卵管不通

注：图 A 为右侧输卵管中远段未显影，左侧全程未显影；图 B 为子宫周围无造影剂弥散；图 C 为右侧卵巢周围无造影剂
包绕；图 D 为左卵巢周围无造影剂包绕。图 C 中 ROV 为右卵巢；图 D 中 LOV 为左卵巢。

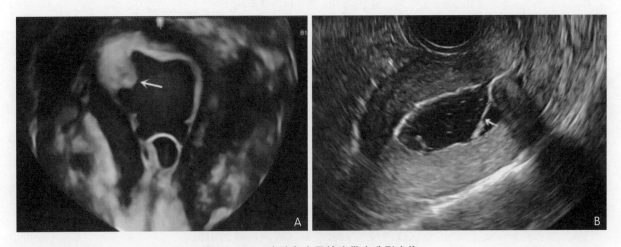

图 13-5-8　宫腔息肉及粘连带水造影声像

注：图 A 为宫腔息肉（箭头示）；图 B 为宫腔粘连带（箭头示）。

（张蓉　林惠萍）

本章小结

　　子宫和附件的特殊解剖位置，决定了其超声检查可以经不同的途径进行。熟悉正常子宫、卵巢的超声声像图特征，是发现异常、诊断疾病的基础。子宫肌瘤及子宫腺肌病为妇科常见病，两者的发病及临床表现可能近似且不典型，需要超声加以鉴别并诊断。而对于卵巢肿瘤，超声诊断的首要任务是区分是否为卵巢来源的肿块、是真性肿瘤或瘤样病变，并对其良恶性作出倾向性判断。通过妇科影像报告数据系统（GI-RADS）旨在规范附件肿块的超声描述并对其恶性程度进行危险度分层。随着子宫、卵巢超声造影、盆底超声及输卵管超声造影等新技术的发展，在常规超声的基础上，更多地了解妇产科疑难病例、盆底功能障碍性疾病、输卵管通畅性、宫腔及盆腔病变的超声诊断信息，提高诊断和鉴别诊断的能力。

思考题

　　（1）试述子宫附件的超声探查途径及检查前准备。

　　（2）叙述子宫肌瘤的超声表现。

　　（3）叙述卵巢良恶性肿瘤的鉴别。

　　（4）阐述 GI-RADS 分类。

　　（5）子宫附件超声造影的适应证是什么？

　　（6）试述经阴道子宫输卵管超声造影的临床应用。

（张蓉　林惠萍）

14 第十四章 产科超声检查

学习目标

（1）掌握正常早期妊娠及中晚期妊娠的超声检查要点。
（2）熟悉异位妊娠的超声表现及其鉴别诊断要点、胎儿致死性畸形的超声表现。
（3）了解前置胎盘及胎盘早期剥离、羊水过多或过少的超声表现。

第一节　正常早期妊娠超声检查

临床上孕龄一般以月经龄计算，妊娠全程为 40 周，分为 3 个时期。自末次月经第一天算起，孕 13 周末以前为早期妊娠，孕第 14 周至第 27 周末为中期妊娠，孕第 28 周后为晚期妊娠。其中前 10 周的胎体称为胚胎，是其主要器官结构分化发育时期；孕 11 周起称为胎儿，是其各器官组织进一步发育成熟的时期。

一、超声表现

随着孕周逐渐增大，早期妊娠声像图上依次可见增大的子宫以及宫腔内的妊娠囊、卵黄囊、胚芽、原始心管搏动及胎盘、羊水等出现，一侧卵巢可见黄体回声。

（一）妊娠囊

正常妊娠囊（gestational sac,GS）是位于宫腔中上部的圆形或卵圆形无回声区，囊壁回声增强，由正在发育的绒毛与邻近的蜕膜组成特征性的"双绒毛环征"或"双环征"。妊娠囊是超声首先发现的妊娠标志。

（二）卵黄囊

卵黄囊（yolk sac,YS）呈圆形，囊壁薄，中央为无回声（图 14-1-1）。在孕 5 ～ 10 周，其体积稳步增长，最大不超过 5 ～ 6mm，至孕 12 周时卵黄囊腔消失。卵黄囊是妊娠囊内第一个能观察到的结构，它的出现是妊娠的有力证据，可与异位妊娠时宫腔内因出血而形成的假妊娠囊相鉴别。

（三）胚芽及心管搏动

胚芽是位于妊娠囊内的中等回声小片状或长条状结构（图 14-1-2）。孕 6 周时或胚芽长 2 ～ 3mm

时即可见有节律的原始心管搏动，彩色血流成像可见内部有搏动性彩色血流。孕 8 周后因胎头、躯干及四肢的肢芽可辨而呈不规则人形。

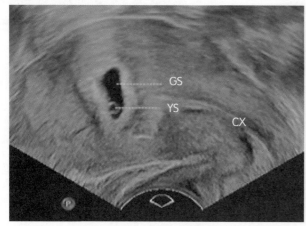

图 14-1-1　卵黄囊

注：GS 为妊娠囊；YS 为卵黄囊；CX 为宫颈。

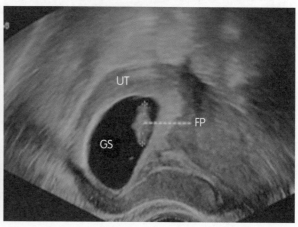

图 14-1-2　胚芽

注：UT 为子官；GS 为妊娠囊；FP 为胚芽。

■（四）羊膜囊

绒毛膜腔内一球形囊状结构即为羊膜囊，胚胎位于羊膜囊内。一般在孕 12 ～ 16 周羊膜与绒毛膜全部融合，绒毛膜腔消失，羊膜不再显示。

■（五）胎盘

妊娠 9 周后超声可显示半月形中等回声的早期胎盘，回声均匀。

■（六）羊水

妊娠早期主要由母体血清经羊膜上皮透析入羊膜腔形成，妊娠 11 ～ 14 周以后主要来源于胎儿排泄。孕 10 周时羊水约 30ml，超声表现为围绕胚芽周围呈无回声区。

■（七）11 ～ 13^{+6} 周胎儿结构

（1）胎儿正中矢状切面：胎儿仰卧，处于自然伸展姿势，不宜过屈或过伸。沿胎儿长轴取正中矢状切面，显示前额、鼻前皮肤、鼻骨、鼻尖，背部显示脊柱。头顶部及骶尾部清晰显示，躯干部显示脊柱矢状面全长。感兴趣区图像放大至超声图像区域 2/3 以上。此切面为测量胎儿头臀长（crown-rump length,CRL）的标准切面（图 14-1-3），测量游标置于胎儿头顶皮肤外缘至骶尾部外缘测量最大直线距离。

（2）胎儿颈后透明层厚度（nuchal translucency,NT）切面：胎儿颈后透明层厚度是指胎儿颈部皮下的无回声带。NT 检查时间是在 11 ～ 13^{+6} 周，头臀长 45 ～ 84mm 时测量。NT 切面是在胎儿正中矢状切面的基础上，感兴趣区图像放大至超声图像区域 2/3 以上，仅包括头颈部和上胸部，游标测量的精度为 0.1mm。NT 测量应在皮肤与颈椎软组织间距离最宽处测量无回声带的垂直距离（图 14-1-4），测量 3 次，取最大值。NT 正常值范围随孕周的增大而增大，目前临床上采用 NT ≥ 3mm 为 NT 增厚。NT 增厚是产前筛查染色体异常（尤其是 21- 三体综合征）、先天性心脏畸形及一些遗传综合征的超声指标。

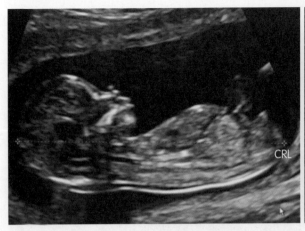

图 14-1-3 胎儿正中矢状切面
注：CRL 为头臀长。

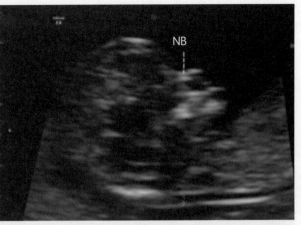

图 14-1-4 胎儿颈后透明层厚度切面
注：测量键所标为 NT 厚度；NB 为鼻骨。

（3）经侧脑室横切面：显示颅骨高回声环呈椭圆形，大脑镰居中，双侧脉络丛呈蝶形高回声。

（4）脐带腹壁入口横切面：显示腹壁完整，脐带腹壁入口位置居中，插入口未见异常回声。

二、检查要点及注意事项

（一）检查要点

首先，要确定宫腔内有无妊娠囊以及妊娠囊个数。其次，观察有无卵黄囊与胚芽。最后，有胚芽者应进一步观察胚芽个数及有无原始心管搏动。

（二）注意事项

妊娠囊须与假孕囊相鉴别。妊娠囊一般偏宫腔一侧，呈圆形或类圆形，周边回声增强。孕 6 周后可见卵黄囊。而假孕囊位于宫腔中央且狭长，实质为宫腔积液，无囊壁回声增强及卵黄囊，见于异位妊娠。

（沈小玲　黄艳丽）

第二节　正常中晚期妊娠超声检查

在进行中晚期妊娠胎儿超声检查时，首先要将探头在腹部行横向平移和纵向平移探测，以明确子宫内胎儿的个数、胎方位及是否有胎心搏动。然后从头部至躯干部及四肢依次观察其内部主要结构并测量主要生长径线。目前常用胎儿生长径线包括双顶径、头围、腹围、股骨长、肱骨长，一般与胎龄呈正相关。本节介绍胎儿超声的主要观察与测量内容。

一、胎儿头颅

（一）丘脑水平横切面

1. 超声表现

此平面为通过丘脑的胎头横切面。颅骨强回声环呈椭圆形，大脑镰居中，透明隔腔为脑中线中前1/3处长方形或三角形无回声区，中线两侧丘脑呈低回声，左右对称（图14-2-1）。

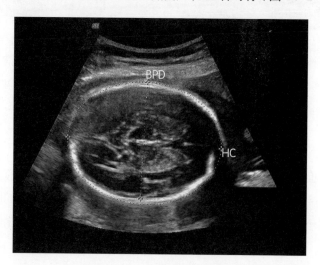

图 14-2-1　丘脑水平横切面

注：BPD 为双顶径；HC 为头围。

2. 检查要点及注意事项

（1）检查要点：此平面为双顶径、头围的测量平面。①双顶径（biparietal diameter,BPD）：测量近侧颅骨外缘至远侧颅骨内缘间的距离。②头围（head circumference,HC）：沿胎儿颅骨外缘测量头围长度。

（2）注意事项：测量双顶径和头围时不要将颅骨外的软组织包括在内。

（二）侧脑室水平横切面

1. 超声表现

超声显示脑中线居中，可见透明隔腔，侧脑室后角呈无回声，内有高回声的脉络丛（图14-2-2）。

2. 检查要点及注意事项

（1）检查要点：该切面是测量透明隔腔和侧脑室后角宽度的标准平面，正常均＜10mm。

（2）注意事项：中孕期，由于侧脑室内脉络丛呈强回声，其远侧的大脑皮质回声低或极低，应注意和侧脑室扩张或脑积水相区别。

（三）小脑水平横切面

1. 超声表现

标准切面：要求同时清晰显示左右对称的小脑半球以及前方的透明隔腔（图14-2-3）。

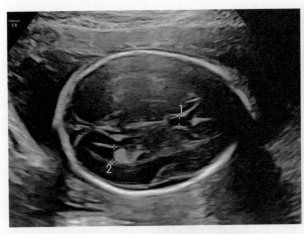

图 14-2-2　侧脑室水平横切面

注：1 为透明隔腔宽度测量；2 为侧脑室后角宽度测量。

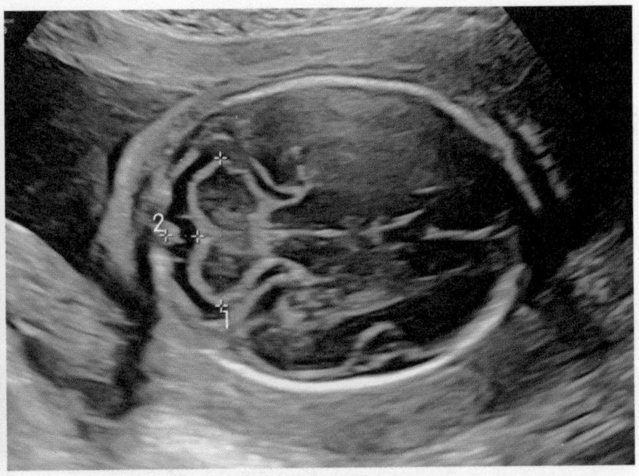

图 14-2-3　小脑水平横切面

注：1 为小脑横径测量；2 为后颅窝池宽度测量。

2. 检查要点及注意事项

（1）检查要点：此平面为测量小脑横径、后颅窝池宽度的重要切面。小脑横径测量从一侧小脑半球外缘到对侧小脑半球外缘。后颅窝池宽度测量从小脑蚓部后缘到枕骨内侧壁之间的距离，正常值＜ 10mm。

（2）注意事项：脑中线呈水平位，小脑半球要显示清晰，测量切面要标准，透明隔腔和两小脑半球应同时显示。

二、胎儿面部

（一）双眼球横切面

面部横切面在同一平面上同时显示双侧眼球，可见双侧眼球呈圆形无回声，左右基本对称。

（二）鼻唇冠状切面

面部显示双侧鼻孔对称，上唇连续（图 14-2-4）。

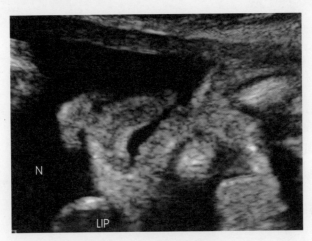

图 14-2-4　鼻唇冠状切面

注：N 为鼻；LIP 为上唇。

三、胎儿心脏

（一）四腔心切面

1. 超声表现

（1）心脏位于左侧胸腔内，心尖指向左前方，心脏面积约占胸腔面积的 1/3。

（2）可见心脏 4 个腔室，左心房与左心室相连，右心房与右心室相连，左、右心大小基本相等。左心房靠近脊柱，内可见卵圆瓣摆动；左右心房之间为房间隔，房间隔中部可见卵圆孔；左右心室之间为室间隔，回声未见明显中断。左房室之间为二尖瓣，右房室之间为三尖瓣，二、三尖瓣在室间隔的附着位置不在同一水平，三尖瓣更近心尖，而二尖瓣更近心底，动态观察可见二、三尖瓣的启闭运动（图 14-2-5A）。

（3）彩色血流成像显示两股血流自心房流向心室，方向相同，宽度基本一致（图 14-2-5B）。

2. 检查要点及注意事项

（1）检查要点：胎儿心脏的位置、各腔室结构、连接关系及血流是否正常。

（2）注意事项：注意观察左右心的对称性、房室瓣附着部位及室间隔的连续性。

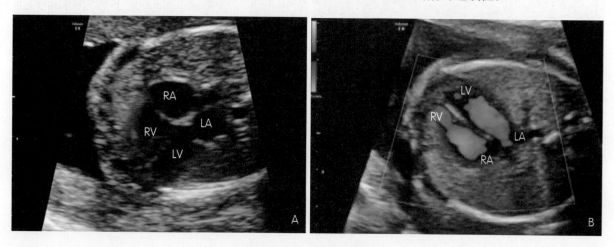

图 14-2-5　四腔心切面

注：图 A 为二维超声显像；图 B 为彩色血流图。图中 RV 为右心室；LV 为左心室；RA 为右心房；LA 为左心房。

（二）左心室流出道切面

显示主动脉前壁与室间隔相连续，后壁与二尖瓣前叶延续。

（三）右心室流出道切面

显示右心室及起自右心室的肺动脉和肺动脉瓣，动态观察可见主动脉与肺动脉呈交叉关系。

（四）三血管－气管平面

在该切面上，从左至右依次为动脉导管、主动脉弓、上腔静脉，三者内径大小关系为：动脉导管 > 主动脉弓 > 上腔静脉，动脉导管与主动脉弓共同汇入降主动脉，呈"V"形。气管位于主动脉弓右侧、上腔静脉后方。彩色多普勒显示动脉导管与主动脉弓血流方向一致。

四、胎儿腹部

■（一）腹围切面

1. 超声表现

胎儿腹部呈圆形或椭圆形，肝脏位于胎儿上腹部偏右侧，肝脏实质回声细小均匀，可见肝门静脉、脐静脉。胃泡位于左上腹，呈无回声，其大小与形状随吞咽的羊水量而改变。脐静脉正对脊柱，向右后方走行（图14-2-6）。

2. 检查要点及注意事项

（1）检查要点：测量腹围的标准切面为胎儿腹部最大横切面，沿腹壁皮肤外缘测量。

（2）注意事项：测量腹围标准切面应显示脐静脉入肝后右拐的水平面，不应显示心脏或肾。

■（二）脐带腹壁入口切面

观察腹壁完整，脐带腹壁入口位置居中，插入口未见异常回声（图14-2-7）。

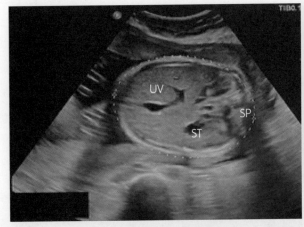 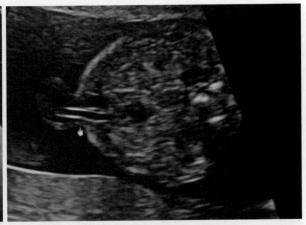

图 14-2-6　腹围平面及腹围测量　　　　　　　图 14-2-7　脐带腹壁入口切面
注：SP 为脊柱；UV 为肝内脐静脉；ST 为胃泡。

■（三）双肾水平横切面

双肾位于腹围切面略向下水平、脊柱两侧，呈中等回声，可见双侧肾盂，形态及回声正常。

■（四）膀胱水平横切面

膀胱位于盆腔内，呈圆形或椭圆形无回声区，其形态及大小随充盈状态而改变。CDFI：膀胱两侧可见双侧脐动脉彩色血流信号。

五、胎儿脊柱

对胎儿脊柱的超声检查可从矢状面、横断面及冠状面3方面观察。

（1）脊柱矢状切面：分段显示，脊柱呈两行排列整齐的串珠状平行强回声带，从枕骨延续至骶尾部并略向后翘，最后融合在一起（图 14-2-8）。

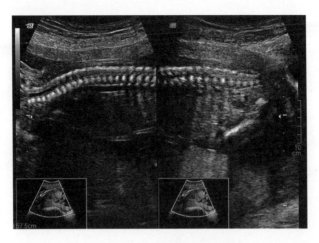

图 14-2-8　脊柱矢状切面

（2）脊柱横切面：横切面上脊椎呈 3 个分离的圆形或短棒状强回声，两个后骨化中心较小且向后逐渐靠拢，呈"∧"形排列。

（3）脊柱冠状切面：在近腹侧的冠状切面上可见整齐排列的 3 条平行强回声带。

六、胎儿肢体骨骼

1. 超声表现

四肢长骨包括上肢的肱骨、尺骨、桡骨，下肢的股骨、胫骨、腓骨，手部的掌骨、指骨以及足部的距骨、趾骨等小型长骨。其中，肱骨与股骨是最常用的胎儿生物学测量指标。肱骨与股骨超声均显示为长条状略带弧形的强回声结构，周围软组织为低回声。

2. 检查要点及注意事项

（1）检查要点：四肢超声检查推荐采用连续顺序追踪超声扫查法，主要内容是将胎儿每个肢体按照大关节分为 3 个节段，即上段、中段和远段，上肢分为上臂、前臂、手，下肢分为大腿、小腿、足，对胎儿的每个肢体分别从胎儿肢体的近端连续追踪扫查到肢体的最远端，待完整扫查完一个肢体后，再按照同样的方法分别扫查其他的肢体。股骨测量的标准切面，声束与股骨长径垂直，从股骨外侧扫查，完全显示股骨长轴切面，测量时不包括低回声的骨骺，测量键应置于骨干两端断面的中点。肱骨与股骨的测量方法相同（图 14-2-9）。

（2）注意事项：中期妊娠时羊水适中，胎动较活跃，四肢显示较好，此时期是检查胎儿四肢畸形的最好时期。晚期妊娠时羊水相对较少，肢体一般难以完整清晰显示。

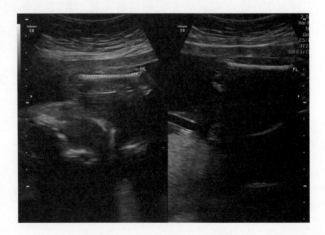

图 14-2-9　肱骨、股骨测量
注：HL 为肱骨；FL 为股骨。

七、 胎盘

1. 超声表现

胎盘为附着子宫壁上的片状回声，其回声随孕周而改变。临床上通常用胎盘成熟度分级来估计胎盘功能，胎盘分级主要根据绒毛膜板、胎盘实质、基底膜 3 个部分的回声特征进行判断（表 14-2-1）。

表 14-2-1 胎盘成熟度分级

分级	孕周	绒毛膜板	胎盘实质	基底膜
0 级	孕 29 周前	光滑平整	均匀等回声	分辨不清
I 级	孕 29 周～足月	出现轻微波浪起伏	出现点状强回声	无回声
II 级	孕 36 周后	出现切迹并伸入胎盘实质内，但未达到基底膜	出现逗点状强回声	出现线状排列的小点状强回声
III 级	孕 38 周后	深达基底膜	出现条状强回声	点状强回声增大并融合相连

2. 检查要点及注意事项

（1）检查要点：胎盘大小及厚度随孕周增大而增大，一般厚 2 ～ 4cm，超声测量胎盘厚度时应在近胎盘中心处，垂直于胎盘内外缘测量最厚处厚度。此外，还需观察胎盘下缘与宫颈内口的关系，正常胎盘下缘与宫颈内口距离 > 2cm。

（2）注意事项：后壁胎盘因受胎体遮挡可能显示不清，尤其是晚孕期。

八、 脐带

1. 超声表现

脐带漂浮于羊水中，两端分别连接于胎盘和胎儿脐部。脐带的长轴切面呈螺旋状排列，内部可见一粗二细的一根脐静脉和二根脐动脉。横断面可见一粗二细的三根脐血管的横断面，呈"品"字形排列。

2. 检查要点及注意事项

（1）检查要点：主要观察脐带内部的 3 根脐血管，可于膀胱水平横切面观察膀胱两侧的脐动脉。此外，还需测量脐动脉血流频谱以评估胎盘 - 胎儿循环。正常情况下，脐动脉 PI、RI、S/D 随孕周增大而减低，通常晚孕期 S/D 值低于 3。

（2）注意事项：脐带与胎盘相连处应附着在胎盘的中央或偏中央的部位。

九、 羊水

1. 超声表现

显示为胎体周围的无回声区，无固定形态。晚孕期时因胎儿皮脂、毳毛等脱落于羊水中，可见内部有点状回声漂浮。

2. 检查要点及注意事项

（1）检查要点：测量羊水量的方法有两种，①羊水最大深度，寻找宫腔内最大羊水池，羊水池内不能有肢体或脐带，测量此羊水池的垂直深度。②羊水指数，以母体脐部为中心，划分出 4 个象限，分别测量 4 个象限内羊水池的最大深度，4 个测值之和为羊水指数。

（2）注意事项：测量羊水深度时不宜选取过窄或过浅的平面，且不应包括胎儿肢体或脐带。测量方向即测量线与水平面或床面应垂直。

（沈小玲　黄艳丽）

第三节　异常妊娠超声检查

一、流产

流产是指妊娠不满 28 周、胎儿体重不满 1000g 而终止者，发生在妊娠 12 周前称早期流产，12 周后称晚期流产。临床上主要有停经、腹痛、阴道流血，妊娠试验阳性，晚期流产可见胎儿和胎盘排出。

1. 超声表现

临床上分为先兆流产、难免流产、不全流产、完全流产、稽留流产。超声表现因流产类型不同而异。

1）先兆流产

超声表现与正常宫内妊娠接近，宫腔内可见妊娠囊、胚芽及原始心管搏动，宫颈内口紧闭。部分患者可见妊娠囊一侧月牙形无回声区或云雾样低回声区（图 14-3-1）。

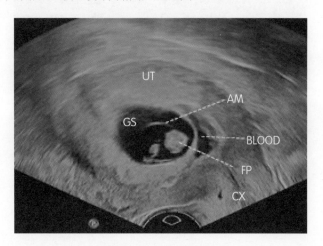

图 14-3-1　先兆流产

注：UT 为子宫；GS 为妊娠囊；AM 为羊膜；BLOOD 为宫腔积血；FP 为胚芽；CX 为宫颈。

2）难免流产

难免流产有两种类型。

（1）妊娠囊塌陷变形并下移至宫腔下段甚至宫颈管内，可有宫颈内口扩张，有或无胎心搏动（图 14-3-2）。

（2）胚胎停止发育后流产症状迟早会发生，也属难免流产。超声表现为妊娠囊仍位于宫腔内，但妊娠囊平均直径小于孕周或随访中未见增大；未见胚芽或见胚芽但随访中无增长，或胚芽长度达 5mm

以上仍未见原始心管搏动。

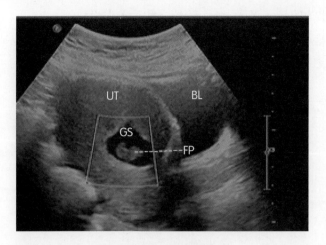

图 14-3-2　难免流产
注：BL 为膀胱；UT 为子宫；GS 为妊娠囊；FP 为胚芽。

3）不全流产

部分妊娠物排出体外，部分位于宫腔或宫颈管内未排净，超声于宫腔内或颈管内见妊娠残留物呈不均匀的中低回声区或中高回声区，而无孕囊等正常妊娠表现（图 14-3-3）。

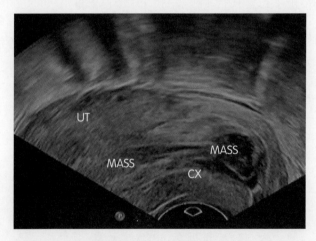

图 14-3-3　不全流产
注：UT 为子宫；CX 为宫颈；MASS 为宫腔残留物。

4）完全流产

子宫超声图像接近正常子宫，宫腔内可能无异常发现或见宫腔少量积液。

5）稽留流产

胚胎或胎儿已死亡，无胎心搏动；妊娠囊存在者，妊娠囊皱缩变形，囊壁回声减低、变薄，内壁毛糙；妊娠囊消失者，宫腔内回声紊乱，呈混合回声，与宫壁分界欠清。CDFI 见混合回声及周边子宫肌层血流较丰富，频谱多普勒呈低阻血流频谱。宫颈内口闭合，子宫较停经孕周小。

2. 鉴别诊断

（1）宫颈妊娠：宫内妊娠流产、妊娠囊下移至宫颈管内时，宫颈内口扩张，妊娠囊变形，一般数小时内排出体外。而宫颈妊娠时宫颈内口闭合，妊娠囊呈圆形，短时间内位置不变。

（2）异位妊娠：异位妊娠可有宫腔积血形成的假孕囊，需与胚胎停止发育的空妊娠囊相鉴别。假孕囊周边为子宫内膜，无"双环征"及卵黄囊、胚胎、胎心搏动等表现。

（3）葡萄胎：稽留流产时宫腔内回声紊乱，需与葡萄胎相鉴别。葡萄胎子宫大于停经月份，宫腔内呈蜂窝状回声。CDFI 未见明显血流信号。

3. 检查要点及注意事项

（1）检查要点：观察妊娠囊的位置、形态、大小、是否有胚芽及胎心等情况。

（2）注意事项：应注意宫体、宫颈内外口与妊娠囊的相互位置关系。

二、异位妊娠

受精卵在子宫体腔以外着床发育，称为异位妊娠。以输卵管妊娠最为多见，约占95%，其中80%发生在输卵管壶腹部，也可发生于卵巢、腹腔、宫颈、剖宫产切口、残角子宫等部位。异位妊娠常与盆腔炎症、手术、子宫内膜异位、宫内节育器、流产等因素有关。临床表现为停经、腹痛、阴道流血，血 HCG 升高；妇检可有腹部压痛、反跳痛，子宫增大柔软、宫颈举痛；异位妊娠破裂腹腔大量出血时可有脸色苍白、大汗淋漓等休克症状。

1. 超声表现

因异位妊娠发生的部位不同、病程不同，超声图像各异。

1）输卵管妊娠

子宫大小正常或稍增大，宫腔内无妊娠囊回声，有时可见宫腔积血形成的假妊娠囊。附件区可见包块，包块的大小及回声因时间长短及有无破裂出血差异较大，多表现为混合回声，未破裂时无回声区内可见卵黄囊、胚芽及原始心管搏动，其旁可见卵巢组织（图 14-3-4A）；破裂时因血肿形成，常表现为以实性为主的囊实性包块，包块内部回声紊乱，有时可见卵巢包裹其中（图 14-3-4B），盆腹腔可见游离无回声区，内有细密点状回声。

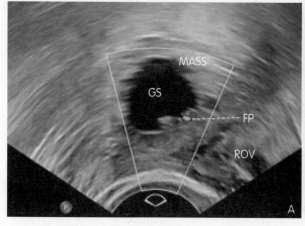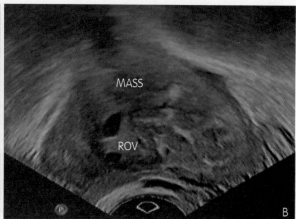

图 14-3-4 输卵管妊娠

注：GS 为胎囊；MASS 为包块；FP 为胚芽；ROV 为右卵巢。

输卵管间质部妊娠是一种较特殊的输卵管妊娠。由于该处肌层较厚，可至 14～16 周才发生破裂。

超声表现为宫腔内无妊娠囊，一侧宫底探及混合回声包块，内可有妊娠囊及胚芽组织，包块周边见薄层子宫肌层回声，与子宫内膜不相连。

2）腹腔妊娠

宫腔内无妊娠囊，腹腔内见妊娠囊及胚芽或胎儿结构，较大孕周可见胎盘回声，与周围组织粘连分界欠清。

3）宫颈妊娠

宫腔内无妊娠囊，宫颈增大，内见妊娠囊回声，宫颈内外口闭合。

4）子宫切口瘢痕妊娠

有剖宫产史，子宫前壁下段探及混合回声包块，内可有妊娠囊及胚芽组织，也可呈边界不清的不均质混合回声，与宫腔下段相通，局部子宫前壁下段肌层菲薄，甚至仅见浆膜层回声。

2. 鉴别诊断

（1）黄体破裂：也表现为一侧附件区的混合回声包块及盆腹腔积液，但无停经、阴道出血史及血HCG升高。

（2）盆腔炎性包块：有发热、白细胞升高、白带异常，无停经史及血 HCG 升高。

（3）卵巢肿瘤：也表现为一侧附件区肿块，发生腹膜转移时也出现盆腹腔积液，但无停经、阴道出血史及血 HCG 升高。

3. 检查要点及注意事项

（1）检查要点：子宫腔是否可见妊娠囊或积液，宫颈、子宫切口及双附件区有无妊娠囊、胚芽、胎儿或异常肿块。

（2）注意事项：早期妊娠宫内、宫外均未见妊娠囊及异常包块时，应嘱患者注意观察随访。

三、妊娠滋养细胞疾病

妊娠滋养细胞疾病包括葡萄胎、侵蚀性葡萄胎、绒毛膜癌、胎盘部位滋养细胞肿瘤，后三者统称为妊娠滋养细胞肿瘤。临床表现为停经，阴道流血，子宫大于停经月份，腹痛，剧烈呕吐，双侧附件区可扪及包块。实验室检查 HCG 水平异常升高。

（一）葡萄胎

分为完全性葡萄胎和部分性葡萄胎。

1. 超声表现

1）完全性葡萄胎

子宫一般显著增大，明显大于孕周。宫腔内可见弥漫分布的点状和小囊泡样回声，小囊泡的直径大小不等，0.3 ～ 1cm，呈蜂窝状（图 14-3-5）。病灶与子宫肌层分界清楚，肌壁变薄。CDFI 病变部位未见明显血流信号。常合并双侧卵巢黄素化囊肿。

2）部分性葡萄胎

子宫大小与孕周相符或小于孕周，宫腔内可见到存活或死亡的胎儿。病变部位胎盘明显增大，可见多个小圆形无回声区。有正常胎盘组织，正常与异常胎盘组织间分界清楚。

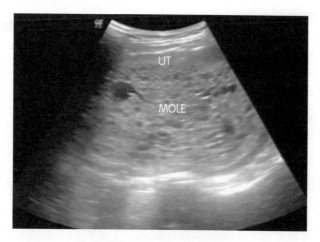

图 14-3-5　完全性葡萄胎

注：UT 为子宫；MOLE 为葡萄胎。

2. 鉴别诊断

（1）稽留流产：稽留流产宫腔内回声紊乱，呈混合回声区，与子宫肌层分界欠清，CDFI 见混合回声及周边子宫肌层血流较丰富，频谱多普勒呈低阻血流频谱。而葡萄胎宫腔内呈蜂窝状无回声，与子宫肌层分界清楚，CDFI 无明显血流信号。

（2）胎盘残留：有近期分娩或晚期流产史，宫腔内可见实性中等回声团，边界尚清，CDFI 病灶可见斑点或细条状血流，局部子宫肌层血流较丰富，呈低阻血流频谱。

■　（二）侵蚀性葡萄胎和绒毛膜癌

侵蚀性葡萄胎继发于葡萄胎，绒毛膜癌可继发于葡萄胎妊娠、流产、足月妊娠等。二者声像图特征相似，确诊有赖于病理学检查。

1. 超声表现

宫体增大，子宫内膜回声模糊不清，子宫肌壁厚薄不均匀，可见不均质肿块，边界欠清，宫腔内有时可见混合回声病灶，与宫壁分界不清。CDFI 显示肿块血流丰富，频谱多普勒呈低阻血流频谱。常合并黄素化囊肿。发生宫旁转移时可见盆腔肿块。

2. 鉴别诊断

（1）子宫肌瘤变性：有子宫肌瘤病史，无停经、阴道流血及血 HCG 升高，肿块边界清，呈类圆形，CDFI 可见周边环状血流。

（2）子宫内膜癌：多见于绝经后妇女，血 HCG 阴性。

■　（三）检查要点及注意事项

（1）检查要点：主要观察宫壁及宫腔内部的回声，病灶与子宫肌层的关系。病灶彩色血流及血流阻力的变化。

（2）注意事项：检查时应注意双侧附件区是否有黄素化囊肿，随访观察其大小。

四、多胎妊娠

多胎妊娠是指一次妊娠同时存在两个及两个以上胎儿的妊娠。以双胎妊娠较常见。

1. 超声表现

1）多胎妊娠的绒毛膜囊与羊膜囊的确定

由于单绒毛膜囊双胎比双绒毛膜囊双胎妊娠具有更高的围生儿发病率和死亡率，因此，明确双胎类型，对产前咨询和临床处理有非常重要的临床意义。

（1）双绒毛膜囊双羊膜囊双胎：①早孕期可见两个妊娠囊，其内分别可见羊膜囊、卵黄囊和胚胎。中孕期可见两个胎盘或双胎峰（"λ"征）。②双胎之间分隔膜，分隔较厚，尤其在早期。③胎儿性别，可相同也可不同。

（2）单绒毛膜囊双羊膜囊双胎：①早孕期宫内仅见一个妊娠囊，囊内见两个羊膜囊、两个卵黄囊、两个胚胎，中孕期见一个胎盘，可见 T 形征。②双胎之间分隔较薄。③胎儿性别，两胎性别相同。

（3）单绒毛膜囊单羊膜囊双胎：①早孕期宫内仅见一个妊娠囊，囊内见一个羊膜囊、一个卵黄囊、两个胚胎，中孕期见一个胎盘。②双胎之间分隔膜，两胎间无羊膜分隔。③胎儿性别相同。

2）多胎妊娠常见并发症

（1）双胎生长不一致：双胎体重相差在 20% 或以上。

（2）连体双胎：发生于单绒毛膜囊单羊膜囊双胎。连体双胎有多种类型，两胎之间无分隔膜。两胎胎体的某一部位相连甚或内部脏器共用，不能分开，相连处皮肤相互延续（图 14-3-6）。

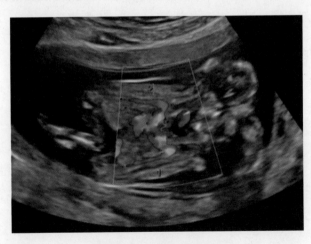

图 14-3-6　胸腹连体双胎

（3）双胎输血综合征：是指两个胎儿循环之间通过胎盘的血管吻合进行血液输注，从而引起一系列病理生理变化及临床症状，是单绒毛膜囊双胎的一种严重并发症。超声表现：①单绒毛膜囊双羊膜囊双胎。②一胎羊水过多，羊水最大深度 ≥ 8cm；另一胎羊水过少，羊水最大深度 ≤ 2cm。③随着病情进展，受血儿可有膀胱增大，水肿、胸腹腔积液、心包积液，三尖瓣反流；供血儿可有膀胱不充盈，脐动脉血流频谱舒张期血流消失或反向，甚至胎死宫内。

2. 鉴别诊断

（1）宫腔内粘连带：超声表现为宫腔内强回声带，细薄呈线样，为不完全的分隔带，走行无规律。

（2）双胎之一羊膜早破：羊水外漏时，该胎儿羊水少可表现为"贴附儿"，在双绒毛膜囊及单绒毛膜囊双胎中均可发生，应与双胎输血综合征鉴别。

3. 检查要点及注意事项

（1）检查要点：观察妊娠囊、羊膜囊、卵黄囊、胚胎或胎儿的个数，并判断绒毛膜性。

（2）注意事项：胎儿超声探测时首先需要将探头在孕妇整个腹部作横行或纵行的平移扫查，以免遗漏多胎妊娠之胎儿。

（沈小玲　黄艳丽）

第四节　胎儿附属结构异常超声检查

胎儿在母体内孕育的过程中，胎儿附属物对胎儿的生长发育起着非常重要的保障。胎儿附属物包括胎盘、脐带、羊水、胎膜，它们具有不同的功能。胎盘是妊娠期母胎之间非常重要的器官，具有气体交换、营养物质供应、排除胎儿代谢产物、防御功能、合成功能及免疫功能等。羊水可以保护胎儿免于受压，促进胎儿呼吸道和胃肠道的发育；减少母体因胎动造成的不适，临产时前羊膜囊扩张宫颈和阴道，破膜后羊水冲洗阴道减少感染机会。脐带是母儿间物质交换的通道。若胎儿附属物发生异常，对母儿均会造成危害。

一、胎盘异常超声检查

（一）前置胎盘

1. 概述

妊娠 28 周以后，胎盘位置低于胎先露部，附着在子宫下段，下缘达到或覆盖宫颈内口。为妊娠晚期阴道流血最常见的原因，也是妊娠期严重并发症之一。

2. 病因与临床表现

多次流产史、宫腔操作、剖宫产史、高龄、双胎妊娠及吸烟酗酒等不良生活习惯为前置胎盘高危因素。

临床表现为妊娠晚期或临产后发生无诱因、无痛性反复阴道流血。若出血量多，胎儿可发生宫内缺氧，甚至胎死宫内；孕妇因失血过多发生休克等。

3. 超声表现

胎盘位置较低，附着于子宫下段或覆盖宫颈内口。按胎盘下缘与宫颈内口的关系，将前置胎盘分为 4 类：完全性前置胎盘、部分性前置胎盘、边缘性前置胎盘、低置胎盘。

（1）完全性前置胎盘或称中央性前置胎盘：胎盘组织完全覆盖宫颈内口（图 14-4-1）。

（2）部分性前置胎盘：胎盘组织覆盖部分宫颈内口。部分性前置胎盘只在宫颈内口扩张后诊断，故超声难以诊断部分性前置胎盘。

（3）边缘性前置胎盘：胎盘附着于子宫下段，边缘达到宫颈内口，但未覆盖宫颈内口。

（4）低置胎盘：胎盘最低部位附着于子宫下段，边缘距宫颈内口 <2cm。

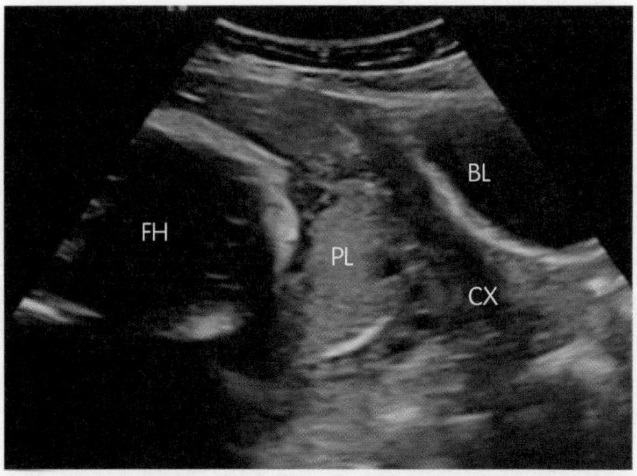

图 14-4-1　完全性前置胎盘

注：BL 为膀胱；PL 为胎盘；CX 为宫颈；FH 为胎头。

4. 注意事项

（1）需注意随着妊娠进展及子宫下段形成，胎盘下缘有逐渐上移的趋势。故一般在妊娠 28 周以前超声不诊断前置胎盘，而称为胎盘前置状态。

（2）在膀胱过度充盈的情况下，子宫下段受膀胱压迫，前后壁贴近，可造成宫颈内口上移假象，出现前置胎盘假阳性，应在排尿后适度充盈膀胱的状态下再次观察。

（3）妊娠晚期胎盘下缘受胎头遮挡明显，经腹探查时胎盘下缘与宫颈内口显示不佳，可采用经阴道彩超检查或经会阴彩超检查。

■ （二）胎盘早剥

1. 概述

胎盘早剥是指在妊娠 20 周后正常位置的胎盘在胎儿娩出前，部分或全部从子宫壁剥离。胎盘早剥根据出血流向分为显性、隐性及混合性 3 种类型。胎盘剥离所出血液经宫颈阴道向外流出，为显性剥离；如果胎盘剥离后所出血液积聚在胎盘与子宫壁之间，为隐性出血；当出血到一定程度，血液冲开胎盘边缘与胎膜而外流，为混合性出血。胎盘早剥属于妊娠晚期严重并发症，其起病急、发展快，若处理不及时可危及母儿生命。

2. 病因及临床表现

严重妊娠期高血压疾病、慢性高血压及慢性肾脏疾病等全身血管病变、外伤、多胎妊娠、高龄多产、吸烟、吸毒、有血栓形成倾向等为胎盘早剥高危因素。

胎盘早剥剥离面若较小，血液可快速凝固，出血因而停止，可无明显症状。典型临床表现是阴道流血、腹痛，可伴有子宫张力增高和子宫压痛。严重时子宫压痛、硬如板状，胎位不清，胎心率改变或消失，孕妇出现恶心、呕吐、面色苍白、脉搏细弱、血压下降等休克征象。

3. 超声表现

因胎盘剥离出血时间的不同，胎盘早剥有不同的超声表现。①早期：胎盘与子宫壁间见边缘不平整、形态不规则的无回声区，其内可见斑点状回声或条带状回声。随着时间的推移，胎盘与宫壁间呈不均团块状高回声，此处胎盘胎儿面可突向羊膜腔内（图14-4-2）。血性羊水时，羊水区内可出现弱点状回声或斑块漂浮。②后期：若胎盘剥离出血不多自行停止后，胎盘后血肿逐渐液化，内部呈无回声，与子宫壁分界清；血肿机化后，呈不均质高回声团，该处胎盘明显增厚，胎盘的胎儿面可向羊膜腔内膨出。③彩色多普勒血流成像显示以上各类出血性改变形成的血肿内均无血流信号。

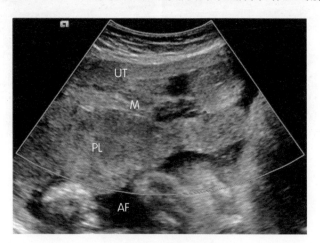

图 14-4-2　胎盘早剥

注：UT 为子宫；M 为胎盘后血肿；PL 为胎盘；AF 为羊水。

4. 注意事项

超声是通过识别胎盘早剥的间接征象——胎盘剥离后形成的血肿，进行诊断的，超声并不能直接识别胎盘剥离本身。发病早期、出血量少时，超声可无阳性表现。剥离面积小时容易漏诊，应结合病史和体征仔细扫查。后壁胎盘受胎儿遮挡影响，诊断较困难。

二、脐带异常超声检查

（一）单脐动脉

1. 概述

正常脐带中有两条脐动脉和一条脐静脉，若脐带只有一条动脉者称为单脐动脉。

2. 病因与临床表现

单脐动脉可能原因：①一支脐动脉未发育。②胚胎发育早期存在两支脐动脉，在发育过程中一支脐动脉继发性萎缩而逐渐消失。

单脐动脉本身无明显临床表现，若超声检查只发现单脐动脉，而没有其他的结构异常，新生儿预后良好。但单脐动脉会增加胎儿生长受限、染色体异常及其他畸形如肾脏发育不全、无肛门、椎骨缺陷等的风险。

3. 超声表现

在膀胱水平横切面上膀胱两侧仅显示一条脐动脉血流。在游离段脐带的横切面上，仅有一条脐动脉和脐静脉组成的"吕"字形结构，彩色多普勒显示一红一蓝两条血管回声（图 14-4-3）。

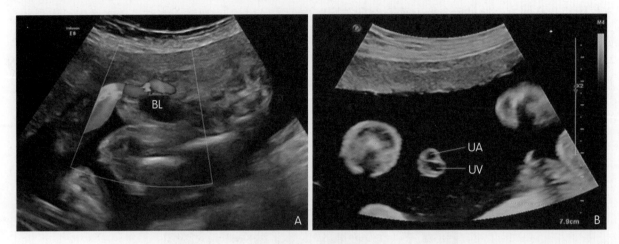

图 14-4-3　单脐动脉

注：图 A 为膀胱水平横切面仅显示一侧脐动脉，另一侧不显示；图 B 为脐带游离段横切面示脐带
内双血管呈"吕"字形。图中 BL 为膀胱；UA 为脐动脉；UV 为脐静脉。

（二）脐带缠绕

1. 概述

脐带围绕胎儿颈部、四肢或躯干者为脐带缠绕，其中 90% 为脐带绕颈，多数绕颈一周，占分娩的 20% 左右。

2. 病因及临床表现

脐带缠绕与脐带过长、羊水过多、胎动频繁、胎儿小等有关。脐带缠绕一般无明显临床表现，若缠绕周数多、过紧使脐带受牵拉及受压，引起胎儿血液循环受阻，导致胎儿宫内缺氧。

3. 超声表现

在脐带缠绕部位的胎儿体表可见压迹并见脐带回声。以脐带绕颈多见，胎儿绕颈 1 周，颈部呈"U"形压迹，绕颈 2 周，呈"W"形压迹，绕颈 3 周及以上呈"锯齿"形压迹（图 14-4-4）。CDFI 显示颈部彩色条状螺旋回声（图 14-4-5）。

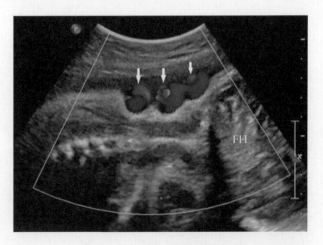

图 14-4-4　胎儿脐带绕颈 3 周

注：头颈部矢状切面见颈部"锯齿"形压迹，FH 为胎头。

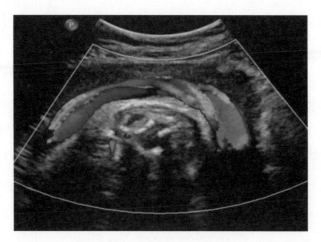

图 14-4-5　胎儿脐带绕颈 1 周

注：颈部横切面见脐带环绕颈部。

三、羊水异常的超声检查

（一）羊水过多

1. 概述

妊娠期间羊水量超过 2000ml 为羊水过多（polyhydramnios）。

2. 病因

在羊水过多的孕妇中，约 1/3 原因不明，为特发性羊水过多。明显的羊水过多可能与胎儿、胎盘、母体等因素有关。胎儿以吞咽困难、消化道梗阻和开放性神经管畸形最常见，如唇腭裂、消化道闭锁、膈疝、脊柱裂等，还有染色体异常、多胎妊娠等；胎盘疾病如胎盘绒毛膜血管瘤、巨大胎盘等；母体因素如糖尿病等都可导致羊水过多。

3. 超声表现

超声表现：①羊水最大暗区垂直深度（amniotic fluid volume，AFV）≥ 8cm，诊断为羊水过多，其中 8 ～ 11cm 为轻度羊水过多，12 ～ 15cm 为中度羊水过多，> 15cm 为重度羊水过多。②羊水指数（amniotic fluid index，AFI）≥ 25cm，诊断为羊水过多，其中 25 ～ 35cm 为轻度羊水过多，35 ～ 45cm 为中度羊水过多，> 45cm 为重度羊水过多。③羊膜腔内可见多处羊水较深的区域，胎儿自由漂浮、活动频繁且幅度大，胎盘变薄。

（二）羊水过少

1. 概述

妊娠晚期羊水量少于 300ml 为羊水过少（oligohydramnios）。

2. 病因

以胎儿泌尿系统结构异常多见，如双肾缺如、双肾发育不全、双侧多囊肾、双侧多发性囊性发育不良肾、尿道梗阻；母体因素如胎膜早破、炎症等；染色体异常（通常为三倍体）；胎盘功能减退如过期妊娠、胎盘退行性病变等。

3. 超声表现

超声表现：①妊娠晚期羊水最大暗区垂直深度（AFV）≤ 2cm 为羊水过少，羊水指数（AFI）≤ 5cm 为羊水过少。②超声检查时羊水无回声区总体上少，图像上很少出现羊水无回声区，胎儿紧贴子宫壁，胎儿肢体明显聚拢，胎动减少。超声还能发现胎儿生长受限、双肾缺如、肾发育不全、输尿管或尿道梗阻等畸形。

（陈碧容　沈小玲）

第五节　胎儿先天畸形的超声检查

胎儿先天性畸形是指胎儿结构的先天性发育异常或疾病。近年来，随着产前超声筛查的普及，大多数胎儿畸形可被检出并给予适当的临床诊治，但受到胎儿孕周、体位、羊水量、孕妇体型及超声分辨率影响，仍有不少胎儿畸形无法在产前检出。有报道约 70% 的胎儿结构畸形可以在产前超声发现并诊断。我国 2022 年超声产前筛查指南指出，据目前超声技术发展水平，原则上在妊娠 20 ~ 24^{+6} 周筛查的主要常见严重胎儿畸形包括以下 9 种：无脑畸形、无叶型前脑无裂畸形（简称无叶全前脑）、严重脑膜脑膨出、严重开放性脊柱裂伴脊髓脊膜膨出、单心室、单一大动脉、双肾缺如、严重胸腹壁缺损并内脏外翻、四肢严重短小的致死性骨发育不良。

一、无脑畸形

1. 概述

无脑畸形是由于前神经孔闭合失败所致，是神经管缺陷最严重的类型，主要特征是眼眶以上绝大部分颅盖骨缺如，伴大脑、小脑及颅骨覆盖的皮肤缺如。

2. 超声表现

颅骨强回声环缺失，无大脑半球，胎儿面部各骨结构及眼、鼻、唇、下颌等结构可显示。双眼因颅骨的缺失而位于面部较上方呈蛙眼样表现（图 14-5-1）。常合并羊水过多，50% 合并脊柱裂。

二、无叶型前脑无裂畸形

1. 概述

前脑无裂畸形是由于前脑未完全分开成左右两叶，导致脑畸形，部分伴有面部畸形。本病常与染色体异常如 13- 三体、18- 三体、18 号染色体短臂缺失等有关。前脑无裂畸形包括 3 种类型：无叶型、半叶型、叶型。无叶型前脑无裂畸形又称无叶全前脑为最严重的类型，大脑纵裂和大脑镰完全缺失，只有单一的原始脑室，丘脑在中线处融合，无第三脑室、胼胝体、大脑镰，多数伴有颜面异常。无叶全前脑是严重的颅脑发育异常，存活者可能有癫痫、窒息、智力障碍、喂养及行走困难等。

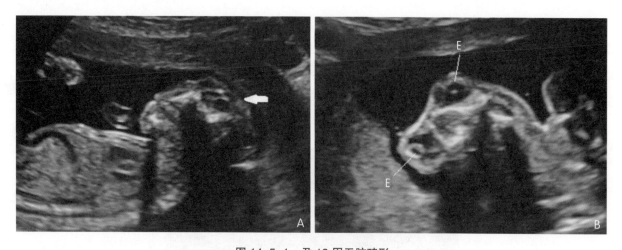

图 14-5-1 孕 13 周无脑畸形

注：图 A 为因颅骨缺失胎儿矢状切面显示眶上嵴以上颅骨及脑组织缺失（箭头所示）；

图 B 为因颅骨缺失，双眼位于面部较上方呈蛙眼样表现（E 为眼）。

2. 超声表现

颅骨强回声环完整，双侧脑室融合呈单一脑室，脑组织变薄，大脑镰、透明隔、胼胝体及第三脑室不显示，中央见单一丘脑低回声结构，呈融合状，小脑可显示（图 14-5-2A）。面部结构可出现严重异常，可出现长鼻或单鼻畸形、单眼眶或眼眶缺失、单眼球、中央唇腭裂等（图 14-5-2B）。

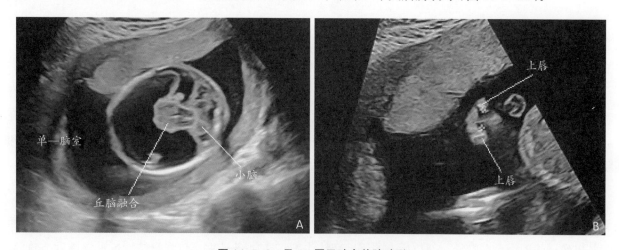

图 14-5-2 孕 17 周无叶全前脑畸形

注：图 A 为双侧脑室融合呈单一脑室，丘脑融合，大脑镰及透明隔未显示；

图 B 为上唇中央部皮肤连续性中断，星号所示。

三、严重脑膜脑膨出

1. 概述

脑膜脑膨出是指胎儿颅骨局部缺损而造成脑膜和脑组织从缺损处膨出。缺损一般发生在枕部、额部及顶部等中线部位，枕部最多见，占总数的 75%。常伴有中枢神经系统畸形如脑积水、小头畸形、脊柱裂等，也为某些综合征的表现之一。该病预后与膨出的脑组织多少、染色体有无异常、合并其他畸形等有关。严重脑膜脑膨出多伴有神经功能障碍，预后差。

2. 超声表现

局部颅骨环状强回声不连续，颅骨环状强回声局部缺损处向外膨出脑组织并与颅内脑组织相连，呈不均质低回声，常伴颅内脑室增宽，当有大量脑组织膨出时，可导致小头畸形。脑膜脑膨出的病灶变异很大，严重者 80% 妊娠早期超声检查可发现，但位于额部、顶部的脑膨出，尤其是病灶较小时，各孕期均容易漏诊（图 14-5-3）。

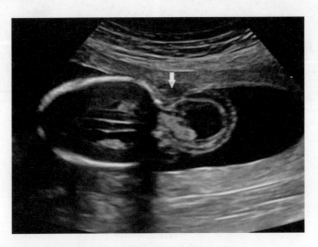

图 14-5-3　颅骨局部缺损伴脑膜脑膨出

四、 严重开放性脊柱裂伴脊髓脊膜膨出

1. 概述

开放性脊柱裂是由于后神经孔闭合失败所致，主要特征是背侧两个椎弓未能融合，脊膜和 / 或脊髓通过未完全闭合的脊柱向外膨出。可发生在脊柱任何一段，最常见于腰骶部，其次是颈部。严重开放性脊柱裂伴有脊髓脊膜膨出胎儿，因脊髓神经细胞严重受损，出生后可表现不同程度的下肢瘫痪和膀胱、肛门括约肌障碍，常并发脑积水、小头畸形等，预后差。

2. 超声表现

（1）脊柱声像改变：脊柱旁正中矢状切面，正常脊柱椎体和椎弓骨化中心形成的前后平行排列的两条串珠样强回声带在脊柱裂部位后方的强回声线中断（图 14-5-4A），较大脊柱裂可见脊柱后凸畸形；横切面显示位于后方的两个椎弓骨化中心向后开放，呈 "U" 字形或 "V" 字形（图 14-5-4B）；冠状切面显示后方的两个椎弓的骨化中心距离增大。

（2）软组织声像改变：脊柱裂部位表面的皮肤强回声线连续性中断和软组织回声缺失。脊髓脊膜膨出时，见局部向外突起一混合性回声包块，内部为中低回声结构，包块内有马尾和脊髓组织。

（3）颅脑声像改变：因开放性脊柱裂，导致脑脊液外漏和脊膜脊髓下移，颅内压力改变，颅脑相应部位发生相应的改变。①"柠檬头"征象：因颅内压力下降而使双侧颞骨内凹陷、胎头外形呈"柠檬"样（图 14-5-4C）。②"香蕉小脑"征象：小脑蚓部因压力改变而疝入枕骨大孔，后颅窝池消失，小脑变小，弯曲向前形似"香蕉"（图 14-5-4D）。③脑室扩张（图 14-5-4C）。

并发症：常合并羊水过多、脑积水、无脑畸形、足内翻等其他结构畸形。

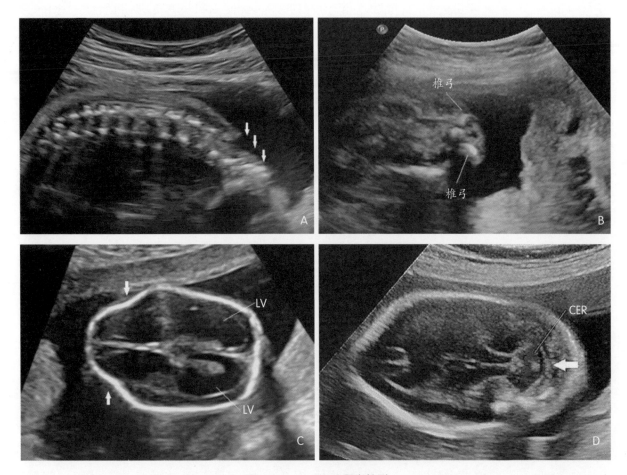

图 14-5-4　孕 22 周脊柱裂

注：图 A 为脊柱旁矢状切面，箭头所示为脊柱裂部位后方的强回声线连续性中断，同时该处皮肤高回声带和软组织回声缺失；图 B 为脊柱横切面，位于后方的两个椎弓骨化中心向后开放，呈"V"字形改变；图 C 为胎头形似"柠檬"，双侧侧脑室（LV）扩张；图 D 为小脑（CER）变小呈"香蕉"形，后颅窝池消失（箭头所示）。

五、单心室

1. 概述

单心室指心房（左、右心房或共同心房）仅与一个心室腔相连接，伴或不伴有残余心腔，具有左右房室瓣或共同房室瓣膜。两个大动脉或单一动脉起自单心室。该病预后差，约 47% 死于 1 岁内。常伴有充血性心衰、心律失常、猝死、血栓，如合并其他畸形，预后更差。

2. 超声表现

四腔心切面上"十"字交叉结构消失，室间隔不显示，显示一个单心室腔或主心腔伴有小残腔。两个房室瓣或一个共同房室瓣均开口于单心室腔或主心腔。彩色多普勒显示舒张期两个心房内或共同心房内通过两个房室瓣或一个共同房室瓣进入单心室腔或主心腔（图 14-5-5）。

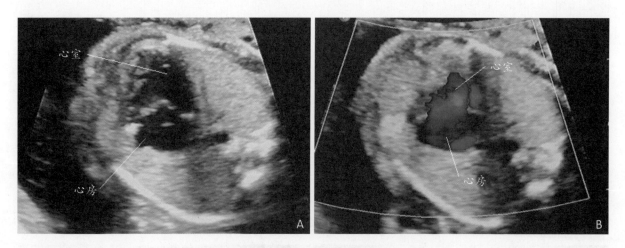

图 14-5-5　单心房单心室

注：图 A 为二维超声图像；图 B 为彩色血流图像，仅见一股血流由心房流入心室。

六、单一大动脉

1. 概述

单一大动脉是指仅有一条大动脉主干，另一条大动脉主干缺如或不显示，是几类圆锥动脉干畸形的一个统称，主要包括共同动脉干、肺动脉闭锁和主动脉闭锁。

2. 超声表现

三血管切面仅见一条大动脉回声，流出道切面见该单一动脉起自心室，多骑跨于室间隔上，其瓣下见较大室间隔缺损（图 14-5-6）。

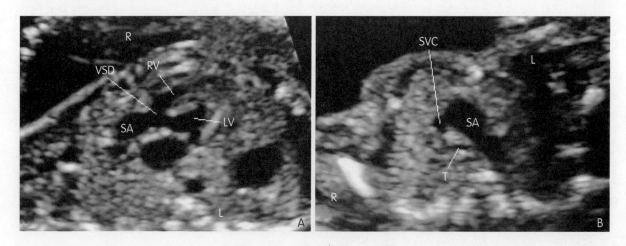

图 14-5-6　孕 22 周单一大动脉

注：图 A 为流出道切面显示室间隔缺损，单一大动脉干骑跨于室间隔上并内径增宽；图 B 为三血管气管切面仅显示一条粗大动脉。LV 为左心室；RV 为右心室；VSD 为室间隔缺损；SA 为单一动脉干；SVC 为上腔静脉；T 为气管；L 为左侧；R 为右侧。

七、 双肾缺如

1. 概述

肾缺如又称肾不发育。双肾缺如是由于双输尿管芽不发育，不能诱导后肾原基使其分化为后肾。

2. 超声表现

双侧肾窝及其周边不能显示胎儿肾脏结构。双侧肾上腺缺乏肾的压迫与支撑而变得长而扁平，呈长条状结构似"平卧"在腰部肾床区腰大肌前方。胎儿膀胱长时间不充盈而不显示，严重羊水过少。彩色多普勒不能显示双侧肾动脉（图 14-5-7）。

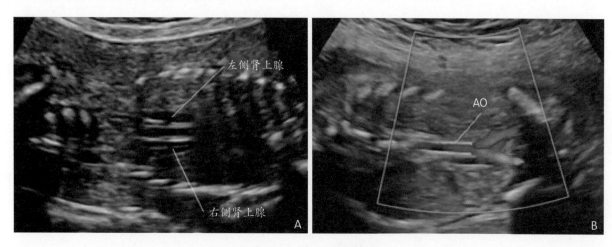

图 14-5-7 孕 22 周双肾缺如

注：图 A 为双侧肾床区冠状切面，双侧肾窝均无肾脏回声，肾上腺长轴与脊柱长轴相平行；

图 B 为 CDFI，双侧肾动脉未显示。AO 为腹主动脉。

八、 严重胸腹壁缺损并内脏外翻

1. 概述

严重胸腹壁缺损内脏外翻是指一组严重的胎儿胸壁和 / 或腹壁较大缺损及伴随内脏外翻的胎儿异常。

2. 超声表现

胎儿胸壁和 / 或腹壁的回声连续性中断，胸腔内脏器（如心脏）和 / 或腹腔内脏器（如肠管、肝脏、胃或膀胱等）外翻至胎儿胸腔和 / 或腹腔外，于缺损处形成较大的包块，或见外翻脏器漂浮在羊水中（图 14-5-8）。

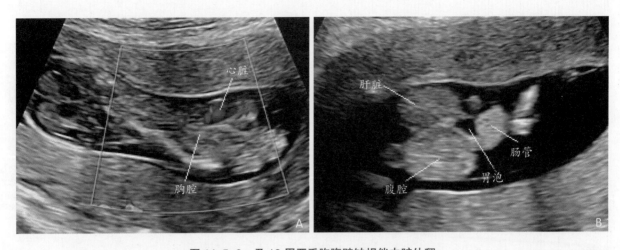

图 14-5-8 孕 13 周严重胸腹壁缺损伴内脏外翻

注：图 A 为胎儿矢状切面，显示胸壁缺损伴心脏外翻；图 B 为胎儿腹部横切面显示严重的
腹壁缺损伴肝脏、胃泡及肠管外翻并漂浮在羊水中。

九、 四肢严重短小的致死性骨发育不良

1. 概述

常见的致死性骨发育不良，包括多种类型骨发育不良，常见的有致死性侏儒、软骨不发育、成骨
发育不全 II 型等。

2. 超声表现

四肢长骨小于同孕龄胎儿长骨平均值 4 个标准差以上，超声显示胎儿矢状切面上，胸腔狭小，腹
部突起（图 14-5-9）。

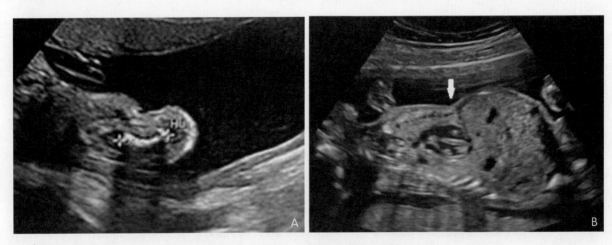

图 14-5-9 孕 24 周致死性骨发育不良

注：图 A 为肱骨长径小于正常孕周 4 个标准差；图 B 为胎儿正中矢状切面显示胸腔小，
心脏占据大部分胸腔，腹部明显膨隆，胸部凹陷（箭头所示）。

（陈碧容　沈小玲）

本章小结

　　整个妊娠期时间跨度较长，经历胚胎形成及胎儿生长发育，不同时期有不同生理或病理特点。早期妊娠阶段，超声在确诊妊娠及排除异常妊娠中起着非常重要的作用；中晚期妊娠阶段，超声成为评估胎儿生长发育、发现胎儿畸形重要手段。超声已成为现代产前检查与诊断必不可少的重要组成部分。

思考题

　　（1）简述卵黄囊的超声表现及临床意义。

　　（2）简述 11 ～ 13^{+6} 周胎儿正中矢状切面的切面要求。

　　（3）试述胎儿经丘脑水平横切面的超声表现。

　　（4）简述羊水过多的常见病因。

　　（5）根据 2022 年超声产前筛查指南分类，严重胎儿畸形有哪些？

（陈碧容　沈小玲）

15 第十五章 正常心脏超声诊断

（1）掌握2～4区M型超声心动图基本图像特征、常规二维超声心动图基本图像特征、仪器条件、患者条件、探测部位、检查前的准备及检查模式和方法；掌握风湿性二尖瓣狭窄、房间隔缺损、室间隔缺损的超声诊断及鉴别诊断。

（2）熟悉各瓣膜的彩色多普勒血流图图像特点及频谱多普勒的正常波形、心脏的位置和毗邻、外形、内部结构及心脏的动脉系统；熟悉风湿性主动脉瓣关闭不全、法洛四联症、心包积液的超声诊断及鉴别诊断。

（3）了解二尖瓣脱垂、心肌病、冠状动脉粥样硬化性心脏病、高血压性心脏病、动脉导管未闭的超声表现；了解冠状动脉与心肌供血的关系、心肌缺血及室壁瘤的超声表现。

第一节 心脏的解剖

一、心脏的位置和毗邻

正常的心脏位于中纵隔内，裹以心包，大部分位于人体正中线左侧，约占2/3。其前方有胸骨和第2～6肋软骨，其后方有第5～8胸椎，两侧分别有左、右肺。前方大部分被肺的前缘及胸膜遮盖，胸骨体下部与左侧第4～6肋软骨处无肺及胸膜遮盖，此处为心包裸区；后方与支气管、食管、主动脉及迷走神经等为邻。

二、心脏的外形结构

心脏的外形近似前后略扁的倒立圆锥体，心底朝向右后上方，主要由左、右心房后壁构成，心尖朝向左前下方，主要由左心室构成。心脏有胸肋面和膈面，胸肋面主要由右心室构成。膈面主要由左心室下壁构成（图15-1-1）。

心脏有3缘，即下缘、左缘和右缘。心脏表面有冠状沟、前室间沟和后室间沟，是心腔的表面分界。心肌分为心房肌和心室肌。心房肌由浅、深两层组成，浅层横行，为左右两房共有，深层环形，分别包绕左、右心房。心室肌呈螺旋样走形，分为4组：①深层球螺旋状肌束。②深层窦螺旋状肌束。③浅层球螺旋状肌束。④浅层窦螺旋状肌束。

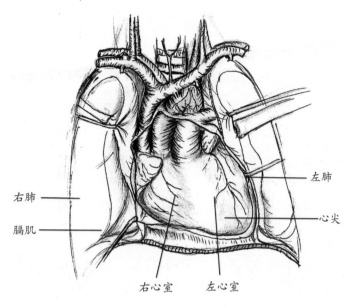

图 15-1-1　心脏的外形

三、心脏的内部结构

（一）房间隔

房间隔由上部的房间隔和下部的房室隔组成。房间隔分隔左、右心房，房室隔分隔右心房和左心室。卵圆窝是胎儿时期卵圆孔闭合后的遗迹，为右心房的形态学标志，也是房间隔缺损好发部位。

（二）室间隔

室间隔由膜部室间隔和肌部室间隔组成。膜部室间隔位于肌部室间隔的上方、左心室和右心房、右心室之间，一膜样组织称为膜部室间隔。膜部室间隔是室间隔缺损的好发部位。

（三）右心系统

1. 右心房

右心房壁薄而内腔大，前部为固有心房，后部为静脉窦。向前突出的部分即右心耳，其外侧壁内面有梳状肌，此处易形成血栓。静脉窦部有上腔静脉、下腔静脉和冠状窦静脉开口。

2. 右心室

右心室的入口是右心房室口，出口是肺动脉口。右心室腔以室上嵴为界分为流入道和流出道两部分。室上嵴位于右心房室口与肺动脉口之间，是跨于右心室前外侧壁与室间隔上部之间弓形的粗大肌束。

3. 右心房室口和三尖瓣复合装置

三尖瓣由前瓣、后瓣和隔瓣组成，附着于三尖瓣环，通过腱索和相对应的前、后乳头肌和圆锥乳头肌连接。瓣环、瓣膜、腱索及乳头肌是相对独立的结构，但在功能上是一个整体，防止血液逆流，称为三尖瓣复合装置。

4. 肺动脉口和肺动脉瓣

肺动脉口处有 3 个半月形的瓣膜，称肺动脉瓣。正常成年人，肺动脉瓣两个在前方（左、右），一个在后方。

（四）左心系统

1. 左心房

左心耳为左心房向前突出部，左心耳壁有交织成网状的梳状肌，此处血流缓慢易形成血栓。

2. 左心室

左心室入口即左心房室口，左心室出口为主动脉口。左心室壁较厚，约 10mm，为右心室壁的 2～3 倍。左心室前内侧壁是室间隔，左心室前、外侧和下壁统称为游离壁。

3. 左心房室口及二尖瓣复合装置

二尖瓣瓣叶分为前叶和后叶，腱索和乳头肌与二尖瓣相对应，有前、后二组乳头肌。正常成年人的二尖瓣口面积为 4～6cm^2。二尖瓣环、瓣膜、腱索及乳头肌构成二尖瓣复合装置，功能与三尖瓣复合装置相似。

4. 主动脉口和主动脉瓣

主动脉口是左心室的出口，主动脉瓣有 3 个瓣叶，称为右冠状动脉瓣、左冠状动脉瓣、无冠状动脉瓣，3 个瓣叶大小相等，位置较高。

四、心脏的血管

1. 主动脉

主动脉分为 3 段，即升主动脉、主动脉弓和降主动脉。主动脉弓向上方发出 3 条动脉，即头臂干、左颈总动脉和左锁骨下动脉。膈肌又将降主动脉分为胸主动脉和腹主动脉。

2. 肺动脉

肺动脉是肺循环的主干，分成左、右肺动脉。

3. 冠状动脉

营养心脏的冠状动脉是升主动脉最先发出的分支，分为左、右冠状动脉两支，分别起源于左、右冠状动脉窦。

（1）左冠状动脉：有一较粗而短的主干，其后分叉为前降支和回旋支。前降支供应左、右心室前壁的部分及室间隔前上 2/3 处和心尖部。回旋支供应左心房、左心室外侧壁和部分下壁。

（2）右冠状动脉：供应右心房、右心室前壁、心室膈面的大部分和室间隔后下 1/3。

五、心包

心包是包裹心脏和心脏的大血管根部的圆锥形纤维浆膜囊，分内、外两层。外层为纤维性心包，内层为浆膜性心包。浆膜性心包形成的密闭空间为心包腔。

（郑小云　沈浩霖）

第二节　正常超声心动图概述

超声心动图检查将超声探头置于胸骨旁、心尖、剑突下及胸骨上凹或食管内等透声窗区对心脏、大血管进行扫描的过程，获得心血管疾病的解剖、生理、病理及血流动力学资料，从而为临床提供有价值信息。

一、仪器条件

（1）仪器：高分辨力实时彩色多普勒超声诊断仪。

（2）探头：相控阵探头，探头频率成人多选 2.5 ～ 3.5MHz，儿童多选 3.5 ～ 5MHz。

（3）调节：在二维超声清楚显示心脏结构基础上，适当调节二维增益后，打开 CDFI，调节其速度标尺及彩色增益，速度标尺一般为 50 ～ 60cm/s（小儿应更高），彩色增益一般在 60% ～ 70%，以出现较纯的红、蓝色彩且彩色信号不溢出为原则。

二、患者条件

（1）体位：患者一般采取平卧位或左侧卧位。在胸骨上窝检查时，可适当垫高患者肩部，头部偏向一侧。在剑突下探查时，应使患者屈膝放松腹壁。

（2）呼吸：患者一般平静呼吸即可。少数患者在呼气末屏气或剑突下探查时深吸气，改善声窗，有利探查。

三、探测部位

常规超声探测检查有胸骨旁（主要指胸骨左缘 3 ～ 5 肋间隙），分 5 个检查区：胸骨左缘区、心尖区、剑下（肋下）区、胸骨上凹、胸骨右缘区。胸骨旁及心尖部是最常用的探测部位。剑突下适用于慢性阻塞性肺气肿、胸廓畸形患者以及婴幼儿。胸骨上窝适用于观察心底部结构及大血管。

四、检查前的准备及检查方法

（一）检查前准备

患者一般无须特殊准备，静息候诊片刻即可。婴幼儿、儿童不合作者，可适当给予镇静药或熟睡后检查，充分暴露左胸部，同时注意保暖。

（二）检查方法

（1）二维超声模式：是最主要、最基本的检查模式。可反映心脏某特定区域的整体形态、毗邻关系、活动等信息。

（2）M型超声模式：可进一步测量与分析局部病变。

（3）彩色多普勒超声模式：可观察切面上的血流动态。脉冲多普勒可准确定位测量；连续多普勒适用于高速湍流的分析。

（4）心脏声学造影：可了解特殊先天性心脏病的血流动力学改变。

（5）组织多普勒成像技术：可显示室壁运动。

（6）血管内超声：可直接观察冠脉结构、有无斑块及狭窄程度。

（7）负荷超声：可研究冠脉血流灌注与储备功能等。

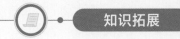

知识拓展

经食管超声心动图检查

咽喉部局部麻醉后，超声探头插入食管不断调整探头方位及角度，近距离观察心脏深部结构，图像显示清晰，提高了心脏疾患的诊断敏感性及特异性，弥补了经胸壁检查时因肺气肿、肥胖、胸壁畸形和胸骨阻碍的缺陷，常用于以下方面：①特殊类型先天性心脏病。②心脏瓣膜疾病，如瓣膜狭窄、关闭不全、脱垂及腱索断裂等。③人工瓣膜的功能评价。④感染性心内膜炎等心源性疾病。⑤主动脉疾病，如夹层动脉瘤、主动脉窦瘤破裂。⑥心脏占位性病变，尤其左心房和左心耳血栓形成、黏液瘤等。⑦冠状动脉疾病，如冠状动脉狭窄、局限性扩张或冠状动脉起源变异，冠状动脉瘘等。⑧肺静脉血流的观察与测定等。

（郑小云　沈浩霖）

第三节　二维超声心动图

二维超声心动图是目前心脏超声最主要的检查方法之一，是在M型超声心动图基础上发展起来的一种技术。其能显示心脏大血管的断层解剖学、位置及其功能状态，如M型超声心动图的运动曲线测量、多普勒频谱取样、彩色多普勒显像感兴趣区的设置及三维图像的重建，都是在二维切面图像基础上完成的。

一、胸骨旁左心室长轴切面

探头放于胸骨左缘3、4肋间，距胸骨1～3cm处，探测平面与右肩胸锁骨关节至左腰连线相平行。检查时应注意探测平面与心脏长轴平行。

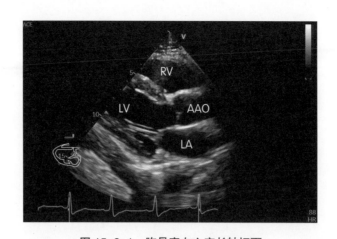

图 15-3-1 胸骨旁左心室长轴切面
注：RV 为右心室；LV 为左心室；AAO 为升主动脉；LA 为左心房。

二、胸骨旁心底短轴切面

探头置于胸骨左缘 2～3 肋间，探测平面与左心室长轴相垂直，即和左肩与右肋弓的连线基本平行，声束通过主动脉根部及其瓣膜（图 15-3-2）。主动脉瓣舒张期向中心靠拢，形成"Y"字形，收缩期开放呈 3 个瓣叶，主动脉瓣口开放面积 > 2.0cm²。

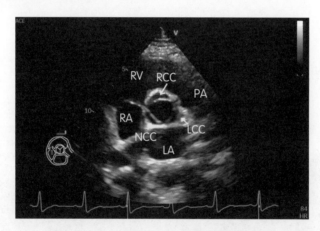

图 15-3-2 胸骨旁心底短轴主动脉瓣切面
注：LA 为左心房；RA 为右心房；RV 为右心室；PA 为肺动脉；LCC 为左冠瓣；NCC 为无冠瓣；RCC 为右冠瓣。

三、胸骨旁二尖瓣水平短轴切面

探头置于胸骨左缘第 3～4 肋间，在左心室长轴切面的基础上，将探头顺时针旋转 90°，沿心脏短轴由二尖瓣口向心尖部扫查，收缩期二尖瓣前后叶合拢，呈一对合的齿样线。舒张期前后叶分离，形成一似鱼口状的环带（图 15-3-3）。正常成人二尖瓣开放面积 4～6cm²。

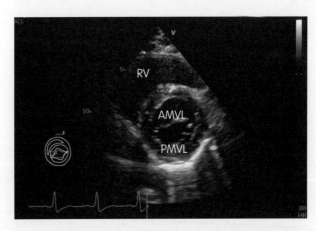

图 15-3-3　胸骨旁二尖瓣水平短轴切面

注：RV 为右心室；AMVL 为二尖瓣前叶；PMVL 为二尖瓣后叶。

四、 心尖四腔及心尖五腔心切面

■（一）心尖四腔心切面

探头置于心尖搏动最显著处，声束指向右侧胸锁关节。此切面可显示房间隔及室间隔、二尖瓣和三尖瓣，呈十字交叉，将心脏分成 4 个腔，即左、右心室及左、右心房，故称为心尖四腔心切面。（图 15-3-4）。

■（二）心尖五腔心切面

探头放置于心尖搏动最强处，在心尖四腔切面基础上，将探头顺时针旋转 15°，探测平面经过主动脉根部，使四心脏之间又出现一半环形的主动脉腔，即心尖五腔心切面（图 15-3-4）。

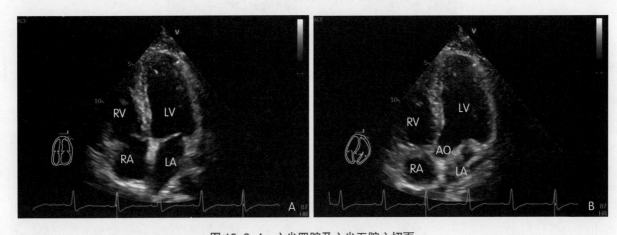

图 15-3-4　心尖四腔及心尖五腔心切面

注：图 A 为心尖四腔心切面；图 B 为心尖五腔心切面。图中 LA 为左心房；LV 为左心室；

RA 为右心房；RV 为右心室；AO 为主动脉。

五、 心尖二腔心切面

在心尖四腔切面基础上，探头逆时针转动 90°，沿左心长轴取纵切面，声束与室间隔平行，显示左心室与左心房，故称心尖二腔心切面。

六、 剑突下四腔心切面

探头放置于剑突下，声束朝向左肩，超声平面与标准的左心室长轴垂直，可探及右心室、右心房、左心室及左心房，与心尖四腔心类似，称为剑突下四腔心切面图（图 15-3-5），如图所示房间隔回声带与声束方向近乎垂直，故回声失落现象少，房间隔假性连续中断出现率低，故对显示和观察房间隔缺损有重要价值。

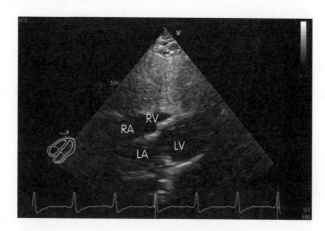

图 15-3-5 剑突下四腔心切面

注：LA 为左心房；LV 为左心室；RA 为右心房；RV 为右心室。

七、 主动脉弓长轴切面

探头置于胸骨上窝，声束指向心脏，探测平面通过主动脉弓长轴，可显示主动脉弓及其 3 个分支，由左向右依次为无名动脉、左颈总动脉、左锁骨下动脉（图 15-3-6）。

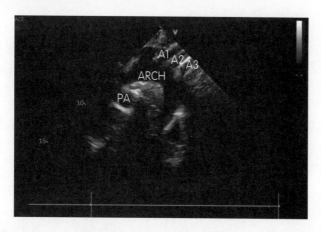

图 15-3-6 主动脉弓长轴切面

注：ARCH 为主动脉弓；A1 为无名动脉；A2 为左颈总动脉；A3 为左锁骨下动脉；PA 为肺动脉。

八、M 型超声心动图检查方法

■ M 型超声心动图检查方法

1. 体位及仪器调节方法

用二维实时超声仪进行 M 型超声检查时，体位及扫查方法同二维超声心动图检查，扫描速用 50mm/s，必要时用 100mm/s。根据需要在二维切面上取样，显示 M 形曲线，可供测量该结构的运动幅度。

2. 各瓣膜图形及形成机制

1）二尖瓣图形及形成机制

二尖瓣前瓣在 M 型超声心动图的位置，为距胸壁 5 ～ 7cm，呈 M 形曲线形状。曲线上各点均有统一命名。

（1）A 峰：是由于心房收缩引起。

（2）E 峰：为二尖瓣前叶最大开放的位置，出现在第二心音之后约 0.13s，与心音图的开瓣音同步。

2）三尖瓣图形及形成机制

在 M 型上的图形与二尖瓣相同，也分为 A、B、C、D、E、F 各点及 AC、DE、EF 各段，但运动幅度较二尖瓣大，形成机制与二尖瓣相同。

3）肺动脉瓣图形及形成机制

肺动脉瓣后瓣在 M 型上显示为一活动的曲线，从荧光屏上观察，舒张期曲线向前运动，收缩期向后活动。肺动脉瓣曲线各个点也有统一的命名。

4）主动脉瓣图形及形成机制

主动脉瓣的 M 型运动曲线为一条六边形盒样曲线，其中前线代表右冠状动脉瓣，后线代表无冠状动脉瓣。

 知识拓展

回声失落

当超声波与组织结构界面几乎平行时，只有少数声波反射到探头。如心尖部探查，房间隔与超声波束平行，往往观察到房间隔部位中断，难以与真正的房间隔缺损鉴别。从剑突下观察，房间隔与声束几乎垂直，假性回声失落现象少，对诊断房间隔缺损有重要价值。

（郑小云　沈浩霖）

第四节　M 型超声心动图的基本图像

M 型超声心动图是一种单超声束扫描的成像模式。在 M 型模式下，垂直方向代表人体组织或器官自浅至深的空间位置，水平方向代表时间，沿着超声束所指一条直线上所有深度和方位的组织都在屏幕上滚动显示，形成一种实时、随时间连续变化的组织切面。与二维超声心动图相比，M型超声心动图突出的优点是其优越的时间分辨率，目前M型超声心动图主要应用于测定心脏腔室大小和观察特定心脏结构的运动，其他应用已经被更自动的二维、三维超声取代。

在二维超声的引导下，M型超声心动图可获得不同部位的标准曲线。在胸骨旁左心室长轴切面上，超声束由心尖到心底作弧形扫描，依次出现心尖波群（1区）、心室波群（2区）、二尖瓣波群（3区）、心底波群（4区）（图15-4-1）。

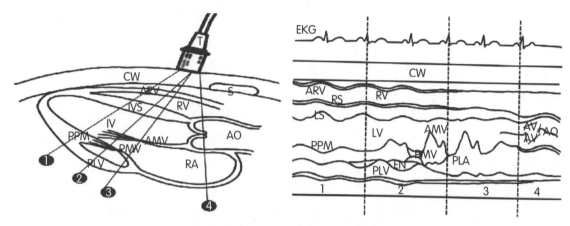

图 15-4-1　1 ～ 4 区 M 型超声心动图之模式图

注：AO 为主动脉；ARV 为右心室前壁；IVS 为室间隔；LV 为左心室；AMV 为二尖瓣前叶；PMV 为二尖瓣后叶；
　　PPM 为后乳头肌；LA 为左心房；PLV 为左心室后壁。

一、心底波群

心底波群（4区）在心前区胸骨左缘第2～3肋间可探及此波群，其解剖结构自前向后依次为胸壁、主动脉根部及左心房（图15-4-2）。

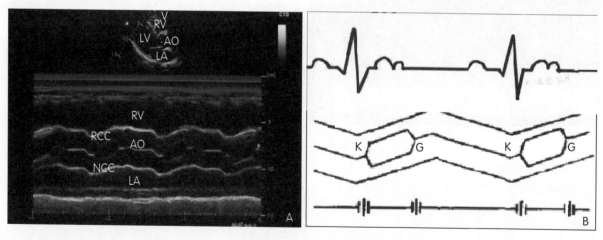

图 15-4-2　心底波群

注：A 为主动脉根部波群，图中两条平行活动的曲线为主动脉前、后壁的反射曲线。两条曲线之间可见清晰的主动脉瓣活动曲线，收缩期右冠瓣与无冠瓣分离成六边盒子状，舒张期合拢成单一曲线；B 为主动脉曲线示意图，K、G 为六边盒子曲线开放与闭合点。AO 为主动脉；RV 为右心室；LA 为左心房；LV 为左心室；RCC 为右冠瓣；NCC 为无冠瓣。

（1）主动脉根部曲线：心底波群中有两条明亮且前后同步运动的主动脉根部活动曲线，上线代表右心室流出道后壁与主动脉前壁，下线代表主动脉后壁与左心房前壁。两线在收缩期向前，舒张期向后。

（2）主动脉瓣曲线：主动脉瓣根部两线之间，可见一六边盒子样结构的主动脉瓣活动曲线，收缩期两线分开，分别靠近主动脉前、后壁，舒张期两线迅速合并成一条直线，上方曲线代表右冠状动脉瓣，下方曲线代表无冠状动脉瓣。

（3）左心房后壁曲线：此线位于心底波群的后部，一般较平直。此线对观察二尖瓣关闭不全有一定意义。

二、二尖瓣波群

二尖瓣波群（3区）在心前区胸骨左缘第3～4肋间可探及此波群，此波群由以下曲线组成（图15-4-3）。

（1）二尖瓣前叶曲线：正常呈双峰，曲线上各点依次为A、B、C、D、E、F、G。A峰位于心电图P波之后，相当于心房收缩所致的心室主动充盈期，是二尖瓣前叶运动曲线的次高点；E峰位于心电图T波之后，相当于心室舒张所致的心室快速被动充盈期，是二尖瓣前叶运动曲线的最高点；C点相当于二尖瓣关闭点，D点在等容舒张期末，二尖瓣由此时起开放。

（2）二尖瓣后叶曲线：与前叶相似，但活动幅度小，运动方向相反，呈倒影样镜像曲线。收缩期与二尖瓣前叶合拢形成共同的CD段，舒张期瓣口开放，后叶与前叶分离。

（3）室间隔曲线：于二尖瓣前叶之前可见室间隔曲线，活动幅度小。其前为右心室腔，其后为左心室腔。正常人室间隔活动曲线收缩期向后，厚度增加；舒张期向前，厚度减小，与左心室后壁呈逆向运动。

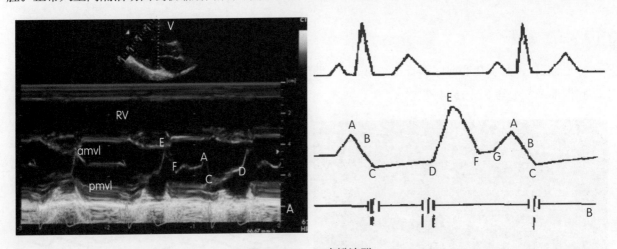

图 15-4-3　二尖瓣波群

注：A为二尖瓣波群，图中由上而下依次为胸壁、右心室、室间隔、左心室流出道、二尖瓣前后叶、左心室后壁；
B为二尖瓣前叶曲线示意图。RV为右心室；amvl为二尖瓣前叶；pmvl为二尖瓣后叶。

三、心室波群

心室波群（2区）又称腱索水平心室波群，常可在第4肋间探及。自前向后解剖结构依次为胸壁、右心室前壁、室间隔、左心室心腔（及其腱索）与左心室后壁。在此切面上可测量左心腔大小及室壁厚度（图15-4-4）。

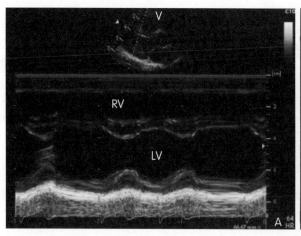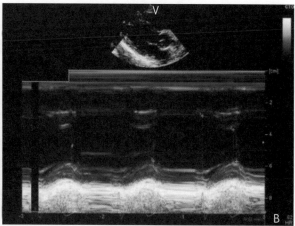

图 15-4-4　心室波群

注：A 为心室波群，图中由上而下依次为胸壁、右心室、室间隔、左心室、左心室后壁；
B 为运用 M 型心动图测量左心室心功能，EF 值为 77.92%。RV 为右心室；LV 为左心室。

四、心尖波群

心尖波群（1 区）声束指向心尖时可获得此波群，此处心脏腔室较小，左心室后壁之前尚可见乳突肌等结构。目前应用较少。

五、三尖瓣波群

在胸骨左缘 3～4 肋间探头声束向内侧偏斜时可探及三尖瓣波群。其形态与形成机制与二尖瓣相似。M 形曲线上依次可见胸壁，右心室前壁、三尖瓣、右心房。

六、肺动脉波群

肺动脉波群在胸骨左缘 3～4 肋间可见，通常为肺动脉瓣后瓣曲线。收缩期肺动脉开放，曲线向后，舒张期肺动脉关闭，曲线向前。

七、检查要点及注意事项

1. 检查要点

（1）1～4 区 M 型超声心动图基本图像的获取，以及每个波群代表的结构和临床意义。

（2）利用 M 型超声心动图测量心腔大小及室壁运动幅度。

（3）使用 M 型超声心动图测量左心室收缩功能。

2. 注意事项

M 型超声心动图各项测量参数在实际临床操作中容易受多种因素影响，主要有：患者的体型、体位、身高体重及体表面积、呼吸、妊娠、肺及胸膜病变等，所以要注意以下几个方面。

（1）患者尽量取左侧卧位，无法配合者可取平卧或坐位，平稳呼吸，尽量减少心脏位移。

（2）观察室壁运动及测量心脏大小时，尽量使 M 型声束与被观察结构保持垂直，必要时运用直线解剖 M 型技术。

（秦青秀　陈潇洁）

第五节　各瓣膜彩色多普勒血流图像

彩色多普勒血流显像是在二维图像基础上，用彩色编码标记血流方向和相对速度的显像技术，比较直观形象地显示心内血流的方向、速度、范围、有无异常湍流及异常通路等，是目前临床检测心脏血流变化的主要方法。

一、二尖瓣及三尖瓣彩色多普勒血流图像

在心尖四腔心切面上加上彩色多普勒，于舒张期见左、右心房血流呈红色分别经过二、三尖瓣口流入左、右心室（图 15-5-1）。

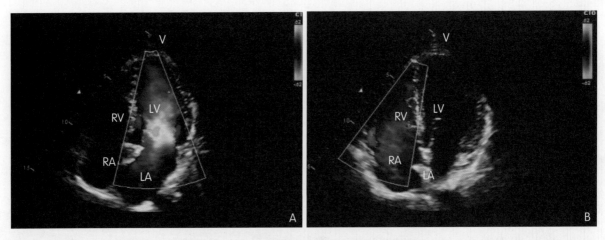

图 15-5-1　二尖瓣及三尖瓣彩色多普勒血流图像

注：A 为心尖四腔心切面彩色多普勒显示二尖瓣舒张期前向红色血流信号；B 为心尖四腔心切面彩色多普勒显示三尖瓣舒张期前向红色血流信号。LA 为左心房；LV 为左心室；RA 为右心房；RV 为右心室。

（一）二尖瓣彩色多普勒血流图像

舒张期二尖瓣开放后，左心房内血流经二尖瓣口流入左心室。在快速充盈期，房室压差最大，血流速度快，流量大（约占总充盈量的 80%），故二尖瓣开放后可见一宽阔明亮的血流束自二尖瓣口进入左心室，延伸至心尖。血流束中心区（近二尖瓣瓣尖水平）流速最快，故红色鲜亮，边缘区流速较慢，故红色暗淡。

（二）三尖瓣彩色多普勒血流图像

四腔心切面上，见三尖瓣口出现与二尖瓣口相似的有规律的彩色变化。舒张期三尖瓣开放后，右心房内血流经三尖瓣口流入右心室；收缩期瓣口闭合，血流阻断，该区无任何色彩。

二、主动脉瓣彩色多普勒血流图像

在心尖五腔心切面上加上彩色多普勒，于收缩期见左心室流出道血流呈蓝色经过主动脉瓣口流向升主动脉，瓣环处血流开始加速，瓣口处血流速最快，颜色最为明亮。升主动脉腔内血流中心区颜色最为鲜亮，近动脉壁处颜色逐渐变淡（图 15-5-2）。

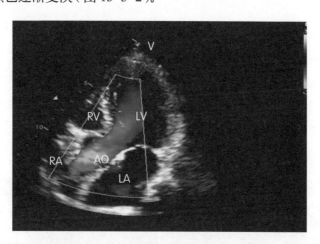

图 15-5-2　主动脉瓣彩色多普勒血流图像

注：心尖五腔心切面示左心室流出道和主动脉内呈正常蓝色血流信号。AO 为主动脉；

LA 为左心房；LV 为左心室；RA 为右心房；RV 为右心室。

三、肺动脉瓣彩色多普勒血流图像

胸骨旁心底短轴观切面上加上彩色多普勒，收缩期见右心室流出道血流呈蓝色经过肺动脉瓣口流向肺动脉；舒张期大多数人可见微量红色"生理性"反流信号，自肺动脉经过肺动脉瓣口流入右心室流出道（图 15-5-3）。

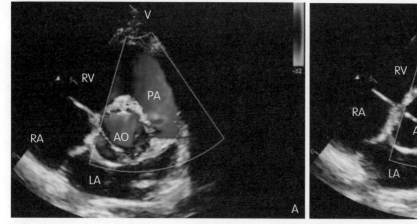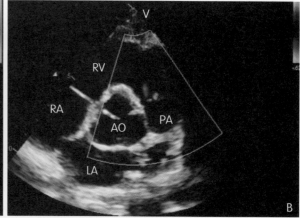

图 15-5-3　肺动脉瓣彩色多普勒血流图

注：A 为胸骨旁心底短轴切面，肺动脉内收缩期正常蓝色血流信号；B 为肺动脉瓣口舒张期微量"生理性"红色反流信号。AO 为主动脉；LA 为左心房；RA 为右心房；RV 为右心室；PA 为肺动脉。

（秦青秀　陈潇洁）

第六节　各瓣膜频谱多普勒的正常波形

目前频谱多普勒为血流动力学定量分析的首选测量方法，利用多普勒技术，可以记录到心脏各瓣膜的血流频谱。

一、二尖瓣及三尖瓣频谱多普勒的正常波形

二尖瓣舒张期血流频谱为正向双峰窄带波形。频谱第一峰（E 峰）较高，为舒张早期血流快速充盈所致；第二峰（A 峰）较低，为舒张末期心房收缩，血流再度加速所致。因正常二尖瓣舒张期为层流，故 E、A 两峰的上升支与下降支均较窄，与基线之间有空窗。E、A 峰之间可出现低流速平台期，代表心室缓慢充盈期。二尖瓣口成人最大流速平均约 0.9m/s（0.6 ～ 1.3m/s），儿童为 1m/s（0.8 ～ 1.3m/s）。三尖瓣口血流较二尖瓣口血流慢，频谱幅度低（图 15-6-1）。

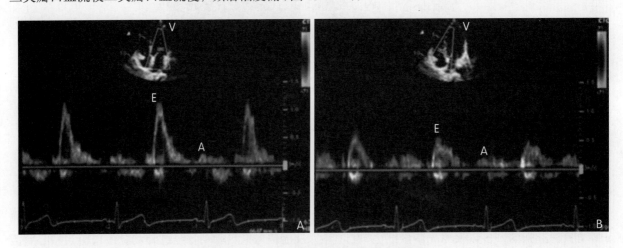

图 15-6-1　二尖瓣频谱多普勒的正常波形
注：A 图为心尖四腔心切面显示舒张期二尖瓣血流频谱，E 峰血流 >A 峰血流；B 图为心尖四腔心切面
显示舒张期三尖瓣血流频谱，与二尖瓣相似。

取样门的位置可影响频谱的幅度与形态，故测量时应将取样门放在二尖瓣瓣尖水平血流最快处，注意避开瓣叶运动产生的频移信号。由于取样门的位置不动，而心脏在舒缩过程中其结构位置发生移动，可导致同一位置舒张期为左心室流入道，收缩期为左心室流出道，频谱图像上出现两种时相不同、方向相反的频谱信号，故取样门的位置应尽量远离左心室流入道与流出道的交界处。

二、主动脉及肺动脉频谱多普勒的正常波形

在心尖五腔心切面上，取样门置于主动脉瓣口升主动脉侧，在收缩期可见向下的空心三角形频谱，频谱带窄，音频输出为高频乐音，为层流，流速快，成人最大流速的平均值为 1.35m/s（1 ～ 1.7m/s），儿童最大流速的平均值为 1.5m/s（1.2 ～ 1.8m/s）（图 15-6-2A）。

在心底短轴观上，取样门置于肺动脉瓣口肺动脉干内，在收缩期可见向下的空心三角形或抛物线形频谱，成人最大流速的平均值为 0.75m/s（0.6 ～ 0.9m/s），儿童最大流速的平均值为 0.76m/s（0.5 ～ 1.05m/s）（图 15-6-2B）。

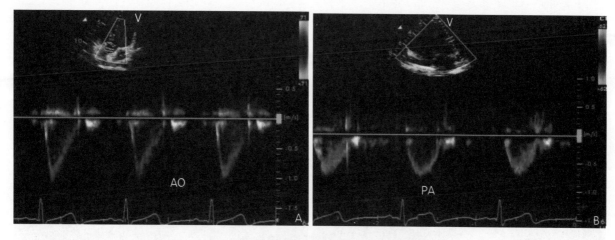

图 15-6-2 主动脉瓣频谱多普勒的正常波形

注：A 图为心尖五腔心切面显示主动脉频谱为收缩期方向朝下、空心三角形窄带频谱；B 图为大动脉
短轴切面显示肺动脉频谱为收缩期方向朝下、空心三角形窄带频谱。AO 为主动脉；PA 为肺动脉。

（秦青秀　陈潇洁）

第七节 心脏疾病超声诊断

心脏疾病包括心脏瓣膜病、先天性心脏病、心肌病、心脏肿瘤、高血压性心脏病、慢性肺源性心脏病、冠状动脉粥样硬化性心脏病和心包疾病等。心脏超声是目前临床上最常采用的应用于心脏疾病诊断的影像检查手段。

心脏瓣膜病

由于风湿热、退行性改变、黏液变性、先天性畸形、缺血性坏死、感染或创伤等原因引起瓣膜损害称为心脏瓣膜病。心脏瓣膜病主要包括瓣膜狭窄、关闭不全及瓣膜赘生物等。

（一）二尖瓣狭窄

1. 概述

二尖瓣狭窄常见于风湿性损害所致的二尖瓣瓣膜病变。严重二尖瓣狭窄患者可出现劳力性或夜间阵发性呼吸困难，端坐呼吸，咳嗽，肺淤血时可有咯血，患者双颊暗红，呈特征性二尖瓣面容。

2. 超声表现

1）二维及 M 型超声心动图

（1）二维超声心动图：①二尖瓣开放幅度减小及二尖瓣口面积减小。②二尖瓣瓣尖增厚、回声增强，可有钙化、呈团块状回声，瓣叶交界处粘连，瓣膜开放受限（图 15-7-1）。重度二尖瓣狭窄舒张期二尖瓣前后叶呈裂隙样，腱索及乳头肌粘连、缩短、增粗，即漏斗样狭窄。③左心房扩大：是二尖瓣狭窄首先出现的腔室改变。④右心室扩大，主肺动脉增宽，是由于肺动脉高压造成右心室负荷加重所致。⑤肺静脉扩张：心尖四腔切面可显示肺静脉明显扩张。⑥左心房血栓：左心耳、左心房上壁、左心房后壁好发血栓。

（2）M型超声心动图：①"城墙样"改变。②二尖瓣后叶与前叶呈同向运动。

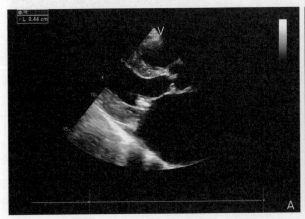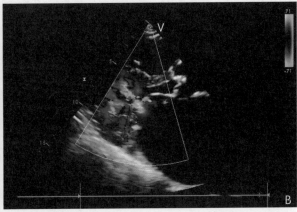

图 15-7-1　二尖瓣狭窄图

注：图 A 为二尖瓣狭窄，二维图像显示二尖瓣回声增强；图 B 为二尖瓣狭窄彩色图彩镶嵌的血流信号。

2）多普勒超声心动图

（1）彩色多普勒：舒张期二尖瓣口见以红色为主的五彩镶嵌的血流信号，这种狭窄性血流信号，在中央部分彩色变化最明显（图 15-7-1）。

（2）频谱多普勒：频谱多普勒示舒张期宽频带的湍流频谱；舒张早期血流速度峰值 > 1.5m/s，舒张期平均血流速度 > 0.9m/s，并依据伯努利方程 $PG=4V^2$，可分别计算峰值压差（PPG）和平均压差（MPG）。应用 PHT 法计算二尖瓣口面积。

3）二尖瓣狭窄的定量诊断

测量瓣口面积及平均跨瓣压差是二尖瓣狭窄定量诊断的常用方法。①正常时：瓣口面积 4 ~ 6cm²，平均压差小于 5mmHg。②轻度狭窄：瓣口面积 1.5 ~ 2cm²，平均压差 5 ~ 10mmHg。③中度狭窄：瓣口面积 1 ~ 1.4cm²，平均压差 11 ~ 20mmHg。④重度狭窄：瓣口面积 <1cm²，平均压差 >20mmHg。

3. 鉴别诊断

综合运用各种超声技术诊断二尖瓣狭窄具有很高的特异性，可与其他引起左心房扩大的疾病进行鉴别。

（二）二尖瓣关闭不全

1. 概述

各种原因所致二尖瓣装置解剖结构或功能的异常，造成收缩期血流迅速或缓慢地自左心室反流入左心房称为二尖瓣关闭不全，其中风湿性瓣膜病变最常见。

2. 超声表现

常用扫查切面为左心室长轴切面、二尖瓣水平短袖切面，心尖四腔切面（图 15-7-2）。

1）二维超声心动图

（1）二维图像：二尖瓣环扩大者，收缩期前后瓣叶对合不良，有的存在明显缝隙。

（2）左心房及左心室增大。

2）多普勒超声心动图

（1）彩色多普勒，收缩期从二尖瓣口向左心房方向的以蓝色为主的五彩镶嵌的反流束。

（2）频谱多普勒：于心尖四腔心切面将取样框置于二尖瓣口左心房侧，可显示收缩期的反流。其特征为负向，单峰，频带增宽，内部充填，多数持续整个收缩期，最大反流速度多超过 4m/s。

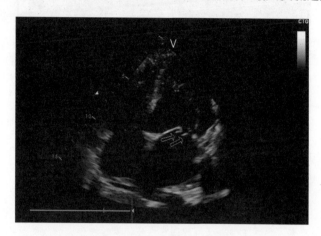

图 15-7-2　四腔心切面二尖瓣关闭不全

注：箭头所指为二维超声心动图示二尖瓣关闭不全

3）二尖瓣关闭不全的定量诊断

二尖瓣关闭不全目前临床常用的、较简便的半定量方法是反流束面积法。根据彩色反流束半定量评估反流程度。

3. 鉴别诊断

二尖瓣关闭不全需和二尖瓣口附近的主动脉窦瘤破入左心房以及冠状动脉左心房瘘相鉴别。

（三）主动脉瓣狭窄

1. 概述

先天性瓣膜发育异常常见如二叶瓣。后天性病因中，国内主要见于风湿性心脏病，正常主动脉瓣口面积 $2.5 \sim 3.5cm^2$。

2. 超声表现

常用扫查切面为左心室长轴切面、胸骨旁心底短轴切面及心尖五腔心切面。

1）二维与 M 型超声心动图

（1）主动脉瓣异常：先天性主动脉瓣狭窄可显示主动脉瓣非正常的三叶瓣，代之以回声增强的二叶瓣、单叶瓣或四叶瓣。

（2）主动脉瓣开放幅度降低及瓣口面积减小，胸骨旁左心室长轴切面，可测量主动脉右冠瓣与无冠瓣之间开放幅度 <16mm。胸骨旁心底短轴切面收缩期测量主动脉瓣口面积 < $2cm^2$（图 15-7-3）。

（3）左心室向心性肥厚，室壁厚度 ≥ 12mm。

（4）动脉根部内径增宽。

2）多普勒超声心动图

（1）彩色多普勒：心尖五腔心切面及心尖左心室长轴切面显示主动脉瓣口收缩期出现的五彩镶嵌的高速射流信号。

（2）频谱多普勒：心尖五腔心切面可检测到收缩期的射流束，呈负向，频带增宽，呈单峰形态，其上升速度变缓，峰值后移，射血时间延长，峰值速度 > 2m/s。

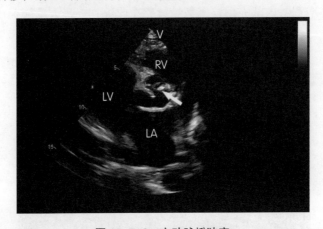

图 15-7-3 主动脉瓣狭窄

注：箭头所示主动脉瓣瓣膜回声增强，瓣叶增厚，开放受限。

3）动脉瓣口狭窄程度分级

通常利用连续方程式原理测量主动脉瓣口面积，计算狭窄主动脉瓣口面积。

$$A_{AV}=A_{LVOT} \times VTI_{LVOT}/VTI_{AV}$$

式中 A_{AV} 为主动脉瓣口面积，A_{LVOT} 为左心室流出道出口处即主动脉瓣环下方左心室流出道横切面积。假设左心室流出道出口为圆形，则 $A_{LVOT}= \pi D^2/4$，D 为左心室流出道收缩期内径。VTI_{AV}、VTI_{LVOT} 分别为主动脉瓣口和左心室流出道出口收缩期血流速度积分，在心尖五腔图上通过频谱多普勒测量。

3. 鉴别诊断

主动脉瓣狭窄要与先天性主动脉瓣上、瓣下狭窄鉴别，后者于主动脉瓣上或瓣下出现膜状回声或瓣下较厚的纤维环回声，左心室射血受阻，鉴别诊断彩色多普勒血流显像射流束的起始位置为主动脉瓣上或瓣下。

（四）主动脉瓣关闭不全

1. 概述

主动脉关闭不全继发于各种病因所致的主动脉瓣和 / 或主动脉根部病变。在主动脉瓣关闭不全的病因中，有主动脉瓣畸形或主动脉瓣脱垂、风湿性主动脉病变、主动脉瓣老年性退行性改变、升主动脉窦瘤样扩张等。

2. 超声表现

左心室长轴切面、胸骨旁心底短轴切面、心尖五腔心切面为常用的扫查切面。

1）二维与 M 型超声心动图

（1）主动脉瓣明显增厚，回声增强，瓣膜上附着的强回声团块，瓣膜相互粘连，M 形曲线示左心室增大，主动脉增宽且搏动明显。

（2）主动脉瓣舒张期不能良好对位或对合，主动脉瓣叶增厚，回声增强，严重关闭不全时，可见闭合处存在明显缝隙。

（3）左心室扩大。

2）多普勒超声心动图

（1）彩色多普勒：舒张期显示自主动脉瓣口流向左心室流出道的五彩镶嵌的反流束（图 15-7-4）。

（2）频谱多普勒：于心尖五腔心切面显示，取样门置于主动脉瓣下左心室流出道内，可检测到舒张期正向的湍流频谱，峰值多 > 4m/s。

主动脉瓣反流程度评估：根据反流束在左心室腔内的形态及其所占范围的大小，可对反流程度进行半定量分析。

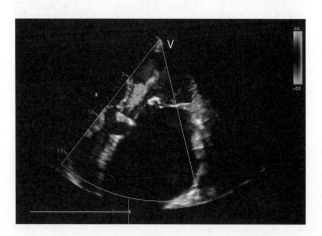

图 15-7-4　主动脉关闭不全彩色多普勒超声

3. 鉴别诊断

主动脉瓣关闭不全的反流束应与二尖瓣狭窄的射流束鉴别。前者起源于主动脉瓣口，主动脉瓣有增厚、瓣叶对合处存在缝隙等改变，反流的最大流速一般 > 4m/s。后者起源于二尖瓣口，可见二尖瓣增厚，开口间距和开放面积减小，射流的最大流速一般不超过 3m/s。

（五）二尖瓣脱垂

1. 概述

二尖瓣脱垂是由多种病因所引起的二尖瓣某一个或两个瓣叶在收缩中、晚期或全收缩期部分或全部脱向左心房，超过二尖瓣瓣环水平，伴有或不伴有二尖瓣反流，多数患者伴有二尖瓣关闭不全。

2. 超声表现

1）二维超声心动图

（1）原发性二尖瓣脱垂，有黏液样变性时，瓣叶增厚，呈多层线状，活动度大，腱索松弛、过长、折叠，瓣环扩张。

（2）二尖瓣脱垂的诊断标准是收缩期二尖瓣叶超过瓣环连线水平，位于左心房侧，收缩期二尖瓣一个和／或两个瓣叶部分或全部脱向左心房侧，超过瓣环连线水平 2mm 以上，伴有或不伴有瓣叶增厚，其中瓣叶厚度≥ 5mm 者称为典型二尖瓣脱垂（图 15-7-5）。

（3）左心室长轴切面是二尖瓣环的高点平面，是诊断二尖瓣脱垂的标准切面。

2）M 型超声心动图

M 型超声心动图显示二尖瓣曲线 CD 段于全收缩期或收缩中晚期向下凹陷，呈"吊床样"改变。

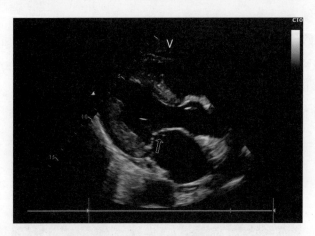

图 15-7-5　二尖瓣脱垂

注：箭头所指为二维超声心动图示二尖瓣脱垂。

3）多普勒超声心动图

（1）彩色多普勒，收缩期左心房内见五彩镶嵌反流信号。前叶脱垂时二尖瓣反流方向朝向左心房外侧壁，后叶脱垂时二尖瓣反流方向朝向房间隔。

（2）频谱多普勒，取样门置于二尖瓣口左心房侧，见收缩中、晚期或全收缩期，为宽频带、高速的负向湍流频谱。

3. 鉴别诊断

二尖瓣脱垂需与假性二尖瓣脱垂、其他继发二尖瓣关闭不全相鉴别。

二、先天性心脏病

先天性心脏病可分为发绀型和非发绀型两类，超声检测是诊断的必要手段。以下介绍常见的几种先天性心脏病。

（一）房间隔缺损

1. 概述

房间隔缺损是常见的先天性心脏病之一，其发病率占先天性心脏病的 16% ～ 22%，根据房间隔缺损部位不同，房间隔缺损可分为 5 型。

（1）继发孔型房间隔缺损：最为常见，约占房间隔缺损的 70%。

（2）原发孔型房间隔缺损：占房间隔缺损的 15% ～ 25%。

（3）静脉窦型房间隔缺损：常合并肺静脉异位引流。

（4）冠状窦型房间隔缺损：发病率＜1%。

（5）混合型房间隔缺损：同时有上述两种及以上。

房间隔缺损患者，左心房压力高于右心房压力，故产生心房水平的左向右分流，右心容量负荷增加，使右心房右心室扩大。

2. 超声表现

胸骨旁心底短轴切面、胸骨旁四腔心切面、剑突下四腔切面及剑突下静脉长轴切面是诊断房间隔缺损的常用切面。

1）二维及 M 型超声心动图

（1）房间隔回声中断是诊断房间隔缺损的直接征象，表现为正常房间隔回声不连续（图15-7-6A）。

（2）右心房、右心室扩大，右心室流出道增宽，肺动脉内径增宽，室间隔与左心室后壁呈同向运动，是诊断房间隔缺损的间接征象。

2）多普勒超声心动图

彩色多普勒显示房间隔中断处以红色为主的穿隔血流（图15-7-6B），频谱多普勒可探及分流频谱。

3）经食管超声心动图

经食管超声检查可以提高对小房缺和腔静脉型房间隔缺损的诊断准确率。

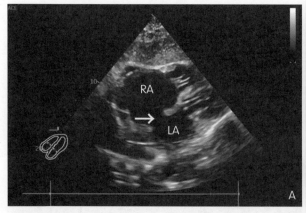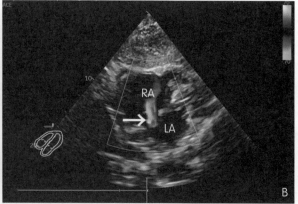

图 15-7-6　继发型房间隔缺损图

注：图 A 为二维超声图，剑突下双房切面；图 B 为剑突下房间隔缺损彩色图。图中 LA 为左心房；
RA 为右心房。箭头所指为房间隔缺损处。

3. 鉴别诊断

（1）肺动脉瓣狭窄：肺动脉瓣狭窄时超声心动图表现为右心房、右心室增大，但 CDFI 房间隔处无过隔分流显示。

（2）上腔静脉血流：在 CDFI 检查时需要注意不要把流入右心房的上腔静脉血流误认为分流信号，采用频谱多普勒超声有助于鉴别。

（二）室间隔缺损

1. 概述

室间隔缺损是常见的先天性心脏病，其发病率占先天性心脏病的 20% ～ 30%。

通常左心室收缩压明显高于右心室收缩压，两者间存在压差。室间隔缺损患者，左心房血液进入左心室后，一部分血液经过缺损的室间隔进入右心室，然后经肺循环返回左心房和左心室，为无效循环。目前室间隔缺损常见分为 3 类：①膜周部室间隔缺损。②肌部室间隔缺损。③小梁部肌部室间隔缺损。

2. 超声表现

室间隔缺损的常用切面有左心室长轴切面、胸骨旁心底短轴切面、心尖四腔心切面、左心室短轴切面及心尖五腔心切面等。

1）二维超声心动图及 M 型超声心动图

（1）典型的两个切面（包括非标准切面）以上二维超声室间隔回声中断是诊断室间隔缺损的直接征象。膜周部缺损多在心尖五腔心切面和胸骨旁心底短轴切面显示（图 15-7-7A），此型最常见，占 70% ～ 80%，定位诊断依据是检出主动脉瓣下室间隔回声的中断及彩色分流。

（2）病程晚期出现左心室、左心房扩大，左心室壁搏动增强，二尖瓣活动幅度增大。

（3）右心室流出道增宽及肺动脉扩张。

（4）肺动脉高压。

2）多普勒超声心动图

（1）彩色多普勒：于室间隔缺损处显示一束以红色为主的五彩镶嵌血流从左心室进入右心室（图 15-7-7B）。

（2）频谱多普勒：将取样门置于室间隔缺损处的右心室侧，显示收缩期左向右收缩期高速射流频谱，流速常达 4m/s。

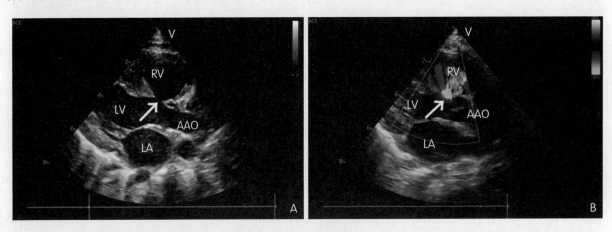

图 15-7-7 室间隔缺损

注：图 A 为膜周部室间隔缺损；图 B 为膜周部室间隔彩色图。图中 LA 为左心房；LV 为左心室；RV 为右心室；AAO 为升主动脉；箭头指的是室间隔缺损。

3. 鉴别诊断

（1）主动脉窦瘤破入右心室流出道：主要鉴别在于主动脉窦瘤破裂为持续整个心动周期的左向右分流，而室间隔缺损不会存在全心动周期的单向分流，因此，用彩色多普勒和频谱多普勒很容易鉴别。

（2）右心室流出道狭窄：彩色多普勒探查时显示右心室流出道内的收缩期高速五彩镶嵌的血流。应观察其起始部位，避免误诊。

（三）动脉导管未闭

1. 概述

动脉导管未闭是常见的先天性心脏病，其发病率占 10% ～ 21%。女性多于男性，正常新生儿出生后第 3 天动脉导管闭合，如出生一年未闭合则为病理状态，动脉导管未闭按其形态分为 5 型：①管型，最多见，约占 80% 以上。②漏斗型。③窗型。④动脉瘤型。⑤哑铃型。动脉导管未闭的病理生理改变主要是主动脉内压力始终高于肺动脉压力，导致体循血流环经过未闭动脉导管进入肺循环，无效循环导致左心容量负荷加重。

2. 超声表现

1）二维超声心动图

（1）降主动脉与肺动脉之间出现异常通道连接。

（2）左心房、左心室扩大。

（3）肺动脉增宽。

2）M 型超声心动图

肺动脉高压所致肺动脉瓣曲线 a 波变浅至消失，收缩期提前关闭，CD 段有切迹，呈"V"形或"W"形。

3）多普勒超声心动图

（1）彩色多普勒：动脉导管较小时，从降主动脉向肺动脉的分流，呈红色为主的五彩血流，沿主肺动脉外侧壁走行，持续整个心动周期（图 15-7-8A）。

（2）频谱多普勒将取样门置于未闭的动脉导管口肺动脉侧，显示持续整个心动周期的连续性湍流频谱（图 15-7-8B），当肺动脉压逐步增高，左向右分流时间缩短，可仅占据收缩期或舒张期，当肺动脉压力高于主动脉压力，可出现双向分流频谱。

3. 鉴别诊断

（1）主动脉 - 肺动脉间隔缺损：为先天性升主动脉和主肺动脉之间管壁发育障碍，形成大血管之间的交通并产生左向右分流，鉴别点是在主动脉 - 肺动脉缺损时，主动脉短轴切面可见主动脉环左侧壁回声中断，分流由主动脉左侧壁进入肺动脉。

（2）主动脉窦瘤破裂：主动脉右冠窦破入右心室流出道，临床表现有时很难与动脉导管未闭区别，超声鉴别在于清晰显示异常血流先进入右心室流出道，再进入肺动脉。

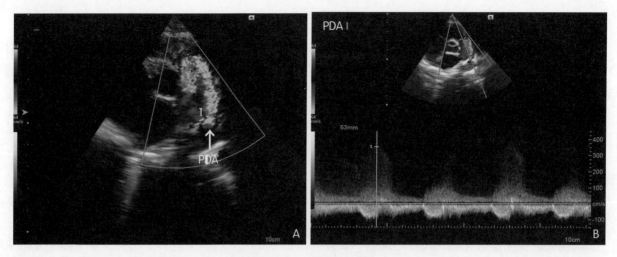

图 15-7-8　动脉导管未闭

注：图 A 为动脉导管未闭彩色血流图；图 B 为动脉导管未闭频谱图；PDA 为动脉导管未闭缩写。

（四）法洛四联症

1. 概述

法洛四联症为发绀型先天性心脏病中最常见的一种，是婴儿存活中最常见的青紫型先天性心脏病，在成人先天性心脏病中所占比例接近 10%，法洛四联症包括肺动脉狭窄或右心室流出道狭窄、室间隔缺损、主动脉骑跨、右心室肥厚 4 种畸形。患者主要临床表现是发绀。

2. 超声表现

左心室长轴切面、胸骨旁心底短轴切面、右心室流出道长轴切面及心尖四腔心切面为法洛四联症常用切面。

1）二维超声心动图

（1）肺动脉狭窄或右心室流出道狭窄，胸骨旁心底短轴切面见漏斗部、肺动脉瓣环（膜部）和 / 或肺动脉主干有程度不等的狭窄或狭窄后扩张表现，但肺动脉瓣叶数目及位置正常，右心室流出道狭窄。

（2）室间隔缺损，表现为主动脉根部前壁与室间隔连续中断。

（3）主动脉骑跨，主动脉增宽，主动脉前壁前移，形成特有的"骑跨"征象，后壁与二尖瓣前叶仍以纤维连接（图 15-7-9）。主动脉骑跨率为 30% ～ 50%。

（4）右心室前壁增厚，右心房、右心室增大，左心房、左心室正常或略小。

2）多普勒超声心动图

（1）彩色多普勒，室间隔缺损处可见双向分流束，左心室长轴切面，收缩期可见左、右心室的血流同时进入升主动脉，等容收缩期自左心室经室间隔缺损口流入右心室，等容舒张期分流束自右心室流向左心室，舒张中晚期自左心室流向右心室。心底短轴切面，于收缩期在右心室流出道或肺动脉狭窄处见五彩镶嵌的湍流信号。

（2）频谱多普勒，左心室长轴切面，取样门置于近室间隔缺损右心室面处，可探及收缩期负向为主和舒张期正向的血流频谱，胸骨旁心底短轴切面，取样门置于右心室流出道和 / 或肺动脉干内狭窄处可见全收缩期湍流频谱，最大流速常达 4m/s。

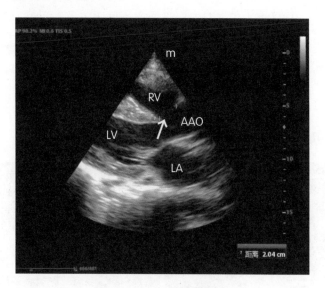

图 15-7-9　法洛四联症

注：箭头示主动脉骑跨及室间隔缺损。

3. 鉴别诊断

（1）右心室双出口：是预后较差的发绀型先天性心脏病，室间隔缺损合并大动脉转位，主动脉骑跨率 > 50%，二尖瓣与主动脉后壁之间无纤维连接，而是动脉圆锥。

（2）法洛五联症：在法洛四联症的基础上合并房间隔缺损或卵圆孔未闭。

三、原发性心肌病

心肌病是指累及心肌、心内膜或心外膜的疾病，心肌病根据病因可分为原发性和继发性两大类。原发性心肌病临床一般分为肥厚型、扩张型（充血型）、限制型（闭塞型）和致心律失常型右心室心肌病。

（一）肥厚型心肌病

1. 概述

肥厚型心肌病是指不明原因的一种非对称性左心室心肌肥厚的心肌疾病。肥厚的心肌伴左心室流出道梗阻，称为肥厚型梗阻性心肌病。此时由于心室腔变小，二尖瓣及其装置改变，腱索松弛，二尖瓣叶延长及收缩期左心室流出道相对低压，对二尖瓣前叶和腱索产生负压吸引作用，导致收缩期二尖瓣前向运动（称为 SAM 现象）（图 15-7-10）。

2. 超声表现

肥厚型心肌病的常用扫查切面有左心室长轴切面、左心室短轴切面、心尖四腔心切面及心尖五腔心切面。

1）二维及 M 型超声心动图

（1）室壁增厚，正常人室间隔与左心室后壁厚度大致相等，肥厚型心肌病时，心肌舒张末期厚度 ≥ 15mm，室间隔与左心室后壁比值 > 1.3：1。若肥厚的中上段室间隔局限性向左心室或左心室流出道膨出，可致左心室或左心室流出道梗阻，左心室流出道内径＜ 20mm，即为肥厚型梗阻性心肌病。

（2）SAM 征，收缩期二尖瓣前叶在收缩中期迅速向室间隔方向运动，加重左心室流出道梗阻，二尖瓣前叶呈多层弓背样向前隆起，称为 SAM 现象，是肥厚型梗阻性心肌病的主要 M 型超声心动图表现。

（3）病变心肌收缩期室壁增厚率下降或消失，运动幅度减弱，而正常部位心肌代偿性增强。

（4）心肌回声改变，病变部位心肌回声增强。

（5）心底波群，重度梗阻者主动脉瓣出现收缩中期提前关闭，右冠瓣呈"M"形，无冠瓣呈"W"形，出现收缩期半关闭切迹。

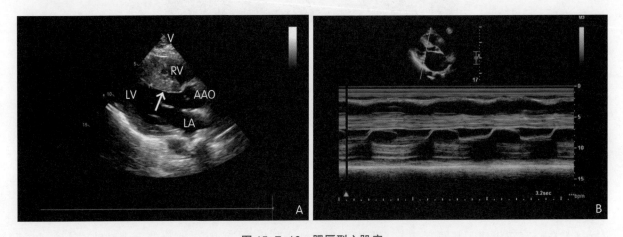

图 15-7-10　肥厚型心肌病

注：图 A 中箭头示心肌肥厚处；图 B 为 SAM 型征。

2）多普勒超声心动图

若为肥厚型梗阻性心肌病，彩色多普勒可显示于左心室流出道内五彩镶嵌的血流信号。

3）组织多普勒

室间隔二尖瓣环水平组织多普勒频谱 Em 峰＜ Am 峰，等容舒张期（isovolumic relaxation phase, IVR）延长（＞80ms）。

3. 鉴别诊断

主动脉瓣狭窄与肥厚型梗阻性心肌病的鉴别点在于前者主动脉瓣增厚，回声增强，开放受限，瓣口面积减小产生主动脉瓣口的收缩期五彩血流和收缩期射流频谱。

■ （二）扩张型心肌病

1. 概述

扩张型心肌病又称充血性心肌病，是原发性心肌病中最常见的类型，约占全部心肌病的 70%，病变以全心扩大为主，尤以左心室扩大为甚。心肌广泛变性坏死，同时结缔组织增生、纤维化，心内膜增厚，可有附壁血栓形成。

2. 超声表现

1）二维及 M 型超声心动图

（1）各房室内径增大，各房室腔均明显扩大，以左心室、左心房扩大为主。左心室可呈球形扩大，内径＞ 60mm，部分患者可超过 80mm。相对缩小的二尖瓣口与扩大的心腔呈"大心腔，小瓣口"。室间隔向右心室侧膨出，左心室后壁后凹。左心室壁相对变薄，M 形曲线由于左心室明显增大，二尖瓣前后叶开放幅度变小。但前后叶仍呈镜像运动，呈钻石样改变，E 峰至室间隔 EPSS（E-point septal separation）明显增大，一般＞ 10mm（图 15-7-11）。

（2）室壁的改变，室间隔及左心室壁厚度正常，与扩大腔室相比而呈相对变薄，室壁增厚率下降，室间隔及左心室后壁运动呈弥漫性减弱。

（3）附壁血栓形成。

（4）心底波群，主动脉振幅减低，主动脉瓣开放减小，关闭速度减慢。

（5）左心室收缩功能，左心室射血分数（ejection fraction，EF）及左心室短轴缩短率（left ventricular fractional shortening，LVFS）明显减低。

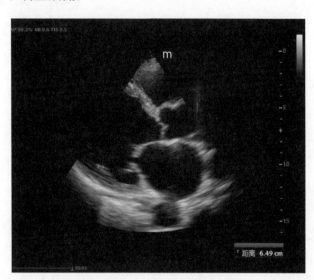

图 15-7-11　扩张型心肌病二维图
注：图中可见左心室明显扩大。

2）多普勒超声心动图

彩色多普勒在扩大的左心房、右心房内可见到二尖瓣 / 或三尖瓣关闭不全的收缩期反流信号。

3）组织多普勒

扩张型心肌病患者组织多普勒成像显示室间隔二尖瓣环水平组织多普勒 Em 峰＜ Am 峰。

3. 鉴别诊断

（1）克山病：超声上主要表现为左心室、右心室扩大，流出道增宽，心室壁薄，心室弥漫性室壁运动减弱，并有节段性室壁运动障碍，左心室收缩与舒张功能减退，多伴有二尖瓣与三尖瓣关闭不全。

（2）心肌炎：心肌炎的超声表现可有局部室壁运动异常，左心室功能减低，左心室壁增厚，左心室大小正常或扩大。血清学检查对心肌炎与扩张型心肌病鉴别有帮助。

四、　冠状动脉粥样硬化性心脏病

冠状动脉粥样硬化性心脏病简称冠心病，是指冠状动脉粥样硬化使血管腔狭窄或闭塞，导致心肌缺血、缺氧或坏死引起的心脏疾病，是心血管疾病患者死亡的主要原因之一，呈逐渐上升和年轻化的趋势，超声心动图在冠心病的诊断上具有不可替代的重要性。它的发病率在我国呈逐年上升和年轻化的趋势。

（一）冠状动脉及其分支与心脏各部位供血的关系

动脉粥样硬化可累及冠状动脉中的 1 支或多支，以左前降支受累最常见，其余依次为右主干，左主干或左回旋支、后降支。目前根据 1989 年美国心脏病学会推荐，采用标准化心肌分段法，将左心室心肌分为 16 节段（表 15-7-1）。

表 15-7-1　16 节段划分法，各室壁节段与冠状动脉供血关系

冠状动脉血管	供血节段
左前降支（LAD）	1、2、7、8、13、14、15、16 段
左回旋支（LCX）	5、6、11、12 段
右冠状动脉（RCA）	3、4、9、10 段

注：1 为基底段前壁，2 为基底段前间隔，3 为基底段室间隔，4 为基底段下壁，5 为基底段下侧壁，6 为基底段前侧壁，7 为中间段前壁，8 为中间段前间隔，9 为中间段下间隔，10 为中间段下壁，11 为中间段下侧壁，12 为中间段前侧壁，13 为心尖段前壁，14 为心尖段室间隔，15 为心尖段下壁，16 为心尖段侧壁。

16 节段的冠状动脉分支供血分布如图 15-7-12。

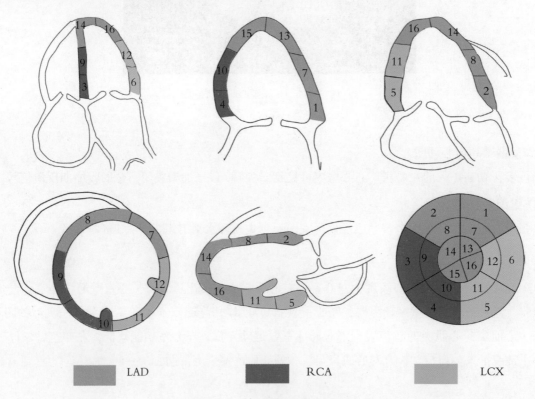

图 15-7-12　冠状动脉供血图

注：LAD 为左前降支；RCA 为右冠状动脉；LCX 为左回旋支。

（二）心肌梗死

1. 概述

心肌梗死是在冠状动脉病变基础上，冠状动脉血供急剧减少或中断，其相应供血的相应心肌缺血坏死。多数患者有持续性胸骨后疼痛，血清心肌坏死标记物增高，并有心电图的进行性改变。

2. 超声表现

1）二维及 M 型超声心动图

（1）室壁运动异常，室壁运动幅度可反映室壁活动情况，M 型超声声束扫描通过左心室对应的室壁，计算室壁增厚率来判断心肌运动幅度，正常室间隔运动幅度 0.5 ～ 0.8cm，左心室后壁运动幅度 0.7 ～ 1.5cm。与梗死部位一致的节段性室壁运动异常是超声诊断心肌梗死的主要依据，室壁运动异常有 4 种类型：①节段性运动减弱，室壁运动幅度 ≤ 0.5cm。②节段性运动消失，室壁运动幅度 ≤ 0.2cm。③反常运动，收缩期梗死部位室壁膨出。④节段性运动增强，梗死部位周围室壁运动幅度代偿性增加。

（2）心肌回声改变：可见局部呈点片状或线状回声增强。

（3）室壁收缩期厚度改变：通常梗死区室壁增厚率减小，甚至为零。

（4）左心功能改变：急性心肌梗死常出现心力衰竭。左心室每搏输出量（stroke volume，SV）、心排血量（cardiac output，CO）、射血分数（EF）及左心室短轴缩短率（LVFS）均可降低。

（5）右心室梗死：右冠状动脉近端闭塞所致，多与左心室梗死合并发生。其特征为右心室扩大，右心室壁节段性运动异常。

2）多普勒超声心动图

收缩期主动脉瓣血流峰值速度下降，病变累及乳头肌腱索时可出现二尖瓣关闭不全的血流频谱。

3. 并发症

（1）真性室壁瘤：室壁瘤处室壁变薄，仅为正常壁厚度 1/3 ～ 1/2，回声增强，室壁瘤处心内膜完整、室壁运动消失及反常运动，瘤内可有附壁血栓（图 15-7-13）。彩色多普勒血流显像见左心室红色血流信号充填真性室壁瘤。

（2）假性室壁瘤：是由于心室游离壁破裂后由局部心包与血栓包裹血液形成一个与左心室腔相交通的囊腔。

（3）乳头肌功能不全。

（4）乳头肌断裂。

（5）室间隔穿孔。

（6）心室附壁血栓形成。

（7）心室游离壁破裂。

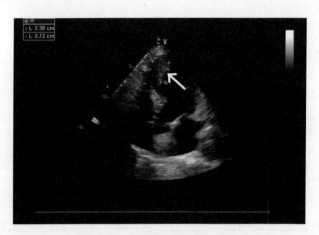

图 15-7-13　室壁瘤并附壁血栓形成

注：箭头为附壁血栓。

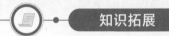

判断室壁运动异常的方法

　　心肌梗死引起室壁运动异常除应用常规超声心动图检查外，还有多种新技术被公认为是判断室壁运动异常的准确方法，如负荷超声心动图、心肌声学造影、组织多普勒成像技术、二维斑点追踪技术、彩色室壁运动技术及实时三维成像技术等，这些技术有效提高了冠心病早期诊断的敏感性、特异性和准确性，但是超声心动图正常不能除外冠心病，冠状动脉造影才是诊断冠心病的金标准。

五、高血压性心脏病

1. 概述

　　高血压性心脏病是因长期高血压导致周围血管小动脉玻璃样变、管腔狭小而使体循环血压增高所造成的心脏损害。高血压对心脏的影响取决于高血压发生的急缓、程度及持续时间。早期由于高血压使心脏后负荷增加，左心室壁心肌肥大增厚，但心腔大小正常。晚期心肌应力和顺应性下降，心脏扩大。

2. 超声表现

　　（1）左心室肥厚：早期主动脉增宽，左心室心肌肥厚，是高血压性心脏病的主要特点，室间隔与左心室后壁增厚，室间隔肥厚发生较早，程度也大于后壁，两者厚度均超过 11mm，但室间隔与左心室后壁厚度之比 < 1.3 ：1。晚期主动脉进一步增宽，左心室心肌肥厚，心室腔明显扩大，严重时，左心房可以明显扩大，房室比例异常。功能失代偿后，左心舒张及收缩功能均受损。

　　（2）左心室心肌重量增加。

　　（3）室壁运动幅度增强。

3. 鉴别诊断

　　高血压性心脏病需与室间隔肥厚型心肌病、主动脉瓣狭窄、主动脉瓣上及瓣下狭窄相鉴别。

六、心脏黏液瘤

1. 概述

心脏肿瘤分为原发性与继发性两大类，心脏黏液瘤占心脏良性肿瘤的 30% ~ 50%，好发于左、右心房，而以左心房多见。心脏黏液瘤多有蒂，多附着于房间隔卵圆窝。

2. 超声表现

（1）部位：左心房黏液瘤多附着于房间隔卵圆孔边缘，有蒂（图 15-7-14），右心房黏液瘤多附着于房间隔。

（2）形态及大小：多为圆形或椭圆形高回声，轮廓清，大小不等，边界清，外形规则。

（3）活动度：心动周期中规律性运动是黏液瘤的重要特征。

（4）M 形超声心动图：心底波群（4 区）收缩期左心房内见云雾状团块回声，左心房可变大。

（5）彩色多普勒：CDFI 可见舒张期二尖瓣口黏液瘤与房室瓣环间出现明亮的射流血流信号，类似二尖瓣狭窄时的五彩镶嵌信号，若瘤体影响二尖瓣关闭，则收缩期在二尖瓣口左心房可见不同程度的反流信号。

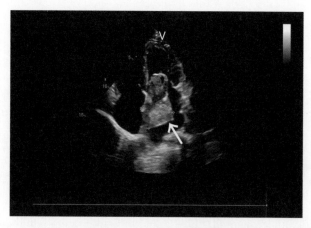

图 15-7-14　左心房黏液瘤
注：箭头所指示左心房黏液瘤。

3. 鉴别诊断

心脏黏液瘤主要须和心脏血栓鉴别，尤其是左心房黏液瘤须和左心房血栓鉴别。

七、心包积液

1. 概述

心包是包绕于心脏及大血管根部之外的纤维浆膜囊，分纤维性心包和浆膜性心包两层。两层心包之间的腔隙称心包腔，内含 10 ~ 30ml 液体，起润滑作用。如果心包腔内液体超过 50ml, 则称为心包积液。

2. 超声表现

二维及 M 型超声心动图：舒张期心包腔内局部条状或包绕心脏分布的无回声，是诊断心包积液的特征性改变。

3. 心包积液定量

二维超声心动图对心包积液的定性定量诊断有重要价值，目前心包积液的定量估测分为 5 级。

（1）微量心包积液（< 50ml）：心包腔的无回声宽 2 ～ 3mm，局限于房室沟。

（2）少量心包积液（50 ～ 100ml）：心包腔的无回声宽 3 ～ 5mm，局限于左心室后下壁区域。

（3）中等量心包积液（100 ～ 300ml）：左心室后壁、心尖区和右心室前壁心包腔的无回声宽 5 ～ 10mm。

（4）大量心包积液（300 ～ 1000ml）：无回声包绕整个心脏，宽 10 ～ 20mm，可出现心脏摆动征。

（5）极大量心包积液（1000 ～ 4000ml）：左心室后壁心包腔无回声宽 20 ～ 60mm，右心室前壁心包腔无回声宽 20 ～ 40mm。可见明显心脏摆动和"荡击"征。

八、 心功能测定

目前整体心功能测定主要包含左心室收缩功能、左心室舒张功能、左心房功能及右心室收缩及舒张功能。

■ （一）左心室整体收缩功能测定

整体左心室收缩功能是反映心脏血流动力学变化的指标，常用心排血量、射血分数和每搏输出量来评价整体收缩功能。

1. M 型超声心动图测定左心室收缩功能

通常采用左心室长轴切面，将 M 型超声心动图取样线置于左心室中部（腱索水平），垂直左心室长轴，获取室间隔及左心室后壁的运动曲线，通过测量收缩末期及舒张末期的左心室内径（Ds、Dd），自动计算并显示左心室收缩功能。

2. 二维超声心动图测定左心室收缩功能

二维超声心动图测定左心室收缩功能方法很多，目前通常采用 Simpson 法或改良 Simpson 法，Simpson 法采用心尖四腔心切面及心尖两腔心切面。

整体左心室收缩功能的正常值 SV（左心室每搏排血量）50 ～ 90ml，EF（射血分数）50% ～ 75%，LVFS（左心室短轴缩短率）27% ～ 50%。

■ （二）左心室舒张功能测定

1. M 型超声及二维超声

（1）二尖瓣前叶舒张期下降速率（EF 斜率）正常值 > 120mm/s。

（2）左心室后壁舒张、收缩速度，正常值：舒张速度 > 收缩速度。

2. 多普勒超声

（1）二尖瓣血流频谱：正常人舒张早期（E）> 舒张晚期（A），E/A > 1。

（2）二尖瓣环组织多普勒：二尖瓣前叶瓣环取样，正常人舒张早期（E'）> 舒张晚期（A'），E'/A' > 1。

（3）AQ 技术：AQ 技术是另一种发展迅速的心脏功能定量检测方法。

（郑小云 佘火标）

第八节 心脏超声造影

超声造影最早应用于心脏，经过几十年的发展，目前心脏超声造影已成为一门比较成熟、广泛应用于心血管疾病的无创性检查技术。心脏超声造影分为右心声学造影和左心声学造影。常用的右心造影剂是震荡无菌生理盐水造影剂，其微泡直径 > 10μm，不能通过肺循环，只能使右心系统显影。左心系统造影剂国内常用的是注射用六氟化硫微泡粉针剂（声诺维），微泡直径小，能进入肺循环，使右心系统与左心系统依次显影。

一、右心声学造影

（一）适应证

诊断或排除心内或肺内右向左分流相关疾病，如卵圆孔未闭（patent foramen ovale，PFO）肺动静脉瘘、肝肺综合征、永存左上腔静脉、术后残余分流或侧支等。

（二）造影方法

（1）检查告知及签署知情同意书。

（2）建立前臂静脉通路，或评估现有的静脉通路并确认正常。将三通管与静脉导管相连并固定。

（3）右心声学造影剂配制：用两支注射器分别抽取 8ml 的无菌生理盐水、1ml 空气和同时回抽 1ml 患者的血液，接在三通管的两个接头上后，在两支注射器之间来回推注液体 20 次以上，使之充分混合成均匀的微泡剂。

（4）采用弹丸式团注的方法将造影剂快速注射进患者的肘前静脉。

（5）在每次造影过程中，均应辅以规范的瓦尔萨尔瓦动作，以增加右心压力，从而增强右心造影效果。

（6）图像采集心尖四腔心切面，时间应从造影剂在右心房出现后至少 10 个心动周期留取动态图。

（7）检查结束患者留观 20 分钟，无不良反应方可离开。

（三）临床应用

1. 卵圆孔未闭

正常人群中约 25% 存在 PFO，在平静状态下由于左心房压略高于右心房压而不存在右向左分流。在某些情况下，如剧烈咳嗽、潜水、瓦尔萨尔瓦动作时，右心房压可能增高大于左心房压使左心房侧薄弱的原发隔被推开，即出现右向左分流。大量研究证实 PFO 与不明原因的脑缺血事件密切相关，其病理机制为矛盾性血栓，即静脉系统的栓子通过动-静脉系统之间异常交通进入动脉系统。PFO 右心声学造影时多在瓦尔萨尔瓦动作放松的瞬间发生右向左分流。一般在右心显影后的 3 个心动周期就能在左心内观察到造影剂微泡。根据造影后回放的每帧图像上观察到左心造影剂微泡的数量进行半定量分析，判定有无矛盾性栓塞的危险性，为临床下一步治疗提供依据。PFO 右向左分流半定量分级：1 级（少量分流）为左心腔内可见 1 ~ 10 个微泡 / 帧；2 级（中量分流）为左心腔内 11 ~ 30 个微泡 / 帧；3 级（大量分流）为左心腔内 > 30 个微泡 / 帧（图 15-8-1）。

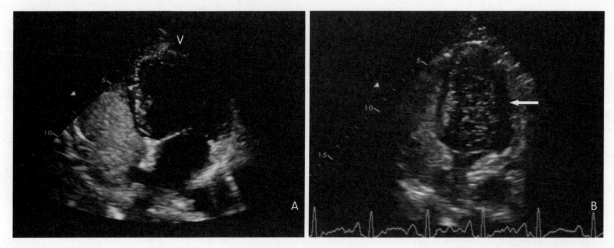

图 15-8-1　右心声学造影

注：图 A 为正常心脏的右心声学造影，右心腔显影，左心腔不显影；图 B 为卵圆孔未闭右心声学造影，
左心腔内可见大量造影剂微泡（箭头示），提示右向左分流 3 级。

2. 肺动静脉瘘

右心造影时微泡可自肺动脉经"瘘管"进入肺静脉与左心系统，通常在右心显影后 5 个心动周期后左心才显影，这种迟发的显影为肺动静脉瘘的典型特征。

3. 在先天性心脏病中的应用

通过观察左心系统有无造影剂和右心系统有无负性显影来确定是否存在分流，以及分流的方向和水平（图 15-8-2）。通过右心造影剂的显影顺序来鉴别永存左上腔和单纯性冠状静脉窦扩张。对三尖瓣和肺动脉瓣闭锁的诊断也能提供更加直接的证据。

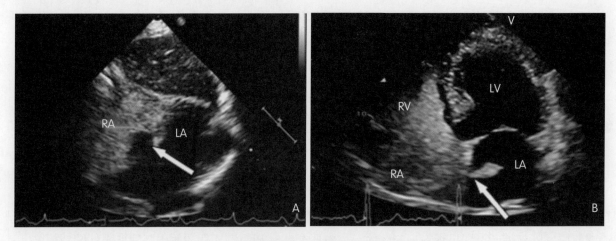

图 15-8-2　房间隔缺损右心声学造影示房水平双向分流

注：图 A 为剑突下双心房切面示右心房内负性显影区（箭头示）；图 B 为四腔心切面示左心房内见造影剂
微泡（箭头所示）通过房间隔缺损口的瞬间。LA 为左心房；LV 为左心室；RA 为右心房；RV 为右心室。

4. 其他

对于图像质量不佳的患者，右心声学造影可清晰勾画右心结构，帮助判断有无右心腔扩大、室壁肥厚、憩室、右心室流出道狭窄等病变。

二、左心声学造影

左心系统声学造影包括左心腔声学造影（left ventricular opacification,LVO）和心肌声学造影（myocardial contrast echocardiography,MCE）。

（一）左心腔声学造影适应证

（1）心脏功能的评估，包括各种原因导致心内膜边缘显示不清者；需要准确定量评估左心室容量及左心室射血分数等。

（2）心脏内病理结构的描绘，例如左心室心肌致密化不全、心尖肥厚型心肌病、心尖部血栓、心尖部室壁瘤及心腔内占位病变等。

（二）心肌声学造影适应证

（1）诊断心肌缺血。

（2）急性心肌梗死检测危险心肌面积。

（3）评价再灌注损伤及再灌注治疗效果。

（4）评价持续闭塞冠脉的侧支循环。

（5）判定心肌梗死后的存活心肌。

（6）结合负荷超声，估测冠脉微循环的储备能力。

（三）造影方法

（1）检查告知及签署知情同意书。

（2）建立前臂静脉通路，或评估现有的静脉通路并确认正常。

（3）常规超声心动图检查，优化图像参数。

（4）LVO 检查时仪器设置为低机械指数（MI，MI < 0.3）实时造影模式，MCE 检查时设置为超低MI（MI < 0.2）实时造影模式。将聚焦点置于二尖瓣环水平，保持图像帧频 > 25Hz。

（5）造影剂以注射用六氟化硫为例，注入 5ml 生理盐水将造影剂配制成乳白色微泡混悬液。造影时，团注造影剂 0.5 ～ 1ml，随后 5ml 生理盐水 20s 以上缓慢推注冲管。

（6）注入造影剂后至少需要 30s 左心室开始显像，图像采集前应确认左心室显像满意。

（7）LVO 采集连续动态图像至少 5 个完整心动周期的心尖四腔心、两腔心和三腔心切面。

（8）MCE 采集动态图包括两个心动周期，随后触发高 MI"闪烁"行心肌灌注造影，采集连续动态图像至少包括 15 个完整心动周期的超低 MI 再灌注的心尖四腔心、两腔心和三腔心切面。

（9）检查结束患者留观 30 分钟，无不良反应方可离开。

（四）临床应用价值

（1）定量评价左心室容量、左心室射血分数和左心室节段性运动异常：使用造影剂能明显改善左心室心内膜边界识别，准确评估心室容量和 LVEF，提高重复性和诊断信心。超声造影测量左心室容积和射血分数与核素显像、MRI、CT 有着良好的相关性（图 15-8-3）。

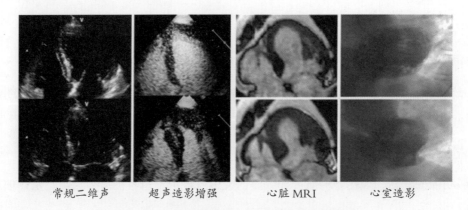

常规二维声　　　　超声造影增强　　　　心脏 MRI　　　　心室造影

图 15-8-3　超声造影增强与其他影像学检查的比较

注：LVO 评估心脏射血分数（整体左心室功能）和心脏 MRI 相当。

（2）左心室心肌致密化不全：是由于胚胎发育早期心肌致密化过程停滞而导致的先天性心肌病变。通过超声造影剂在左心室肌窦内的充盈，清晰勾画出病变部位粗大的肌小梁和凹陷的隐窝，典型图像特征为四腔心切面左心室腔呈"脚趾征"（图 15-8-4）。

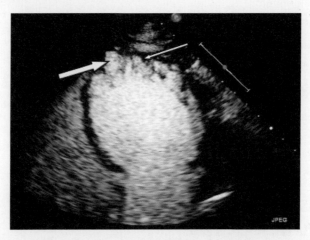

图 15-8-4　左心室心肌致密化不全声学造影

注：左心腔造影清晰勾画出病变部位粗大的肌小梁（细箭头）和凹陷的隐窝（粗箭头），呈典型的"脚趾征"。

（3）左心室心尖部的异常：由于二维超声心动图心尖近场伪像干扰，致使心尖部病变极易漏诊。LOV 有助于明确诊断，血栓显示为心尖部心腔充盈缺损，血栓内无造影剂增强并由此鉴别血栓与肿瘤（图 15-8-5）；室壁瘤表现为局部室壁变薄、不运动或运动消失、心尖扩张，并可发现瘤内有无附壁血栓及鉴别真、假性室壁瘤；心尖部肥厚型心肌病典型表现为心尖部心肌明显增厚，心腔变小，左心室腔呈"铁锹样"外观。

（4）鉴别心腔内占位病变：大多数恶性的肿瘤有异常丰富、扩张的新生血管，造影后明显增强。间质肿瘤（如黏液瘤）血供差则表现为低增强，血栓则无造影增强显像。

（5）心肌声学造影（myocardial contrast echocardiography,MCE）诊断心肌缺血：心肌声学造影是近几年发展起来的一项评价心肌灌注的新技术，由于造影剂微泡直径小于红细胞，可以自由地通过心肌毛细血管，因此心肌声学造影可以从毛细血管水平评价心肌灌注。当某支冠状动脉（简称冠脉）主干或其分支发生闭塞时，属于该冠脉远端供血的心肌就会缺血，心肌声学造影就显示为该区域局部心肌灌注缺损，因此，在心电图不能提供有效诊断、实验室检查尚未有心肌损伤标记物出现的时候，这种梗死相关冠脉供血区的灌注充盈缺损对于确立急性心肌梗死的诊断有重要价值（图 15-8-6）。

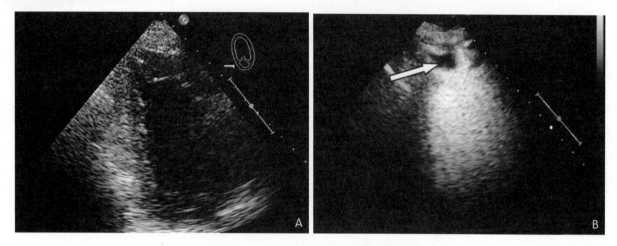

图 15-8-5　左心室心尖部血栓声学造影

注：图 A 为常规二维图像心尖部未见明显异常；图 B 为造影增强后显示心尖部小血栓（箭头示）。

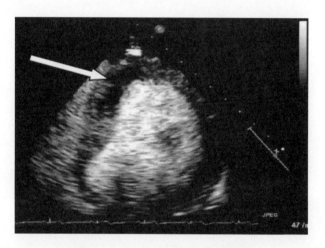

图 15-8-6　左心室心肌声学造影

注：心肌灌注显像示左心室室间隔心尖段血流灌注异常，呈无灌注的缺损区（箭头示）。

（张蓉　秦青秀）

本章小结

　　超声由于其无创、无辐射且能实时动态观察脏器的运动情况成为心脏影像学检查的主要手段。本章重点讲述了心脏超声检查方法和正常声像图表现，介绍了常见心脏疾病的声像图特征和诊断要点，以及超声造影技术在心脏疾病中的应用。

思考题

（1）简述 1～4 区 M 型超声心电图基本图形特征。

（2）简述二维超声心动图的基本切面包括哪些。

（3）简述心脏功能测定的方法及其正常值。

（4）简述房间隔缺损及室间隔缺损的类型、超声表现及鉴别诊断。

（5）简述冠状动脉与心肌供血的关系。

（6）简述心脏超声造影的方法和临床应用。

（张蓉　秦青秀）

16 第十六章　血管超声检查

（1）掌握颈部、腹部及四肢血管的解剖、检查方法、正常超声表现。

（2）熟悉颈部、腹部及四肢血管常见疾病的超声诊断。

（3）了解超声造影在外周血管中的应用。

第一节　颈部血管超声检查

一、颈部血管的解剖

颈部血管包括颈动脉、颈静脉两个系统。颈部动脉包括颈总动脉（common carotid artery，CCA）和椎动脉（vertebral artery，VA）。右侧颈总动脉起始于从主动脉弓发出的无名动脉（innominate artery，INA），左侧颈总动脉由主动脉弓直接发出。两侧的颈总动脉在甲状软骨水平分成颈内动脉（internal carotid artery，ICA）与颈外动脉（external carotid artery，ECA）。颈内动脉呈迂曲状在咽部的外侧上行，通过颈动脉管进入颅内。颈外动脉从起始部分出甲状腺上动脉，随后分出舌动脉、面动脉、颞浅动脉等。椎动脉分别起始于左、右侧锁骨下动脉（subclavian artery，SA），通过颈椎的横突孔在颈部深处上行。颈部静脉包括颈内静脉、椎静脉。

二、使用仪器及检查方法

（一）仪器设备

选用频率 5 ～ 10MHz 线阵探头。

（二）患者体位与检查方法

1. 检查体位

受检者取仰卧位，头略后仰，充分伸展颈部，脸转向检查侧的对侧，必要时颈后垫枕。

2. 常用切面

显示颈总、颈内、颈外动脉及椎动脉横断面及纵断面，显示颈动脉内膜、中膜、外膜，测量内 -

中膜厚度（intima media thickenss，IMT）。横断面观察管径变化、管壁厚度、管腔内有无斑块、狭窄和闭塞等形态异常；纵断面观察血管走行、IMT、斑块长度及厚度、表面和内部回声等。

3. 扫查方法

从颈根部开始，依次向上检查颈总动脉（CCA）、颈内动脉（ICA），颈外动脉（ECA）及椎动脉（VA）。彩色多普勒观察血流方向、流速及狭窄部位，有无充盈缺损、中断等；频谱多普勒可测量收缩期峰值流速、舒张末期最低流速、搏动指数及阻力指数等。

（三）正常超声表现和多普勒血流频谱

1. 二维灰阶成像

通过横切面及纵切面观察颈动脉走行、内径及动脉管壁3层结构，动脉管壁包括内膜、中膜、外膜层，超声表现为中-低-强回声带。内径测量位置：CCA分叉水平近心端1～2cm处；ICA起始段远心端1.5～2cm处，ECA起始段远心端1cm处，正常颈总动脉内-中膜厚度（IMT）测量：将测量区域局部放大，测量第一层血管内膜中等回声带至第二层中层低回声带的垂直距离（图16-1-1），正常成人颈总动脉IMT<1mm。

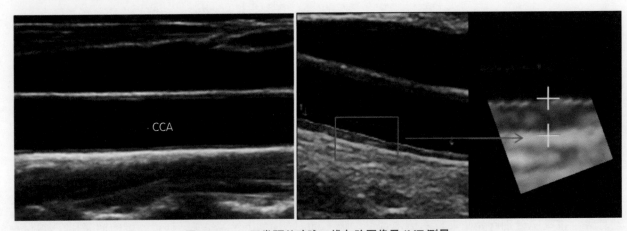

图 16-1-1　正常颈总动脉二维灰阶图像及 IMT 测量

注：CCA 为颈总动脉；颈总动脉 IMT 测量，颈动脉内 - 中膜厚度测量光标应包括动脉管腔
与内膜界面的线样中等回声带至第二层中膜低回声带的垂直距离。

2. 彩色多普勒血流及频谱多普勒

正常颈动脉血流为层流，充满整个管腔，管腔中央为色彩明亮的高速血流信号，靠近管壁为色彩较暗淡的低速血流。颈内动脉和椎动脉血流主要供应大脑组织，循环阻力小，频谱显示为低阻力的血流频谱；而颈外动脉血流主要供应头面部的组织，循环阻力大，频谱显示为高阻力的血流频谱；颈总动脉血流频谱具有上述两者的特点（图16-1-2）。

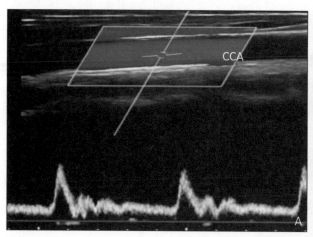
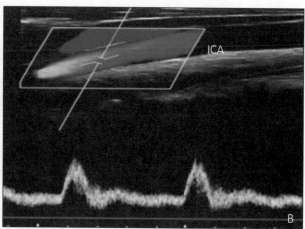

图 16-1-2　颈总、颈内动脉频谱多普勒图像

注：CCA 为颈总动脉；ICA 为颈内动脉。

■ （四）常见颈部动脉疾病——颈动脉硬化性闭塞症

1. 概述

主要是动脉内膜类脂质的沉积，逐渐出现内膜增厚、钙化、血栓形成，致使管腔狭窄、闭塞。本病好发于颈总动脉分叉处和颈内动脉起始段，包括颈动脉内 - 中膜的增厚、粥样斑块的形成，动脉管腔的狭窄或闭塞。

2. 超声表现

1）二维声像图表现

（1）颈动脉壁：早期仅表现为中层增厚，硬化明显者表现为内 - 中膜厚度（IMT）局限性或弥漫性增厚，内膜不规整，颈总动脉 IMT ≥ 1mm，分叉处 IMT ≥ 1.2mm 定义为增厚。

（2）粥样硬化斑块形成：IMT ≥ 1.5mm 时，即可诊断为斑块形成。斑块基本结构包括表面纤维帽、核心部、基底部和上下肩部。根据斑块形态学分为规则型（纤维帽完整）、不规则型（纤维帽不完整）和溃疡型（纤维帽破裂不完整，形成"火山口"征）；根据斑块内回声特征为分为均质性回声（斑块内部回声均匀一致，表现为均匀的高、中、低回声）和不均质回声斑块（斑块内部呈高、中、低混合回声）（图 16-1-3）。

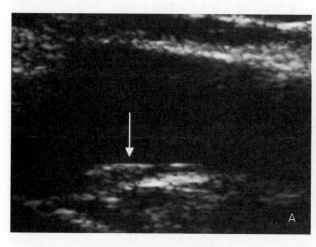
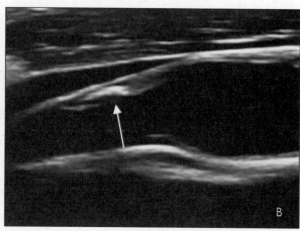

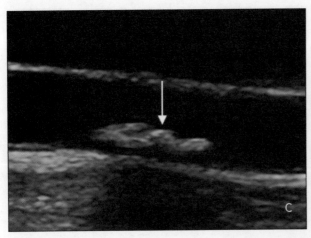
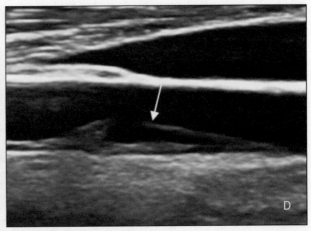

图 16-1-3 粥样硬化斑块声像图

注：图 A 为低回声型斑块（箭头示）；图 B 为高回声型斑块（箭头示）；图 C 为混合回声型
斑块（箭头示）；图 D 为溃疡型斑块（箭头示）。

2）彩色多普勒血流

斑块附着处血流充盈缺损。轻度狭窄处可无明显湍流；中度或重度狭窄段血流充盈不全，血流束明显变细，狭窄处和狭窄后出现五彩镶嵌的花色血流；管腔完全闭塞时病变段管腔内无血流信号，闭塞近端血流速度减低，并出现逆流或涡流（图 16-1-4）。

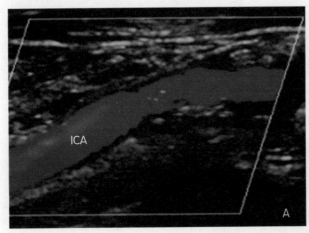
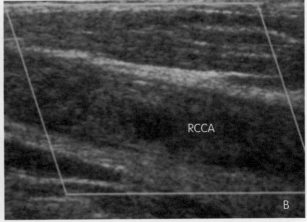

图 16-1-4 颈动脉狭窄血流图

注：图 A 为轻度狭窄；图 B 为完全闭塞；ICA 为颈内动脉；RCCA 为右侧颈总动脉。

3. 鉴别诊断

（1）重度狭窄与闭塞的鉴别：对于重度狭窄或可疑闭塞的血管病变可采用能量多普勒超声检测微弱血流信号。

（2）颈动脉硬化性闭塞症与多发性大动脉炎累及颈总动脉鉴别：多发性大动脉炎青年女性多见，病变处内膜清晰，一般无粥样硬化斑块。

（刘舜辉　廖瑞真）

第二节　腹部血管超声检查

一、腹部血管的解剖

（一）腹主动脉

腹主动脉是腹部的主干动脉，位于膈肌以下至第4腰椎处，上方与降主动脉相延续，向下至第4腰椎水平分为左、右髂总动脉。主要分支有：腹腔干、肠系膜上动脉、肾动脉和肠系膜下动脉。

（二）下腔静脉

位于脊柱右前方，由左、右髂总静脉在第4～5腰椎水平汇合而成，沿腹主动脉右侧上行，经肝后方的腔静脉窝，穿膈肌的腔静脉裂孔注入右心房。下腔静脉的主要属支有：肝静脉和肾静脉。

二、检查体位及方法

（一）仪器条件

常规使用3.5MHz的凸阵探头，体瘦者可选用5MHz的探头，肥胖者和位置深在的血管可选用2.5MHz的探头。

（二）检查体位

受检者取仰卧位，必要时取侧卧位、俯卧位或站立位。

（三）患者准备

宜空腹检查（检查前空腹8～12小时），必要时可适量饮水充盈胃腔。

（四）扫查方法

常规将探头置于剑突下腹部正中线，自上向下进行纵切追踪观察腹主动脉和下腔静脉的管壁和管腔内情况，而后横切自上向下扫查腹主动脉及下腔静脉全程及其分支。

三、检查内容

（一）二维声像图

观察其走行情况，有无局限性膨大、狭窄或局部受压等。观察管壁及管腔内有无异常回声（如斑块、钙化、血栓形成等），测量血管内径。存在狭窄时，应测量残腔内径，包括最窄处前后径和最窄处横径；存在瘤样扩张时，测量瘤颈（即瘤体入口）距肾动脉开口的距离，观察瘤颈的形态；测量瘤体出口距左右髂总动脉分叉的距离。下腔静脉需观察搏动特点及其管径变化与呼吸动作、心动周期之间的关系。

（二）彩色多普勒血流及频谱多普勒

观察血管形态，管腔内血流充盈情况、血流方向，有无紊乱血流及分流，测量峰值流速（PSV）、阻力指数（RI）。

四、 正常声像图和多普勒血流频谱形态

（一）二维声像图表现

纵切时于肝左叶后方显示的腹主动脉呈长管状无回声结构，管径从上至下逐渐变细，并可见明显的扩张性节律搏动；横切时其位于脊柱中线偏左，呈圆形无回声；正常腹主动脉内径近段 2 ~ 3cm，中段 1.5 ~ 2.5cm，远段 1 ~ 2cm（图 16-2-1A）。下腔静脉受右心影响呈波浪式波动。

（二）彩色多普勒血流及频谱多普勒表现

1. 腹主动脉

腹主动脉血流阻力较大，但属层流。彩色多普勒显示离心方向血流信号（图 16-2-1B）；多普勒频谱形态表现为三相波，即在一陡直的收缩期正向单峰之后，接着是舒张早期反向血流、为小幅负向波，再有一个舒张中晚期正向低速血流。一般近段腹主动脉供血内脏器官，因而，其血流频谱显示舒张期也有一定程度的正向血流信号；而中、远段腹主动脉供血高阻力血管床的下肢及盆腔，相应的血流频谱显示舒张期早期有一反向波。

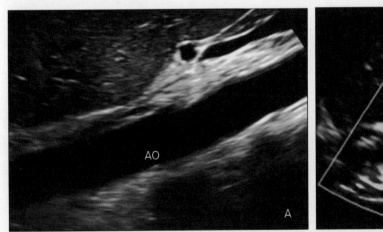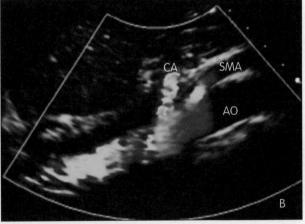

图 16-2-1　正常腹主动脉二维及彩色多普勒血流声像图

注：图 A 为正常腹主动脉二维声像图；B 为正常腹主动脉彩色多普勒血流图。

AO 为腹主动脉；CA 为腹腔干；SMA 为肠系膜上动脉。

2. 下腔静脉

彩色多普勒显示心室收缩早期至舒张早期呈向心方向血流信号，舒张晚期呈离心方向血流信号。多普勒频谱形态呈三峰型或呈多相型，在每一心动周期，依次由 S 波、V 波、D 波和 a 波组成。S 波和 D 波为前向波，均为右心房压力下降、静脉血液回流所致，S 波波峰常大于 D 波波峰；V 波和 a 波为反向波，均为右心房压力超过静脉压时出现静脉血液逆流所致。

五、常见腹部血管疾病

（一）真性腹主动脉瘤

1. 概述

腹主动脉瘤是因为动脉壁损伤、破坏和变性等原因所致局部薄弱、张力减退后在高压动脉血流的长期冲击下延伸形成的永久性扩张或膨出，按病理分为真性、假性和夹层动脉瘤 3 种类型。真性腹主动脉瘤多由动脉管壁本身的病变所引起，以动脉粥样硬化最为常见，多数情况下伴有附壁血栓，动脉瘤的部位可触及搏动。

2. 诊断标准

符合两者之一即可诊断：

（1）腹主动脉最宽处外径较相邻正常段外径增大 1.5 倍以上。

（2）最大径（外径）>3cm。

3. 超声表现

1）二维图像

病变动脉段呈囊状或纺锤状扩张，瘤壁仍为三层动脉壁结构，内壁不平，常可见附壁血栓。

2）彩色多普勒血流及频谱多普勒

动脉瘤腔内可见杂色涡流信号，频谱呈低速充填型。

4. 鉴别诊断

真性腹主动脉瘤需与假性动脉瘤鉴别，后者瘤体位于腹主动脉外侧，病变处动脉壁有破口，形成与动脉管腔相通的局限性血肿，瘤口处可探及双期双向动脉血流。

（二）夹层动脉瘤

1. 概述

主动脉壁中层退行性病变，受血流冲击或滋养血管破裂导致内膜撕裂，血液从破裂口流入中层，内、中层分离，将动脉壁分离成真腔和假腔，假腔内径一般大于真腔，引起相应脏器缺血性改变。临床表现为突发腹部剧痛。

2. 超声表现

1）二维图像

动脉腔被纤细的膜样回声分成真腔和假腔两部分，横断面呈双环征，纵断面呈双层管壁，假腔内可见血栓回声（图 16-2-2A）。

2）彩色多普勒血流及频谱多普勒

收缩期血流从真腔经破裂口流入假腔内，真腔血流色彩明亮，方向与正常动脉相似，血流频谱类似正常动脉血流频谱；假腔内血流暗淡、无血流或血流方向相反，为不规则低速血流频谱或探测不到血流频谱（图 16-2-2B）。

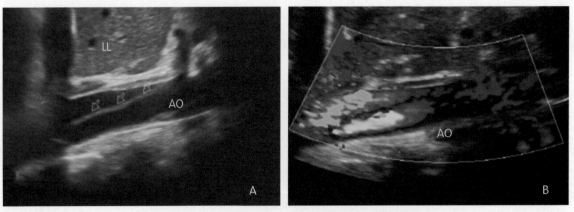

图 16-2-2　腹主动脉夹层动脉瘤二维图及彩色血流图

注：图 A 为撕裂的内膜（箭头示）将腹主动脉分成真腔和假腔，上半部分为假腔，下半部分为真腔；图 B 为蓝色血流为
假腔内血流，红色血流为真腔内血流。LL 为左肝；AO 为腹主动脉。

3. 鉴别诊断

夹层动脉瘤需与主动脉瘤鉴别，后者表现为动脉管径局部增宽，内未见撕脱内膜。

（三）下腔静脉血栓

1. 概述

下腔静脉血栓是由各种原因引起的下腔静脉内血液异常凝结的一种少见病。静脉血流迟缓、静脉壁损伤和血液呈高凝状态是静脉血栓的 3 个重要因素。静脉血流淤滞引起组织缺氧，使内皮细胞收缩、损伤，抗凝物质减少，抗凝作用和防止血小板黏附作用减弱，纤溶系统平衡被破坏，使血栓容易形成。临床多在下腔静脉狭窄或闭塞基础上发生，或由下肢静脉血栓向上蔓延形成。

2. 超声表现

1）二维图像

管腔内见实性回声，管腔局部狭窄或闭塞（图 16-2-3A）。

2）彩色多普勒血流及频谱多普勒

血栓无血流信号；闭塞处无血流显示，狭窄处血流速度增高，狭窄远端波动性降低或消失、流速减慢甚至反向（图 16-2-3B）。

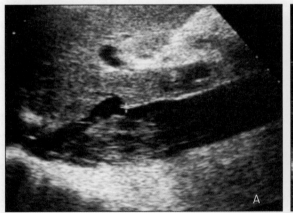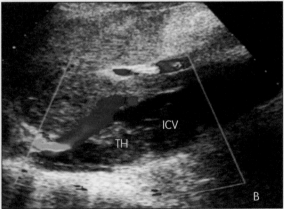

图 16-2-3　下腔静脉血栓二维及彩色多普勒血流图

注：图 A 为下腔静脉血栓二维图；图 B 为下腔静脉血栓彩色多普勒血流图。IVC 为下腔静脉；TH 为血栓。

（刘舜辉　吴秀艳）

第三节 四肢血管超声检查

一、解剖概要

四肢血管包括四肢动脉及四肢静脉。

1. 上肢动脉及静脉

上肢动脉包括锁骨下动脉、腋动脉、肱动脉、桡动脉和尺动脉。上肢深静脉与上肢动脉伴行且同名。上肢浅静脉主要有头静脉、肘正中静脉和贵要静脉。

2. 下肢动脉及静脉

下肢动脉包括髂外动脉、股总动脉、股浅动脉、股深动脉、腘动脉、胫前动脉、胫后动脉、腓动脉、足背动脉及足底动脉。下肢深静脉与下肢动脉伴行且同名。下肢浅静脉主要有大隐静脉和小隐静脉。

二、检查方法

（一）检查仪器

选用高分辨力彩色多普勒仪，上肢血管检查多采用 7MHz 以上的线阵探头。下肢血管检查多采用 5 ~ 7MHz 的线阵探头，对于体型肥胖位置较深的血管可选用相对较低频率的线阵探头。

（二）检查体位

肢体血管检查取卧位或坐位，使患处或患肢舒展松弛。胫前、胫后及足背血管检查可取坐位。腘静脉检查时应取俯卧位，踝关节垫高，以便静脉回流。

三、观察内容

（一）二维图像

横断面观察管径变化、管壁厚度、内膜、管腔内有无斑块、狭窄和闭塞等形态异常；纵断面观察血管走行，动脉内 – 中膜厚度、斑块长度及厚度、表面和内部回声等。

（二）彩色多普勒血流图及频谱多普勒图像

观察血流方向、流速及狭窄部位，有无充盈缺损、中断等；频谱多普勒主要观察频谱形态，动脉测量收缩期峰值流速、舒张末期最低流速、搏动指数及阻力指数等。

四、正常二维声像图和多普勒血流频谱形态

（一）二维图像

1. 四肢动脉

动脉壁呈等、弱、强 3 层结构并清晰可见，管腔内呈均匀的无回声，长轴切面上，动脉内径从近

心端向远心端逐渐变细。

2. 四肢静脉

血管壁薄，内膜平整，管腔内呈无回声，但有时可见流动的较低回声，一般静脉内径大于伴行动脉内径，在深吸气或瓦氏动作时，静脉内径增宽。静脉管腔内可见静脉瓣结构，大多数呈双瓣型，常见于锁骨下静脉、股静脉及大隐静脉等。

（二）彩色多普勒血流及频谱多普勒显像

1. 四肢动脉

管腔内充满血流信号。多普勒频谱为典型的三相波形，即收缩期为快速上升的正向波，舒张早期为短暂反流形成的反向波，舒张晚期为低速正向波。多普勒频谱形态呈清晰的频窗，无湍流。血流速度从肢体近端到远端逐渐减低（图 16-3-1）。

2. 四肢静脉

呈持续且充盈于整个管腔的单一反向回心血流。频谱多普勒特征有 5 点：自发性、周期性、瓦氏动作血流中断、挤压远端肢体时血流信号增强及单向回心血流信号（图 16-3-2）。

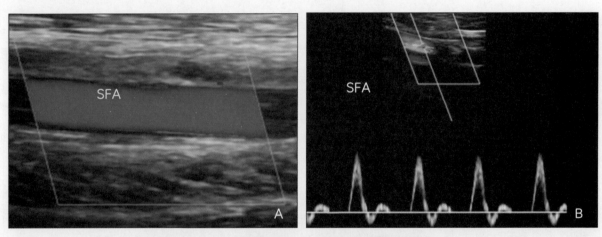

图 16-3-1　股动脉彩色多普勒血流及频谱多普勒图

注：图 A 为彩色多普勒血流图；图 B 为彩色多普勒频谱图；SFA 为股动脉。

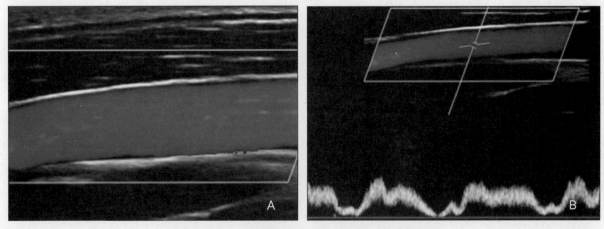

图 16-3-2　肱静脉彩色多普勒血流及频谱多普勒图

注：图 A 为彩色多普勒血流图；图 B 为彩色多普勒频谱图。

五、 常见四肢大血管疾病

■ （一）四肢动脉硬化闭塞症

1. 概述

主要是动脉内膜类脂质的沉积，逐渐出现内膜增厚、钙化、血栓形成，致使管腔狭窄、闭塞。临床表现为患侧肢体远端搏动减弱或消失，肢体麻木、疼痛、间歇性跛行，以及趾或足发生溃疡或坏疽。

2. 超声表现

1）二维超声

病变处的动脉内膜局限性增厚，可见单发或多发大小不等、不同形状、回声不均的斑块，部分斑块造成管腔局限性或弥漫性狭窄甚至闭塞，部分可伴发低回声血栓（图16-3-3）。

2）彩色多普勒血流及频谱多普勒

早期动脉粥样硬化病变轻度狭窄（＜49%）时，彩色血流形态不规整，狭窄处血流束变细，频谱形态可正常；当斑块或血栓造成中、重度狭窄（50%～99%）时，狭窄部位彩色血流不规则变细，血流速度加快，三相波消失，呈双期单向波，频带增宽充填；完全闭塞时管腔内无血流信号。

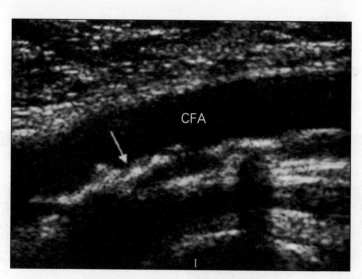

图16-3-3 股总动脉粥样斑块声像图
注：股总动脉后壁粥样斑块（箭头示）；CFA为股总动脉。

3. 鉴别诊断

（1）四肢动脉栓塞：常因心脏或主动脉内栓子脱落所致，造成远端动脉管腔堵塞，产生肢体急性缺血性疼痛或坏死。超声显示动脉管腔内栓塞部位可见中低回声栓子，管壁可正常。侧支循环未建立时，栓塞远段可无明显血流信号。

（2）血栓闭塞性脉管炎：多见于吸烟青壮年男性，主要累及下肢中、小动脉及伴行的静脉，病变呈节段性分布。不完全闭塞时，彩色血流纤细、迂曲，血流速度减低，呈单相低速血流频谱；完全闭塞时病变部位及远端血流信号消失。

（二）假性动脉瘤

1. 概述

常发生于四肢，多与外伤、感染有关。为动脉管壁全层破损，血液流出被周围组织包绕形成动脉旁局限性血肿，血肿机化后经内皮和周围组织包裹成瘤样，内可见继发血栓形成。临床表现为出现进行性增大的肿块，多伴有搏动。

2. 超声表现

1）二维超声

动脉旁无回声或混合回声不规则肿物，瘤壁没有动脉壁 3 层结构，与周围组织关系密切，瘤腔内呈无或等回声，瘤体内有血栓形成时，可见形态不规则、回声强弱不均的回声团块附壁，典型病例可见破裂口与动脉病变处交通形成瘤颈（图 16-3-4A）。

2）彩色多普勒血流

瘤腔内血流紊乱或呈涡流状，瘤颈处可见双向窄束血流，收缩期自动脉喷射入瘤体内，舒张期反流回动脉腔内。压迫病变近端动脉可使瘤体缩小，瘤体内血栓形成时，可见彩色血流充盈缺损（图 16-3-4B）。

3）频谱多普勒

瘤体内频谱呈涡流样改变、呈双相，频谱边缘不规整、频谱增宽。典型病例频谱多普勒可探及瘤颈处高速双向血流。

3. 鉴别诊断

假性动脉瘤需与真性动脉瘤鉴别，后者为动脉局限性扩张、瘤壁仍为完整的动脉壁 3 层结构。

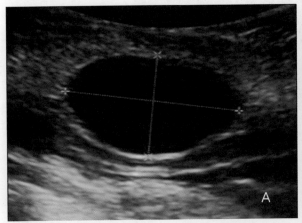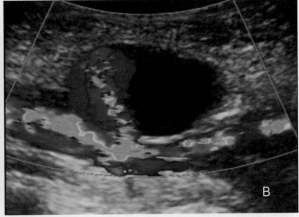

图 16-3-4　股动脉假性动脉瘤

注：图 A 为假性动脉瘤瘤体呈椭圆形液性无回声；图 B 为假性动脉瘤瘤体内血流与瘤体旁动脉管腔内血流相通。

（三）深静脉血栓形成

1. 概述

静脉血栓形成主要有 3 个发病机制：静脉血流迟缓、静脉壁损伤和血液呈高凝状态，静脉管腔内血液发生凝固，形成血栓。临床表现为患肢肿胀、疼痛和皮温减低，浅静脉曲张等。

2. 超声表现

1）二维图像

静脉内径增宽且加压后不能完全闭合是静脉血栓的特异性改变，管腔内血栓回声的特点随病程不同具有较大的差异。

（1）急性血栓：血栓处静脉管径增宽，内可见低至无回声血栓，部分呈漂浮状，加压后管腔不能被压瘪。

（2）亚急性血栓：血栓回声较急性期逐渐增强、变小、固定，静脉管径回缩，加压后管腔不能被完全压瘪。

（3）慢性血栓：血栓呈中强杂乱回声，静脉壁不规则增厚，静脉瓣膜增厚，回声增强，对合不佳。

2）彩色多普勒血流及频谱多普勒

完全性栓塞，管腔内无彩色血流信号；部分性栓塞，管腔内彩色血流充盈缺损、血流束变细，血栓远端血流频谱呈持续低速改变，不随呼吸加压动作变化；慢性血栓可见侧支静脉形成（图 16-3-5）。

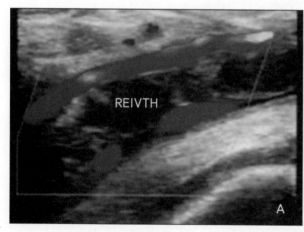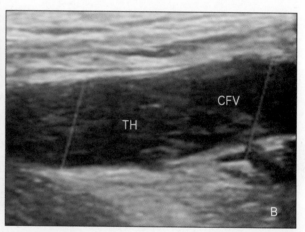

图 16-3-5　深静脉血栓血流图

注：图 A 为右侧髂外静脉部分闭塞，血管腔边缘见呈"双轨征"的细窄血流；图 B 为股总静脉完全闭塞，血管腔内无血流信号显示。TH 为血栓；REIV 为右侧髂外静脉；CFV 为股总静脉。

3. 鉴别诊断

深静脉血栓形成需与引起肢体肿胀的疾病相鉴别。如淋巴水肿、四肢骨骼肌损伤、全身性疾病等鉴别。超声检查静脉管腔内无血栓回声，血流通畅。

（四）下肢深静脉瓣膜功能不全

1. 概述

下肢深静脉瓣膜功能不全又称下肢深静脉瓣关闭不全，分为原发性与继发性两类。前者病因至今尚未完全清楚，可能与胚胎发育缺陷及瓣膜结构变性等因素有关。后者是血栓形成后的后遗症。其中原发性病例占多数。临床表现为患侧肢体胀痛、肿胀、浅静脉曲张等。

2. 超声表现

1）二维图像

静脉管腔正常或增宽，内呈无回声，探头加压后管腔能完全闭合，部分可见瓣膜增厚、关闭不全。

2）彩色多普勒血流及频谱多普勒

乏氏试验或挤压小腿放松后，彩色多普勒可见病变段静脉远心段血流信号反转。频谱多普勒可探及反向血流频谱，反流持续时间 >1s，根据反流持续时间可将反流程度分为 4 级：1 ~ 2s 为 1 级，2 ~ 3s 为 2 级，4 ~ 6s 为 3 级，>6s 为 4 级。

3. 鉴别诊断

下肢深静脉瓣膜功能不全应与静脉血栓形成及四肢淋巴水肿鉴别。

（廖瑞真　刘舜辉）

第四节　血管超声造影

血管超声造影能增加检测血管病理改变的准确性，通过超声造影剂微泡在动脉血管内流动，清晰地显示管腔情况，区分动脉是完全闭塞还是重度狭窄，辨别血管的夹层、动脉粥样斑块、内中膜厚度和探测管壁斑块滋养血管、诊断动脉瘤类型及评价术后并发症。

一、检查方法

（1）检查告知及签署知情同意书。

（2）常规超声检查：观察病变位置、回声、大小、局部有无狭窄，狭窄程度及局部血流速度等。

（3）造影条件设置：进入造影检查模式，调节仪器成像条件。

（4）实施造影：探头置于目标区域，使目标区域尽可能位于图像中间。目前临床常用的超声造影对比剂为 SonoVue（声诺维），经肘前静脉团注造影剂，推荐用量为 1 ~ 2.4ml，造影同时打开计时器，观察目标区域情况及增强变化过程 4 ~ 6 分钟，并存储动态图像。

二、临床应用

1. 颈动脉狭窄

超声造影可提高多普勒超声检测的敏感性，并可改善动脉管腔的显示鉴别动脉完全闭塞与重度狭窄（图 16-4-1、图 16-4-2）。

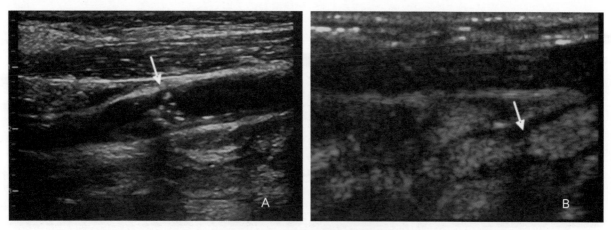

图 16-4-1　颈动脉狭窄超声造影

注：图 A 为颈动脉斑块处管腔显示不清（箭头示）；图 B 为造影后清晰显示狭窄处管腔（箭头示）。

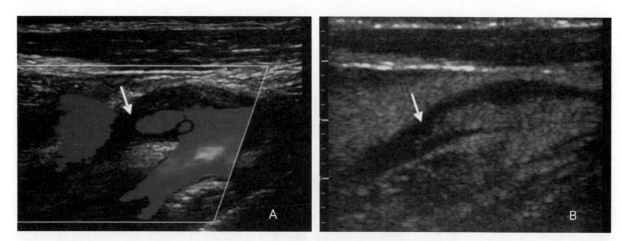

图 16-4-2　颈内动脉闭塞超声造影

注：图 A 为彩色多普勒血流显像示颈内动脉远端血流信号稀少（箭头示）；图 B 为造影后清晰显示
颈内动脉远端无造影剂进入（箭头示）。

2. 动脉粥样硬化斑块

动脉粥样硬化和不稳定斑块的存在是导致心脑血管疾病最重要的危险因素，颈动脉是反映全身动脉粥样硬化情况理想和敏感的窗口。超声造影可以提高颈动脉低回声斑块和溃疡斑块的检出率，检测出颈动脉斑块内新生血管化程度，并对其进行半定量分析用以评估斑块的稳定性（图 16-4-3、图 16-4-4）。

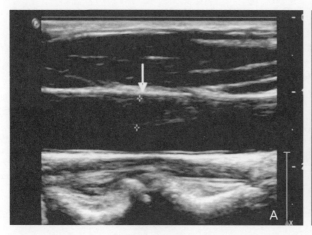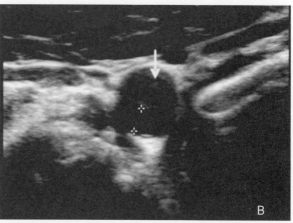

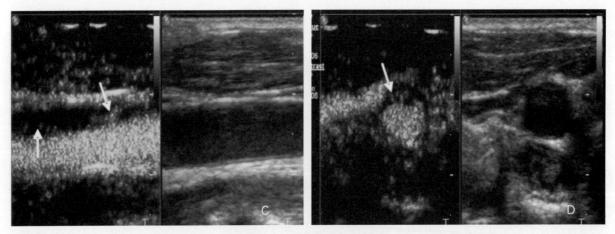

图 16-4-3　颈总动脉斑块造影

注：图 A 为颈总动脉纵切面显示前壁斑块（箭头示）；图 B 为颈总动脉横切面显示前壁斑块（箭头示）；图 C 为纵切面显示造影后斑块内可见点状及线状增强（箭头示）；图 D 为横切面显示造影后斑块内可见点状及线状增强（箭头示）。

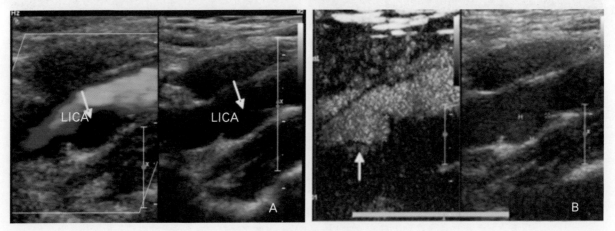

图 16-4-4　左颈内动脉溃疡斑

注：图 A 为二维超声显示后壁低回声斑块，能量多普勒显示斑块边界清晰（箭头示）；图 B 为造影后显示斑块为溃疡斑，造影剂充盈溃疡口，清晰显示溃疡口大小 5.8mm×3.3mm，斑块基底部见点状及线状增强（箭头示）。LICA 为左颈内动脉。

3. 主动脉夹层

血管超声造影检查可帮助区分动脉夹层的真假腔，识别夹层的入口和出口，及夹层延伸的范围，判断假腔内有无血栓。

4. 外周动脉假性动脉瘤

外伤、心导管术或其他侵入性血管手术可出现动脉假性动脉瘤。当因各种因素评价动脉损伤困难时，使用超声造影剂可协助快速评估假性动脉瘤大小和程度，及时指导治疗。

5. 血管瘤内支架置入并发症

动脉夹层或动脉瘤支架置入术后可出现内漏等血管并发症，超声造影可判断是否有内漏，并有助于对内漏进行分型。

本章小结

　　本章重点讲述了腹部、外周血管超声检查方法和正常声像图表现；介绍了动脉硬化病变，动脉瘤、深静脉血栓等疾病二维、彩色及频谱多普勒声像图特征和鉴别诊断要点，以及超声造影在血管病变中的应用，为诊断血管疾病、判断病变程度及指导治疗提供客观依据。

思考题

　　（1）简述颈动脉超声检查方法及正常声像图表现。

　　（2）简述腹主动脉的主要分支及正常腹主动脉的超声表现。

　　（3）简述正常下腔静脉二维及彩色多普勒超声表现。

　　（4）简述腹主动脉真性动脉瘤的声像图表现。

　　（5）简述下肢深静脉血栓的典型声像图表现。

（张蓉）

17 第十七章 浅表器官超声检查

学习目标

（1）掌握正常甲状腺探测方法及声像图特征、乳腺解剖、检查方法；掌握正常乳腺及乳腺增生、乳腺纤维腺瘤、乳腺癌的超声表现。

（2）熟悉甲状腺功能亢进症、桥本甲状腺炎、结节性甲状腺肿、甲状腺癌的超声表现，了解其相互之间的鉴别要点；熟悉正常乳腺探测方法及声像图特征；熟悉正常淋巴结探测方法及声像图特征。

（3）了解乳腺超声检查的新进展。

第一节　甲状腺超声检查

甲状腺是成年人体内最大的内分泌腺，位于颈前正中，分为左右侧叶，由峡部连接，上起自甲状软骨、下至第 6 颈椎水平。有 30% ～ 50% 的人在峡部上缘有一尖端向上的锥状叶（图 17-1-1）。甲状腺前方为胸骨舌骨肌及胸骨甲状肌，外前方为胸锁乳突肌，两侧叶后方为颈长肌。两侧叶的后内侧与喉和气管、咽和食管，以及喉返神经等相邻，后外侧为颈总动脉及颈内静脉。甲状腺表面覆盖有两层被膜，分别为外层的假被膜和内层的真被膜。

一、甲状腺的解剖

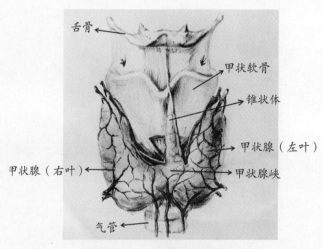

图 17-1-1　正常甲状腺解剖

甲状腺的血供非常丰富，主要由双侧甲状腺上、下动脉及少数个体存在的甲状腺最下动脉构成。甲状腺的静脉起自甲状腺的表面和气管前面的静脉丛，分上、中、下 3 对静脉。

二、超声检查要点及注意事项

1. 仪器选择

选用高频线阵探头（5 ～ 10MHz），必要时结合扇形探头对锁骨后或胸骨后甲状腺肿进行观察。

2. 检查前准备及体位

（1）进行检查前，了解受检者的相关病史，实验室检查及其他影像学资料。

（2）一般取仰卧位，可在颈部垫枕，呈头低颈高位；如果一侧甲状腺明显肿大，也可采取侧卧位。

3. 检查方法

（1）横切扫查时，将探头置于颈前正中、甲状软骨下方，从上向下滑行扫查，直至甲状腺下极消失为止。纵切扫查时，可沿甲状腺左右两侧叶的长径扫查。观察甲状腺的位置、形态、大小及内部回声。观察甲状腺内部是否有局灶性病变，局灶性病变的数目、位置、形态、大小、边界、内部回声（有无钙化及钙化类型尤为重要）、血流情况等。

（2）彩色多普勒检查时，观察甲状腺或结节的内部血流分布。必要时，测量甲状腺上下动脉的内径、峰值流速和阻力指数。

4. 注意事项

（1）扫查时探头轻放至皮肤上，从上至下、从外向内做连续性扫查，不遗漏任何甲状腺组织。

（2）注意甲状腺锥状叶的辨认，不能误认为甲状腺结节或颈部淋巴结。

（3）观察甲状腺内部血流信号时，注意彩色增益的调节，以不出现彩色闪烁伪像为准。同时探头不要过于挤压颈部组织，以免造成甲状腺血流减少假象。

三、正常甲状腺声像图

甲状腺被膜为一薄而规整的高回声带，实质为分布均匀的细而密集的中等回声，边界清楚，包膜完整（图 17-1-2）。彩色多普勒显示腺体内较为丰富的点状、条状血流信号。

正常甲状腺左右侧叶上下径 4 ～ 6cm，左右径 1.5 ～ 2cm，前后径 1 ～ 2cm，峡部前后径 0.2 ～ 0.4cm。甲状腺上、下动脉平均内径约 0.2cm，收缩期峰值速度为 22 ～ 33cm/s，平均速度为 12 ～ 22cm/s，阻力指数为 0.55 ～ 0.66。

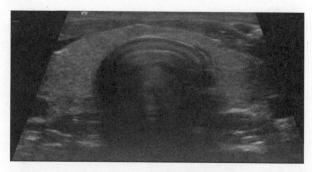

图 17-1-2　正常甲状腺声像图

四、 毒性弥漫性甲状腺肿

毒性弥漫性甲状腺肿（toxic diffuse goiter）又称原发性甲状腺功能亢进、突眼性甲状腺肿或 Graves 病，是一种伴甲状腺激素分泌增多的特异性自身免疫疾病，好发于 20～40 岁青年女性，男：女约 1：4～6。临床表现有心慌、怕热、多汗、食欲亢进、消瘦、情绪激动、突眼等。

1. 超声表现

甲状腺弥漫性对称性肿大，边缘可呈分叶状，包膜欠平滑。甲状腺实质回声正常或弥漫性减低，部分还可伴有细线状、线状中高回声。CDFI 表现为"火海征"血流信号丰富，部分呈局限性分布呈"海岛征"。甲状腺上下动脉内径增宽表现为低阻的高速动脉频谱，PSV 可达 50～120cm/s（图 17-1-3）。

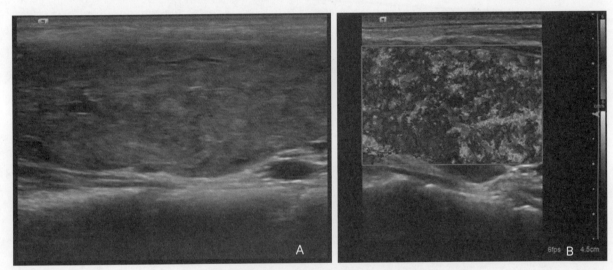

图 17-1-3　毒性弥漫性甲状腺肿二维超声表现及彩色多普勒表现

2. 鉴别诊断

需与单纯性甲状腺肿、桥本甲状腺炎等鉴别。单纯性甲状腺肿早中期未形成明显结节，回声强度相对正常，分布较均匀；后期内部可见较多的大小不等的结节，结节间甲状腺实质回声欠均匀或不均匀，甲状腺血供未见明显异常。桥本甲状腺炎是一种自身免疫性疾病伴有甲状腺抗体阳性，甲状腺增大以峡部明显，内部回声减低，分布不均匀，可见较多条索状高回声，呈网格状，甲状腺实质血流信号表现各异。

3. 检查要点及注意事项

检查应注意甲状腺内部回声水平，有无增高或减低。彩色多普勒检测甲状腺实质内的血流信号，有无增多及丰富程度，脉冲多普勒检测甲状腺上、下动脉的血流速度和阻力指数等。

五、 桥本甲状腺炎

桥本甲状腺炎（Hashimoto thyroiditis）又称慢性淋巴细胞性甲状腺炎，是一种自身免疫性疾病。好发于 30～50 岁中青年女性，男女比例 1：20～1：8 不等。实验室检查抗甲状腺球蛋白抗体（anti-thyroglobulin antibody，anti-TgAb）和抗促甲状腺激素受体抗体（anti-thyrotropin receptor antibody，anti-

TRAb）增高。

1. 超声表现

桥本甲状腺炎两侧叶弥漫性非均匀性肿大，以前后径和峡部明显，病程后期可出现萎缩性改变。典型的超声表现为弥漫性低回声伴不规则网格样高回声条索（图17-1-4）。根据超声声像图可分为弥漫型、局限型和结节型。弥漫型的特征性表现为网格样改变，回声减低程度与促甲状腺素（thyroid-stimulating hormone，TSH）水平负相关；局限型表现为甲状腺内不规则低回声区，呈"地图样"表现；结节型为弥漫型或局限型伴有结节形成，以低回声多结节多见。桥本甲状腺炎的腺体实质内血流信号表现各异，在病变早期，腺体内血流信号弥漫性增多，病程后期由于腺体纤维化，腺体内血流仅轻度增多或无明显增多。

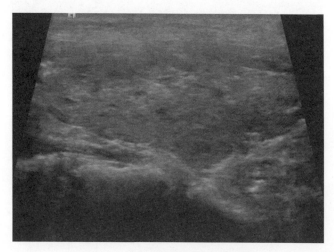

图 17-1-4 桥本甲状腺炎声像图

2. 鉴别诊断

桥本甲状腺炎是甲状腺的一种弥漫性疾病，与毒性弥漫性甲状腺肿、单纯性甲状腺肿的鉴别见本节"毒性弥漫性甲状腺肿"。

3. 检查要点及注意事项

（1）目前桥本甲状腺炎依据甲状腺内低回声的范围、分布以及结节形成状况，分为3种类型，即弥漫型、局限型和结节形成型，其中弥漫型是最常见的类型。

（2）桥本甲状腺炎病程发展过程中，随甲状腺滤泡破坏、实质纤维组织增生及淋巴细胞浸润程度不同，甲状腺整体及局限性回声不同，形态各异，则各型超声图像互相转化，难以截然区分。

（3）桥本甲状腺炎的甲状腺实质回声高低及血流信号多少在一定程度上和甲状腺激素水平相关。

六、 结节性甲状腺肿

结节性甲状腺肿（nodular goiter）是一种常见甲状腺良性疾病，多见于中年女性。由于体内甲状腺激素相对不足致使垂体 TSH 分泌增多，导致甲状腺反复增生，伴有各种退行性变，最终形成结节。本病一般无明显症状，但肿大的甲状腺可压迫周围组织如气管和食管而产生相应的症状。

1. 超声表现

早期为弥漫性增生性甲状腺肿，超声上仅表现为甲状腺体积不同程度的增大。当疾病发展至晚期结节形成期时，甲状腺常呈双侧不对称肿大，表面不光滑，内有多个大小不等的结节，结节回声强度不一，结节周边和／或内部可见弧形或颗粒状钙化所致的强回声伴声影（图 17-1-5）。腺瘤样增生类似腺瘤的声像图表现，可有声晕、钙化、囊性变和清晰的边界。结节以外的甲状腺腺体回声尚均匀，血供无明显增多。

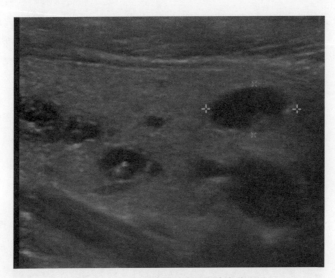

图 17-1-5　结节性甲状腺肿声像图

2. 鉴别诊断

需与甲状腺腺瘤、甲状腺癌鉴别。结节性甲状腺肿结节多发多见，边界欠清晰，结节间甲状腺组织回声增粗、分布不均匀。甲状腺腺瘤单发为主，呈圆形或椭圆形，边界清晰，有高回声包膜，常有规则晕环。甲状腺癌单发多见，外形不规则，边界常模糊不整齐，纵横比 >1，内部多为不均质低回声，可伴砂粒样钙化，后方回声可衰减，病灶血供紊乱。

3. 检查要点及注意事项

（1）要仔细观察甲状腺结节的位置、形态、大小、边界及内部回声，特别注意结节内有无胶质小体。彩色多普勒观察结节周边和内部的血流分布。

（2）扫查甲状腺要全面，包括甲状腺峡部锥状叶或异位甲状腺，同时扫查颈部淋巴结。

七、　甲状腺癌

甲状腺癌（thyroid cancer）占所有恶性肿瘤的 1% ～ 3%，好发年龄 40 ～ 50 岁，女性多见。甲状腺癌可分为乳头状癌、滤泡癌、髓样癌和未分化癌。乳头状癌最多见，恶性程度较低，生长缓慢，预后良好。滤泡状癌恶性程度较高，易转移。未分化癌主要发生于老年人，具高度侵袭性。髓样癌起源于甲状腺 C 细胞（滤泡旁细胞），各年龄均有，肿瘤生长缓慢，通过淋巴转移是其特征，预后比滤泡状癌差。

1. 超声表现

（1）边界：通常边界模糊，呈蟹足状向周围组织浸润。癌灶周边晕环常不完整或厚薄不均，环绕血流信号不规整。

（2）内部回声：乳头状癌、髓样癌和未分化癌以实质不均质低回声为主，滤泡状癌大多呈均匀的高回声或等回声。病灶内微钙化是超声诊断甲状腺乳头状癌的高度可靠的特征（图17-1-6）。部分癌灶可出现后方声衰减。

（3）形态：常表现形态不规则，前后径与横径比值大于1。

（4）其他：①可合并颈部淋巴结转移癌。②彩色多普勒可以观察甲状腺癌内部的血流信号及其分布，其血流分布混乱，排列不规则。

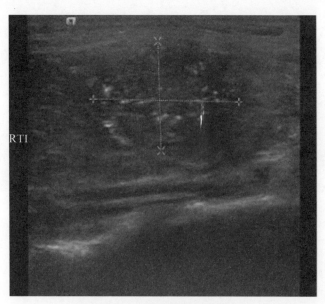

图 17-1-6　甲状腺癌灶内微钙化

2. 鉴别诊断

（1）甲状腺癌与亚急性甲状腺炎鉴别：亚急性甲状腺炎是由病毒感染引起，有上呼吸道症状、低热、颈部疼痛等病史；亚急性甲状腺炎时甲状腺大小可正常或肿大，但质地较软，内部低回声呈片状、可以是单处或多处，及双侧游走性，而甲状腺癌较固定，并向周围组织蔓延。

（2）甲状腺癌要与结节性甲状腺肿的结节、甲状腺腺瘤进行鉴别：见本节"结节性甲状腺肿"。

3. 检查要点及注意事项

（1）观察结节的形态、大小边界及内部回声、有无甲状腺包膜或周围组织的浸润、有无颈部淋巴结肿大等，特别注意结节内部回声是否低于颈前肌、内有无微钙化。彩色多普勒超声观察内部的血流信号分布。

（2）扫查甲状腺要全面，颈前淋巴结要注重检查，甲状腺微小癌检出率较低，有时颈前淋巴结可先出现肿大及钙化，但颈前淋巴结有病理明确转移，超声可能未检出明显肿大淋巴结。

八、 甲状腺超声检查进展

超声引导下经皮细针穿刺抽吸细胞学检查是一个微创的、安全的和高性价比的定性甲状腺结节的方法，禁忌证极少。有利于临床外科手术术式的制订，已被临床广泛接受。

在甲状腺结节良恶性的判断上引入超声弹性技术、根据结节的弹性图分析，具体可分为定性分析和定量分析两种：前者是根据弹性图的颜色分级（体现硬度）标准进行综合评估，后者是使用多种参数如应变指数、面积比等对弹性图进行定量评估（图 17-1-7）。

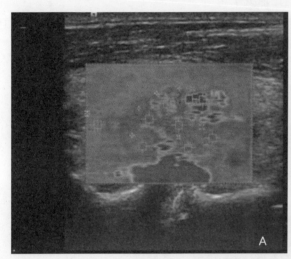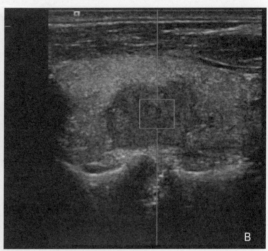

图 17-1-7　甲状腺弹性成像（VTIQ 及 VTQ 测量）

注：图 A 为 VTIQ 测量；图 B 为 VTQ 测量。

（甘雅端　杨舒萍）

第二节　乳腺超声检查

乳腺超声检查无创、快捷、重复性强、无放射性，可适用于任何年龄，尤其是妊娠期和哺乳期女性的乳腺检查，是目前国内乳腺筛查的主要方法之一。

一、 乳腺的解剖

（一）位置与毗邻

成年女性乳房位于第 2 至第 6 肋骨水平的浅筋膜浅层与深层之间，内侧达胸骨旁线，外侧至腋前线，深面约 2/3 位于胸大肌之上，1/3 位于前锯肌上，外上缘处有时可见乳腺组织呈角状伸向腋下，称腋尾。

（二）乳腺的构造

女性乳房由皮肤、皮下脂肪、结缔组织和乳腺构成，中央是乳头及乳晕。乳腺由 15 ～ 20 个腺叶组成，呈放射状排列，叶间由结缔组织和脂肪组织填充。每个腺叶内分出许多乳腺小叶，小叶由腺泡及末梢导管组成，多个末梢导管汇集成小叶间乳管，多个小叶间乳管又汇成一根输乳管，每个腺叶内有一根输乳管开口于乳头。

二、乳腺的检查方法

1. 仪器和探头

一般选用中、高档彩色多普勒超声检查仪，具备线阵高频探头，探头频率以 7 ～ 10MHz 为佳。

2. 检查体位

患者一般无需前期准备，检查时通常采取平卧位，患者双手适度举过头，充分暴露检查部位，使乳房处于平展水平位为佳。

3. 扫查方式

（1）横向扫查 + 纵向扫查：纵向扫查法，探头与身体长轴垂直、从上至下连续扫查。横向扫查法，探头与身体长轴平行、从内向外或从外向内方向连续扫查。

（2）放射性扫查：探头垂直导管长轴方向置放、以乳头为中心由外向内（或由内向外）扫查。

4. 扫查内容

（1）乳房的基本特征：乳房内腺体大体的形态特征，如腺体的厚薄、腺体的类型（致密 / 疏松）、不同生理阶段腺体内特征性表现等。

（2）病灶特征：包括病灶的位置、大小、形态、边界、边缘、有无包膜、内部回声特征、后方回声变化、血供情况等。

（3）腋窝淋巴结情况。

5. 病变的定位及方位描述

（1）象限描述法：以乳头为中心将乳房分为 4 个象限，分别为外上、外下、内上、内下象限，同时增加乳头乳晕区和腋尾区的描述。

（2）时钟描述法：将每侧乳房按时钟盘面 1 ～ 12 点钟顺时针方向进行划分。描述时可按"几点钟距乳头（cm）、距皮肤（cm）"描述病灶位置所在。

三、正常乳腺超声声像图表现

由浅至深，正常乳腺的声像图由皮肤、皮下脂肪层、腺体层组成，乳腺后方为乳腺后间隙和胸壁结构（图 17-2-1）。

（1）皮肤层：为最浅层的薄层高回声带，回声较均匀。厚度 <2mm，乳晕处稍厚。

（2）皮下脂肪层：为皮肤层下方的低回声区域，脂肪层内可见呈线状高回声的乳房悬韧带（又称库珀韧带）。

（3）腺体层：为脂肪层下方的高回声区域（主要为腺体组织及结缔组织，也可夹杂脂肪组织），腺体内部可见条带状低回声（导管）相互连通或通向乳头。

（4）乳房后间隙：浅筋膜深层与深筋膜之间的间隙，以脂肪为主，呈薄层低回声区。

（5）胸壁：胸壁肌层显示为腺体深面扁平低回声区，内部肌纹理清晰。肋骨呈强回声、后伴声影，肋软骨为边界清晰的卵圆形低回声区。

（6）乳头：卵圆形低回声或等回声外凸结节，边界清晰，后方可有回声衰减。

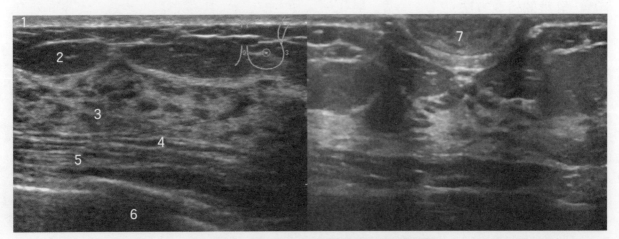

图 17-2-1　正常女性乳腺解剖层次超声声像图

注：图中 1 为皮肤层，2 为皮下脂肪层，3 为腺体层，4 为乳房后间隙，5 为胸大肌，6 为肋骨，7 为乳头。

四、乳腺增生症

乳腺增生症，即乳腺小叶增生，一般认为是女性内分泌失调所致，多见于育龄期女性。典型的临床表现为经前期乳房胀痛、触痛，月经期后缓解。可分为：单纯性增生型、囊性增生型和腺性增生型。

1. 超声表现

腺体组织内散在分布的低回声条带相互连通、局部融合成结节状，结节边界欠清，呈片状，增生明显时腺体内呈"豹纹样"改变，腺体内血流信号无明显增多；囊性增生时腺体内可见单发或多发圆形或椭圆形的无回声区，边界清，壁薄光滑，后方回声增强，有时可见侧方声影（图 17-2-2A）；增生也可呈腺瘤样改变，表现为边界清晰、无明显包膜的低回声结节，内部回声均匀，无明显血流信号（图 17-2-2B）。

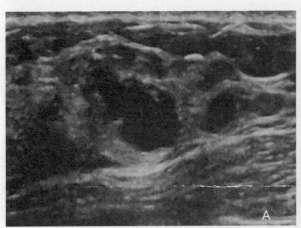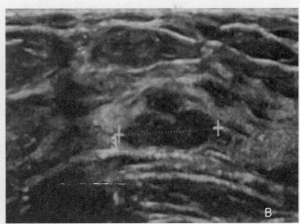

图 17-2-2　乳腺增生声像图

注：A 图为囊性增生，腺体内多发的无回声区，边界清，壁薄光滑；B 图为腺性增生，
乳腺内低回声结节，边界清楚，无包膜，形态欠规则。

2. 鉴别诊断

增生形成的结节状病灶需与乳腺纤维腺瘤及乳腺癌相鉴别。

五、乳腺纤维腺瘤

最常见的乳腺肿块，可发生于任何年龄，育龄期女性多见，大多数患者无明显症状，少部分可有轻压痛。

1. 超声表现

典型的纤维腺瘤呈椭圆形或浅分叶状的低回声肿块，纵横比 < 1，边界清晰、光滑，有包膜，可见侧壁声影，内部回声可均匀或不均匀，彩色多普勒显示多数病灶周边或 / 及内部可见少量血流信号，阻力指数多 < 0.7（图 17-2-3）。

2. 鉴别诊断

纤维腺瘤回声极低时与囊肿难鉴别，如内部有血流信号有助于诊断。较小的病灶有时亦难区分良恶性，应注意观察其形态特征及血供情况，恶性肿瘤边缘不规整，血流频谱多呈高阻型。

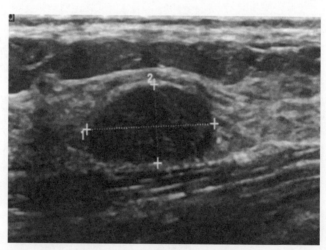

图 17-2-3　乳腺纤维腺瘤声像图

注：病灶形态规则，包膜完整，内部回声均匀。

六、乳腺癌

乳腺癌是女性最常见的恶性肿瘤之一，临床上多以无痛性肿块为首发症状，肿块或偶然触及或短时间内增大，质地较硬，活动度差，不随月经周期改变，部分患者可伴皮肤"橘皮样"改变、溃疡或乳头下陷、血性溢液等。

1. 超声表现

乳腺癌的病理类型很多，超声声像图表现也不尽相同，典型的共同图像特征如下：病灶形态不规则，纵横比可 > 1，边界不清，边缘模糊、毛刺、成角、细分叶、边缘强回声晕等，绝大多数呈低回声或极低回声，或可见沙砾样钙化，后方回声可衰减，血供丰富多见，脉冲多普勒显示呈高阻血流信号，RI > 0.7（图 17-2-4）。

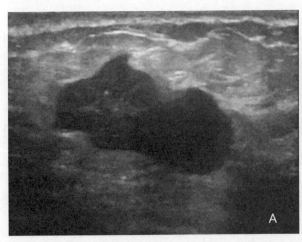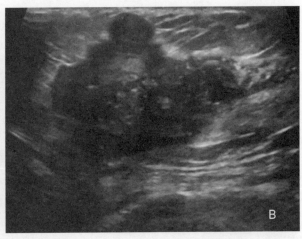

图 17-2-4　乳腺癌声像图

注：A 图为病灶边缘见角状突起；B 图为病灶呈"蟹足"样向周围组织延伸，内可见沙砾样钙化。

2. 鉴别诊断

典型的乳腺癌与乳腺良性肿瘤的超声鉴别要点见表 17-2-1。

表 17-2-1　乳腺良、恶性肿瘤的主要鉴别征象

典型表现	恶性肿瘤	良性肿瘤
回声	较低，分布不均匀，或可见微钙化	呈低回声，多较均匀
形态	多不规则	规则，类圆形或呈浅分叶状
纵横比	可大于 1	多小于 1
边界	多不清，无包膜	清晰为主，部分可见包膜
边缘	不规整，可呈"毛刺"或"蟹足"样改变	规整为主
后方回声	可有衰减	增强或无改变为主
淋巴结转移	可有腋下或锁骨下淋巴结转移	无
彩色血流	血供较丰富，RI 多 > 0.7	血供不丰富，RI 多 < 0.7

七、 乳腺超声检查的新进展

目前除了常规的二维超声和多普勒超声，超声造影、超声弹性成像和超声三维成像也逐渐应用于乳腺疾病的临床诊断及应用研究中（图 17-2-5）。

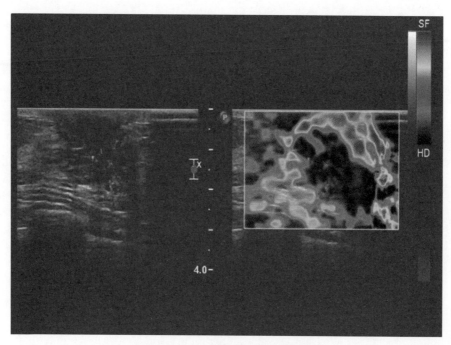

图 17-2-5　乳腺超声弹性成像图

注：病灶内部大部分呈蓝色，质地较硬。

（王莉）

第三节　浅表淋巴结超声检查

淋巴结是体内重要的防御器官，分布于全身各处，常聚集成群，位于淋巴管汇入静脉的途中，与淋巴管相通，在四肢的近端、颈部、腋下、腹股沟、盆腔、纵隔、肠系膜和肺门处较多。临床上易引起浅表淋巴结肿大的病因有全身性或局部感染、结核病、淋巴瘤和转移癌等。

一、淋巴结的解剖

淋巴结形态呈圆形或豆形，隆凸的一侧接入数条输入淋巴管，凹陷的一侧为淋巴门，含输出淋巴管、动静脉和神经。淋巴结的被膜深入淋巴结内形成小梁，被膜下为皮质区，中央及门部为髓质区，内含有髓索和髓窦。

颈部淋巴结分区：目前在国际外科学和肿瘤学上被普遍应用的颈部淋巴结分组法是美国癌症联合委员会（American Joint Committee on Cancer，AJCC）的分组。依据颈部淋巴结被肿瘤转移累及的范围和水平，AJCC 将颈部可扪及的淋巴结分为 7 个区（图 17-3-1），分别为 I 区颈下和下颌下淋巴结、II 区颈内静脉上组淋巴结、III 区颈内静脉中组淋巴结、IV 区颈内静脉下组淋巴结、V 区颈后三角淋巴结、VI 区颈前中央区淋巴结和VII区上纵隔淋巴结。

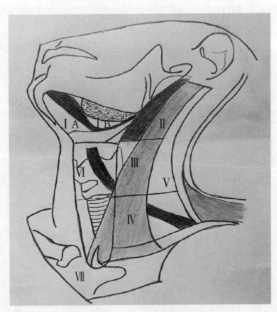

图 17-3-1　颈部淋巴结分区

二、检查仪器和方法

（一）检查仪器

一般选用高频线阵探头（5～10MHz），为表浅的淋巴结检查可在皮肤与探头之间增加耦合剂的厚度，或使用更高频率的探头（15～20MHz）。

（二）检查方法

检查大血管周围的淋巴结，可沿着血管的走向分别进行纵断面和横断面扫查。对于软组织内淋巴结，可根据各区域的解剖特征进行扫查。观察淋巴结的分布、形态、大小、边界、内部回声及血流分布等，检查其血流动力学的变化。

三、正常淋巴结声像图表现和超声测量

（一）正常淋巴结声像图

正常浅表淋巴结纵切呈扁椭圆形，横切呈椭圆形，包膜薄而完整、呈高回声，包膜下均匀低回声为皮质，中央髓质呈条带状高回声，髓质与淋巴门部及包膜相延续。大多数淋巴结的门部位于淋巴结凹陷的一侧（图 17-3-2）。

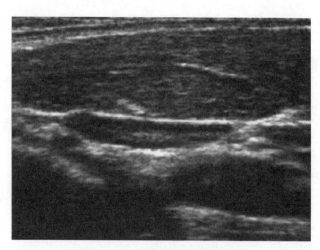

图 17-3-2　正常淋巴结声像图

（二）正常淋巴结彩色多普勒血流图

彩色多普勒超声显示正常淋巴结血供动脉为门部纵行、对称放射状分布（图 17-3-3）。频谱多普勒检查动脉血流为低速低阻型。

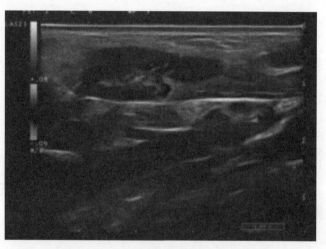

图 17-3-3　正常淋巴结血供呈淋巴门型

（三）淋巴结超声测量

淋巴结超声测量一般在长轴上测量其长径，最大短轴水平测量其短径。长径可达 30mm 以上，大多数短径 <5mm，长短径之比 >2。

（四）检查要点及注意事项

（1）区域性淋巴结要进行多切面扫查，观察淋巴结的位置、形态、大小、边界及内部回声；多普勒超声观察供血动脉、血流分布情况，必要时测量血流参数，PSV、RI、PI 等。

（2）全身多发性淋巴结注意多部位全面扫查，选择最大淋巴结进行测量，选择有意义淋巴结进行描述时注意取其最大切面。

（3）深面淋巴结检查时，可以适当降低探头频率，配合动作，有利于观察检出淋巴结。

四、 淋巴结的超声评估指标

（一）二维超声评估

（1）解剖区域：主要用于颈部淋巴结的评估。口腔、咽等疾病重点扫查颌下淋巴结及颈上深淋巴结；甲状腺疾病，重点扫查颈中、颈下深淋巴结及气管周围淋巴结；乳房疾病重点扫查腋窝淋巴结、锁骨上淋巴结及胸骨旁淋巴结等。

（2）淋巴结大小、纵横比（L/T）、淋巴结边界、淋巴结门、淋巴结皮质类型、内部回声及毗邻软组织是否水肿和淋巴结是否相互融合等都是淋巴结重要的超声评估指标，同时还是鉴别诊断的主要指标。

（二）多普勒超声评估

1. 淋巴结血流分布

淋巴结血流分布有4种类型：①淋巴结门型血供，血流信号沿淋巴结门分布。②中央型血供，血流信号位于淋巴结中央。③边缘型血供，血流信号位于淋巴结边缘。④混合型血供，同时显示上述3种血流类型的两种或3种。观察淋巴结内彩色血流分布形式对淋巴结疾病的鉴别有重要意义。

2. 血管阻力

尚无明确统一观点，但多数认为RI和PI值对淋巴结疾病的鉴别有一定意义。

五、 异常淋巴结超声探测

多种疾病可以引起淋巴结异常，常见的淋巴结异常有淋巴结反应性增生、结核性淋巴结炎、淋巴瘤和转移性淋巴结肿大等。

淋巴结异常可由多种疾病引起，较常见因素常有反应性增生、结核性淋巴结炎、淋巴瘤和转移性淋巴结肿大等。

1. 超声表现

（1）淋巴结炎（lymphadenitis）：灰阶超声显示淋巴结形态与正常淋巴结相似，呈长圆形、椭圆形，均匀性肿大（图17-3-4）。多普勒超声显示，急性反应性淋巴结的血流信号增多，而慢性淋巴结炎，血流信号一般无明显变化。

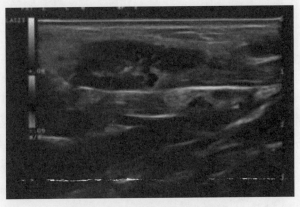

图17-3-4 淋巴结反应性增生

（2）结核性淋巴结炎（tuberculous lymphadenitis）：淋巴结不同程度肿大，多呈椭圆形，常融合成串珠状。呈低回声、可见无回声区、团状或点状强回声，部分淋巴结髓质破坏，淋巴结门消失（图17-3-5）。多普勒超声显示淋巴结门血管常为偏心移位，血管 RI 为低阻力型。

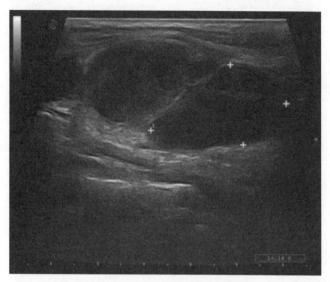

图 17-3-5　结核性淋巴结炎

（3）淋巴瘤（lymphoma）：颈部淋巴结最易被淋巴瘤累及，主要发生于颈后三角、上颈部和下颌下三角。表现为淋巴结明显肿大，形态趋向于圆形，纵横比 <2，边界锐利，绝大多数淋巴瘤淋巴结的淋巴结门消失，早期可见淋巴结门回声，但多呈不规则偏心狭窄型（图17-3-6）。彩色多普勒显示恶性淋巴瘤血流信号较丰富，但其血流分布既有恶性淋巴结病变的特征，又和良性病变相类似，可以表现多种类型的血流模式。脉冲多普勒显示淋巴瘤的阻力指数较低。

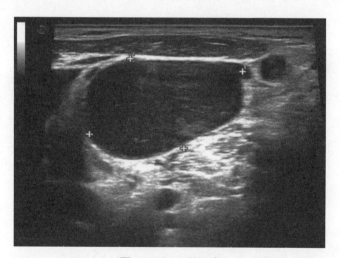

图 17-3-6　淋巴瘤

（4）转移性淋巴结肿大（metastatic lymphadenopathy）：转移性淋巴结不同程度肿大，呈圆形或不规则形，纵横比（L/T）<2。皮质可不规则局限性增厚，髓质变形、偏心或消失（图17-3-7）。 淋巴结大多数呈不均匀低回声，可有钙化或液化。多普勒超声显示转移性淋巴结血管走形迂曲、紊乱，其血流阻力比良性淋巴结高。

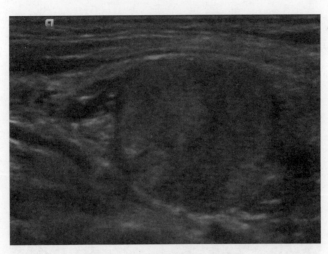

图 17-3-7　转移性淋巴结肿大

2. 鉴别诊断

反应性淋巴结增生、结核性淋巴结、恶性淋巴瘤及转移性淋巴结超声检查，都表现为淋巴结肿大，但是通过仔细分析还是有许多不同之处。

3. 检查要点及注意事项

（1）检查要点：灰阶超声观察淋巴结分布的部位、数目、大小、L/T，边界、内部回声、有无坏死、钙化等，彩色多普勒观察其内部血流的分布形式，脉冲多普勒测量其血流速度、阻力指数和搏动指数。

（2）注意事项：对于颈部、锁骨上、腋下淋巴结肿大，尤其对于这些部位符合转移性特征的淋巴结，需要检查其相应的原发器官（甲状腺、乳腺等），确定是否有原发灶；相反若发现甲状腺、乳腺等部位的恶性特征的肿块，也需要检查其相应的淋巴引流区（颈部、腋下等），确定是否发生了淋巴结转移。

六、 **淋巴结超声检查的新进展**

对浅表淋巴结进行常规超声（灰阶、多普勒）检查已不能满足临床需要，近年来，随超声弹性成像及超声造影技术成熟，对淋巴结的硬度及微循环进行观察，对淋巴结病变更精细、更全面评估，特别是造影对前哨淋巴结进行检查，为临床提供便利。

（甘雅端　陈树强）

第四节　眼部超声检查

眼科超声诊断技术近年得到充分发展，从 A 型超声获取眼球生物学参数、B 型超声获得眼部二维图像到超声生物显微镜获得眼前段高清图像、彩色多普勒血流成像，可以分析眼内结构及病变的血流灌注特征，在眼部疾病诊断和治疗效果评估中起重要作用。

一、眼部的解剖

（一）眼的构造

眼是人体的视觉器官，由眼球、视路和眼附属器构成。眼球与视路共同完成视觉功能。眼附属器能使眼球运动并对眼球起保护作用（图 17-4-1）。

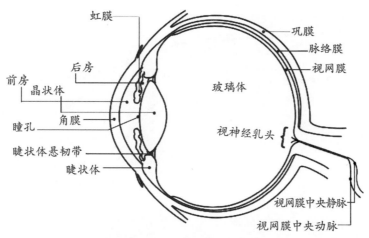

图 17-4-1　人眼解剖示意图

1. 眼球

眼球位于眼眶的前部，近似球形，借助眶筋膜、韧带与眶壁相连，周围有眶脂肪垫衬，其前面有眼睑保护，后部受眶骨壁保护，并视神经与之相连。眼球由眼球壁和眼球内容物组成。

（1）眼球壁：眼球壁可分 3 层，外层为纤维膜，中层为葡萄膜，内层为视网膜。外层主要是胶原纤维组织，由前部透明的角膜（屈光功能）和后部乳白色的巩膜共同构成眼球完整封闭的外壁，起保护眼内组织及维持眼球形状的作用。中层为葡萄膜，又称血管膜、色素膜，富含黑素色和血管，由前向后分别为虹膜、睫状体和脉络膜，具有营养、遮光和调节屈光的功能。内层为视网膜，从组织学上视网膜分为 10 层，最外层为单层色素上皮层，呈棕色，其余 9 层为神经上皮，又称为感觉层，是完全透明而且无弹性的薄膜。色素上皮层与神经上皮层两者之间存在潜在间隙，色素上皮层与脉络膜内层粘连紧密，不易分开。在病理状态下，神经上皮层易与色素上皮层分开，是造成视网膜分离的解剖学基础。

（2）眼球内容物：包括房水、晶状体和玻璃体，均无血管、无神经的透明体，具有屈光作用，与角膜共同构成屈光系统。房水位于角膜和晶状体之间。晶状体呈双凸透镜形，位于虹膜之后。晶状体由晶状体囊和晶状体纤维组成。玻璃体位于晶状体之后，视网膜前，主要成分是水，占球内容积的 4/5。

2. 视路

视路是视觉纤维由视网膜到达大脑皮质视觉中枢的神经传导路径。从视盘起至视交叉前脚的这段神经称为视神经，按照部位划分为眼内段、眶内段、管内段和颅内段 4 个部分。超声检查一般仅能显示视神经的眼内段、眶内段的形态改变，其与超声的声速平行，显示为低回声。

3. 附属器

附属器包括眼睑、结膜、泪器、眼肌和眼眶，具有保护、运动和支持眼球等功能。

■ （二）眼部的血管解剖

眼部的血管解剖见图 17-4-2。

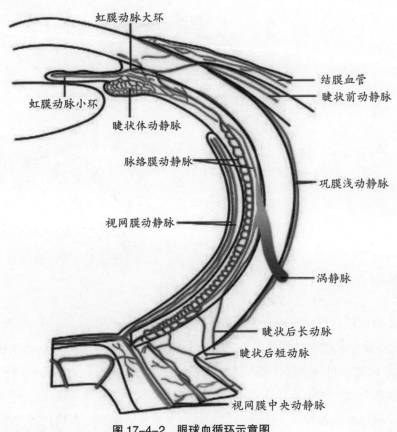

图 17-4-2 眼球血循环示意图
注：红色代表动脉、蓝色代表静脉。

1. 动脉系统

眼动脉是颈内动脉的第一分支，为眼的主要血液供应。它通过视神经管与视神经相伴行进入眶内，其主要分支有视网膜中央动脉、睫状后长动脉和睫状后短动脉。视网膜中央动脉为眼动脉眶内段的分支，为视网膜内层供血，在眼球后约 9 ～ 12mm 处从内下或下方进入视神经中央，再经视神经盘穿出，走行于视网膜神经上皮层内。睫状后长动脉和睫状后短动脉，均在视神经两侧附近从后进入眼内。睫状后长动脉为虹膜、睫状体供血，睫状后短动脉为脉络膜及视网膜外层供血。睫状后短动脉距离视神经较睫状后长动脉近些，且睫状后短动脉位置较固定，彩色多普勒超声较易识别睫状后短动脉。

2. 静脉系统

视网膜中央静脉与同名动脉伴行，回流至海绵窦。涡静脉位于眼球赤道部后方，汇集脉络膜及部分虹膜睫状体的血流，回流至海绵窦。睫状前静脉收集虹膜、睫状体血流，大部分回流至海绵窦，一部分回流至颈外静脉。

二、眼部的超声检查和注意事项

（一）探查仪器

B 型超声检查是目前眼科最常用的超声检查方式，一般采用扇形或线阵扫描，眼科专用 B 超声一般为扇形扫描。眼科 B 超探头大致分为眼眶和眼球病变两类。眼眶探头常用的为 10MHz 聚焦探头，探测深度为 40～50mm。用于眼球的探头多为 20MHz、25MHz 等高频超声探头，其探测深度在 25mm 以内。近年来，彩色多普勒超声（7～10MHz）和配有超高频（50MHz 和 100MHz）探头的超声生物显微镜应用于眼部超声诊断，拓宽了超声应用范围，提高了眼部疾病诊断的准确性。

（二）检查前准备及体位

检查前应询问患者或家属病史、阅读病历，了解患者的基本病情，并消除患者的紧张感，对不配合检查的小儿，需要适当用一些镇静药物，待入睡后检查；眼部外伤或炎症患者检查时，探头要消毒并使用无菌的耦合剂。一般为仰卧位检查，特殊情况下可以采用半坐位检查。检查时嘱咐受检者眼睑闭合，尽量减少瞬目，必要时按要求转动眼球。

（三）检查方法

1. 常用检查法

眼部超声的常用检查方法分为直接接触法和间接浸入法。①直接接触法：探头涂上耦合剂，直接置于眼睑表面检查。②间接浸入法：一些超声探头体积较小，可以采用间接浸入法进行检查。被检查者眼滴入麻醉剂，放置超声检查专用眼杯于结膜囊内。注入适量耦合剂后将探头缓慢浸入，在距离角膜缘一定距离时（5～10mm）观察超声图像。检查结束轻柔取出眼杯。可选择采用抗生素眼药水滴1～2 滴预防眼表感染。

眼部超声检查包括眼球检查和眼眶检查。眼球超声检查主要是了解玻璃体和眼球壁病变。眼眶超声检查是观察眶软组织、眼外肌、视神经。眼球超声检查有 3 种基本方法，即横向扫查、纵向扫查、轴位扫查。横向扫查和纵向扫查最常用。横向扫查是将探头置于角膜缘，超声波束经过平行于角膜缘的切线位，扫查对侧眼球壁（鼻颞侧方向或上下方向）。纵向扫查是超声波束垂直于角膜缘，扫查眼球壁的前后方向。轴位扫查是超声波束经过晶状体，一般用于检查晶状体、视神经或黄斑相关疾病。探头标记始终向角膜中央或被检查子午线。眼眶超声检查包括经眼球扫查和眼旁扫查。经眼球扫查主要观察眼球后眼眶病变，眼旁扫查主要观察眼球周围浅层的眼眶病变（泪囊、鼻旁窦、泪腺等），分为横向扫查、纵向扫查、轴向扫查 3 种。

2. 常用动态观察技术

（1）运动和后运动实验：首选嘱受检者眼球静止，观察眼内病变，然后嘱受检者眼向一定方向转动，如果病变随着眼球转动而运动，即运动实验阳性，反之为运动实验阴性。再嘱受检者立即停止运动，如果病变不停止，即后运动实验阳性，反之为后运动实验阴性。可以了解病变与眼球壁的关系。玻璃体积血、混浊及大范围视网膜脱离等与眼球壁粘连不密切的病变，于眼球转动时异常回声突然抖动，眼球停动后震荡不止。

（2）压缩实验：显示病变后，探头轻轻压迫眼球，使压力传递至病变区，如果病变大小改变（非病变移位），即压缩实验阳性，反之为压缩实验阴性。囊性病变、血管性病变或质地较软的实性病变可表现为可压缩性。

3. 多普勒血流显像

探头频率 7 ~ 10MHz，显示眼球及视神经，在球后 15 ~ 25mm 处，视神经的两侧可探查到类似"S"形的粗大血管即为眼动脉。在球后 5mm 左右处，视神经的低回声区内可以发现红 - 蓝相间的血流信号，即视网膜中央动脉和视网膜中央静脉。在视神经的两侧可以探查单一颜色的条带状血流信号为睫状后短动脉。

■ （四）注意事项

（1）检查适应证：屈光介质混浊需了解眼内情况者；眼球内及眼眶内肿瘤；眼外伤及眼内异物的探查及定位；眼球突出或可疑眼眶病变者等。

（2）检查禁忌证：角膜穿通伤、眼球破裂伤口未行伤口缝合者等。

（3）由于眼组织比较敏感，在眼部超声检查时应调节好眼球检查的特有参数（通常要求是热能指数 TI 为 0.1，机械指数 MI 为 0.1）。

（4）根据需要，主要对眼球、眼眶及眼部血管的检查。

（5）要避免耦合剂进入眼睑内部，如不慎进入，应立即用生理盐水冲洗，并涂上抗生素眼膏。

三、 正常眼部声像图表现

■ （一）眼球的结构

超声声像图可显示眼球最前方的角膜，呈弧形高回声，如果探头对角膜加压，可见角膜形态发生改变。前方为半球形无回声区。前房后方可见一条略呈弧形的带状高回声，为晶状体前囊和虹膜回声。后方另见一短弧形带状强回声，为晶状体后囊。晶状体呈类圆形无回声区。晶状体后方大量无回声区为玻璃体腔，与眼球壁回声之间界限清晰。玻璃体周围是高回声的球壁，光滑自然。视神经位于眼球后方，脂肪垫中部，呈类倒"V"形的低回声，与眶内其他组织之间界限清晰（图 17-4-3）。

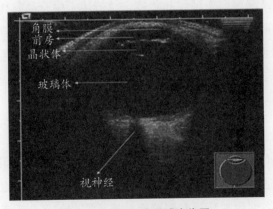

图 17-4-3　正常眼球声像图

注：二维超声水平轴位横切面。

■ （二）眶内的血管

彩色多普勒血流显像显示视神经周围自后向前的眼动脉、睫状后短动脉和视网膜中央动脉，均为红色血流信号。这些动脉的脉冲多普勒频谱与颈内动脉类似，为三峰双切迹状，与心动周期一致。眼部的静脉表现为连续有轻度波动的波形，视网膜中央静脉与视网膜中央动脉伴行，二者一般可同时显示，频谱分别位于 X 轴的上下。眼动脉频谱呈直角三角形，收缩期峰值流速 20 ～ 40cm/s，舒张末期流速为 10 ～ 15cm/s，阻力指数 0.5 ～ 0.7。视网膜中央动脉频谱呈倾斜三角形，收缩期峰值流速约 10cm/s，舒张末期流速为 3cm/s，阻力指数 0.7。睫状后短动脉频谱与视网膜中央动脉类似。

■ （三）眼球参数的测量及正常值

正常成人的眼球前后径平均为 24mm，垂直径平均为 23mm，水平径平均为 23.5mm；角膜横径 11.5 ～ 12mm，中央厚 0.5 ～ 1mm；前房深度 2 ～ 3mm；晶状体直径 9 ～ 10mm，厚度 3.5 ～ 5mm；玻璃体长度 16 ～ 17mm；球壁厚度 2 ～ 2.2mm。

四、玻璃体混浊

1. 概述

玻璃体混浊是指玻璃体内出现不透明，导致视物模糊，眼前有飞蚊、黑影、云雾飘动等；不是一种独立的疾病，常表现为某些眼病的症状之一。常见于玻璃体退变、玻璃体积血、炎症、全身疾病（如糖尿病视网膜病变、高血压视网膜病变等）、眼内肿瘤等引起。

2. 超声表现

玻璃体少许积血或炎症时，玻璃体散在点状回声，呈不均、局限性分布；大片积血或炎症时，呈密集弥漫分布的点状回声，或片状粗大偏高点状回声，强弱不一（图 17-4-4）；血块或脓栓时，团片状絮状回声；混浊物机化时，呈不规则条束状或网状的高回声带，粗细不均，边缘不规则，高回声带不与视神经盘相连，后运动活跃，可因牵拉导致视网膜脱离。CDFI 显示高回声带无血流信号。

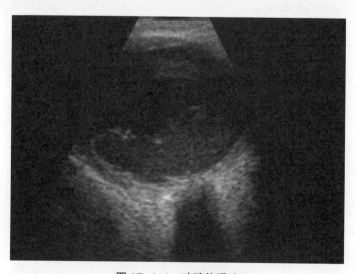

图 17-4-4　玻璃体混浊

注：眼外伤致玻璃体积血（玻璃体内大量中等回声光点和不规则条状高回声带）。

五、 玻璃体后脱离

1. 概述

玻璃体后脱离是指玻璃体后皮质从视网膜内表面分离。通常在玻璃体液化的基础上发生，随着玻璃体中央部的液化腔扩大，玻璃体后皮质层变薄并出现裂口，液化的玻璃体通过裂口进入玻璃体后间隙，使后皮质与视网膜分离。玻璃体后脱离可以是一种正常的随年龄的改变，也可以与玻璃体积血或炎症、外伤等相关。主要症状为飞蚊症和闪光感。部分病例伴发视网膜裂孔，是引起视网膜脱离的原因。

2. 超声表现

部分性玻璃体后脱离可见与视网膜相连的高回声带，高回声带连续，活动度大，后运动明显（图17-4-5）。完全性玻璃体后脱离可见两端连在锯齿缘的高回声带，后运动极活跃。玻璃体后脱离可合并积血或炎症，出现带状高回声增强、增厚。CDFI：脱离的玻璃体后界膜上无血流信号。

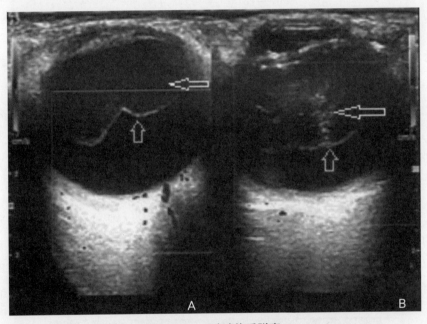

图 17-4-5 玻璃体后脱离

注：图 A、图 B 黄箭头示双眼玻璃体后脱离、玻璃体混浊；图 B 白箭头示左眼伴机化，双眼玻璃体透声差，内见细弱点状、云雾状回声；图 B 白箭头示左眼前部玻璃体见细点状、细条状形态不规则的条状物；后部见细条状高回声，两端与球壁相连，后方不与视神经盘相连，未见明显血流信号。

六、 视网膜脱离

1. 概述

视网膜脱离是指视网膜的色素上皮层细胞与神经上皮层之间的分离，两层基质之间积聚液体，而非视网膜与脉络膜之间的分离。原因多见于眼内各种炎症、外伤、出血、肿瘤等引起。临床上突然出现眼前闪光感，眼前似有云雾遮挡、黑影飘动，甚至视野缺损、视力减退。

2. 超声表现

局限性视网膜脱离，表现为与视盘相连的带状高回声。完全性视网膜脱离表现为玻璃体内探及类似"V"或"Y"形的条带状高回声，其尖端与视盘回声相连，两端分别与周边部球壁回声相连。
CDFI：可表现为高回声带上有点状或条带状血流信号且与视网膜中央动、静脉的血流信号相延续（图17-4-6A）。多普勒频谱显示与视网膜中央动脉、静脉血流频谱相同（图17-4-6B）。

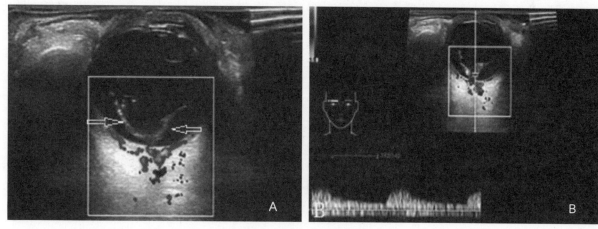

图 17-4-6 视网膜脱离

注：图A白箭头示玻璃体无回声区后部可见"V"字形的带状高回声，后方与视神经盘相连，内见条状红蓝彩色血流信号；
图B示视神经盘内血流频谱显示动静脉伴行血流信号。

七、糖尿病性视网膜病变

1. 概述

糖尿病性视网膜病变是糖尿病的并发症之一，具有严重的致盲性，是玻璃体后界膜下与视网膜表面广泛增殖性玻璃体视网膜病变。临床诊断中可见玻璃体积血、视网膜渗出、新生血管及牵拉性视网膜脱离等。

2. 超声表现

一般双眼发病并且以后极部病变为主。眼球壁不均匀增厚，凹凸不平，前缘回声增强（图17-4-7A）。玻璃体内见形态各异，排列无序，强弱不等，薄膜样或条带样回声，可与视网膜广泛粘连（图17-4-7B），后运动差，常并发牵拉性视网膜脱离。CDFI：视网膜中央动脉不易显示。多普勒频谱示视网膜中央动脉流速下降，以舒张期末流速下降为主；阻力指数与搏动指数增高。视网膜中央静脉血流速度增快。

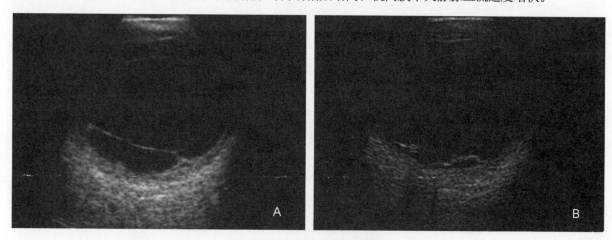

图 17-4-7 糖尿病视网膜病变

注：图A眼球壁不均匀增厚、凹凸不平；图A和图B见双眼球后极部点状回声和条带状高回声为视网膜少许渗出和广泛
的增殖性玻璃体视网膜病变。

八、脉络膜脱离

1. 概述

脉络膜脱离是指脉络膜与巩膜之间的分离。多数由于外伤性眼病或眼内手术，使突然降低，导致血管外压力突然下降血浆大量渗出，积聚于脉络膜与巩膜之间，引起脉络膜脱离。一般患者的视力下降不明显，在诊断上存在一定的困难，需结合病史及超声和眼底检查得到准确诊断；严重者，可出现视野缺损、视力障碍。

2. 超声表现

玻璃体内可探及至少2个条带状回声，条带状回声的凸面相对，一般在眼球的周边与眼球赤道附近的球壁回声相连。类冠状切面上可探及多个弧形带状回声，因有多个点与眼球壁回声相连，形态类似花瓣状，即花瓣征阳性。横切面上脱离的脉络膜呈双带回声，但可不与球壁相连（图17-4-8A）。CDFI显示脱离的脉络膜上有较为丰富的血流信号（图17-4-8B）。血流频谱呈低速动脉型血流频谱，与睫状后短动脉的血流频谱特征相同。

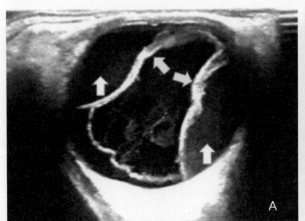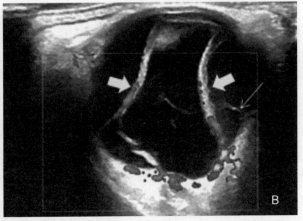

图17-4-8　脉络膜脱离、玻璃体积血

注：图A黄箭头示玻璃体内见条带状回声，条带状回声的凸面相对并朝向玻璃体中心部，白箭头示玻璃体透声差，见云雾状回声；图B黄箭头示脱离的脉络膜上较丰富的血流信号。

九、视网膜母细胞瘤

1. 概述

视网膜母细胞瘤是婴幼儿常见的眼内恶性肿瘤，严重危害患儿的生命与视力。早期无症状或只有黑蒙，多由于患儿瞳孔区反白光被家长发现。继之，患儿出现头痛、视力障碍。晚期全身转移时，出现相应症状。

2. 超声表现

视网膜局部增厚隆起。肿瘤形态多样，可为半圆形、V形或不规则形，可为单一病灶或多发病灶，自眼球壁向玻璃体腔突出，较大肿瘤可占据全玻璃体腔。肿瘤边界不规则或不齐；内部回声不均匀，若液化坏死可有无回声区，部分可伴视网膜脱离，80%～90%的肿瘤均有钙化斑，表现为斑块状强回声，后方可伴声影（图17-4-9）。CDFI显示中等丰富的彩色血流信号，频谱特点与视网膜中央动静脉一致。

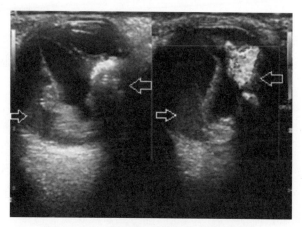

图17-4-9　视网膜母细胞瘤、玻璃体积血

注：图中左侧黄箭头示玻璃体鼻侧睫状体近角膜处见一强回声团，边界不清，后方伴声影；图中右侧黄箭头示其内见丰富血流信号；图中白箭头示玻璃体内见云雾状、大片状、条状回声。

十、脉络膜黑色素瘤

1. 概述

脉络膜黑色素瘤起源于葡萄膜色素细胞恶性肿瘤。为常见的眼内肿瘤，发病率仅次于视网膜母细胞瘤，中老年人多见。肿瘤位于眼球周边部或体积小症状不明显；若肿瘤位于视盘区域或黄斑区域引起视力下降、视野缺损、眼前漂浮物等症状；若肿瘤继续增大沿视网膜下生长，引起视网膜脱离。

2. 超声表现

肿瘤可呈圆形、半圆形、蘑菇状、扁平形，自眼球壁凸入玻璃体腔，多位于眼球后极。肿瘤边缘平整，内部回声不均匀，以中低回声为主。由于肿瘤边缘血管呈窦样扩张，故声像图上边缘回声强，后方回声逐渐减少，称为"挖空现象"。肿瘤所在部位的脉络膜被瘤细胞浸润，形成局部无回声区，呈盘状凹陷带，称为"脉络膜凹陷"。CDFI显示肿瘤内可见丰富血流信号，可呈动脉型频谱（图17-4-10）。

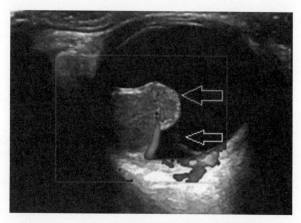

图17-4-10　脉络膜黑色素瘤伴视网膜脱离

注：黄箭头示颞侧球壁脉络膜黑色素瘤呈"葫芦形"，边界尚清，内回声不均匀，CDFI其内见较丰富的条状血流信号。白箭头示脱离的视网膜一端连于肿瘤表面，另一端与视神经盘相连，CDFI见其内短条状血流信号。

十一、 眼眶海绵状血管瘤

1. 概述

海绵状血管瘤是成年时期最常见的眼眶原发性良性肿瘤，是由异常血管堆积而成的畸形，主要由静脉起源，并具有正常内皮细胞生物特征的血管病变。临床表现为渐进性眼球突出，多向正前方，视力减退，对眼球运动影响较少。

2. 超声表现

海绵状血管瘤主要位于肌锥内，呈圆形或椭圆形，边界清晰，光滑，一般不与眶内正常结构粘连，除非肿瘤原发于眶尖。肿瘤包膜完整，显示为边界清晰的占位病变，内部回声分布均匀略增强，大部分呈筛网状回声。因为肿瘤有一定的弹性，在超声检查时用探头压迫眼球可致肿瘤体积变小。CDFI：肿瘤内血流信号不丰富，部分病例的肿瘤内部可探及点状血流信号（图17-4-11）。

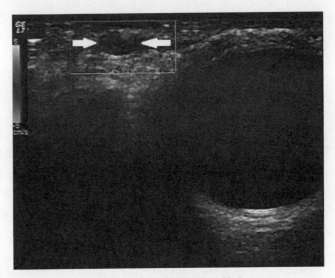

图17-4-11 眶海绵状血管瘤

注：白箭头示左眼上睑探及一低回声结节，界清，内回声欠均匀，内见少许血流信号。

十二、 眼内异物

1. 概述

眼内异物为眼内的异常物体，最多见的是金属异物，磁性的异物占78%～90%。因各种异物碎屑高速飞溅，或由爆炸物引起眼部穿孔所引起，造成眼穿通伤和异物存留。

2. 超声表现

超声检查不仅能显示各种金属异物，而且对X线无法显示的非金属异物也大多能清楚显示。金属类或石子类，异物强回声后伴声影或有彗星征（图17-4-12）；非金属类异物表现为强回声光斑、光团，较大非金属异物后方可伴声影。对于眼球壁异物，异物贴近视网膜时，视网膜光带前出现强回声光斑；异物嵌顿于眼球壁时，眼球壁受损，异物强回声光斑周围为弱回声裂隙环绕。磁性实验时，超声可以观察到金属异物细微移动；某些情况下，甚至可利用磁铁经睫状体扁平部切口将异物取出。如异物为非磁铁性或固定于眼球壁，可在超声引导下手术取出。超声能够很好地显示异物与眼球壁的关系，同时可以显示眼内组织病变，如玻璃体积血、玻璃体机化、视网膜脱离、脉络膜脱离等，从而为手术时机及手术方式选择提供可靠依据。

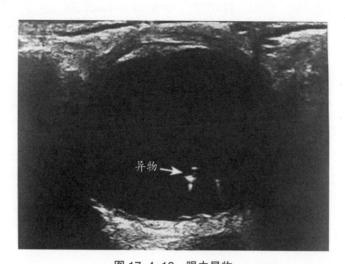

图 17-4-12 眼内异物

注：箭头所示异物强回声后伴彗星征。

（图片引自 Costa M A, Garcia P N, Barroso L F, et al. Composition of intraocular foreign bodies: experimental study of ultrasonographic presentation[J]. ARQ BRAS OFTALMOL, 2013, 76 (1): 13-17. PMID: 23812520）

十三、 眼部超声检查的新进展

随着超声医学领域技术的发展，计算机辅助三维超声成像、超声造影现已初步应用于眼科超声检查。与二维超声相比，三维超声成像可以更加直观显示病变的形态及与相邻组织的关系；三维血流成像可以更直观地观察到血管之间的走形关系及分布，尤其是肿瘤内部血管的分布；应用三维超声重建技术可以对眼内占位性病变容积进行准确测量，从而更好地对治疗效果进行评估。由于常规多普勒超声不能探及非常小的血管，借用超声造影剂，可以清晰显示组织的微循环灌注，为眼内肿瘤与类瘤样非肿瘤疾病的诊断提供一种更可靠的检查方法。

本章小结

超声由于其无创性、无辐射性、方便快捷等优点，被广泛用于浅表器官的检查，可以对甲状腺、乳腺及淋巴结等浅表器官的多种疾病进行诊断和鉴别诊断，为临床诊断提供非常重要的信息。但是，某些疾病的超声表现不够典型，诊断时需结合临床资料，综合判断；必要时可考虑超声引导下穿刺细胞检查或组织学活检，能为临床提供重要的病理学依据。超声随访可用于部分疾病的动态观察、术后评估和药物疗效判断。随着超声技术的进一步发展，它将在临床发挥更加重要的作用。眼部超声，简要介绍了眼部解剖、眼部超声检查及正常眼部声像图与眼科常见疾病的超声图像改变，供学习参考。

思考题

（1）简述甲状腺癌与结节性甲状腺肿、甲状腺腺瘤的超声鉴别要点。

（2）简述乳腺超声的几种扫查方法及扫查内容。

（3）简述乳腺癌的超声特征。

（4）简述乳腺良恶性肿瘤的鉴别要点。

（5）简述淋巴结的超声评估指标。

（6）简述眼部正常声像图特征。

（陈碧容　陈红　黄小花）

18 ｜第十八章　肌肉-骨骼系统超声检查

（1）掌握正常肌肉－骨骼系统超声检查方法、正常肌肉－骨骼系统声像图特征。

（2）熟悉肌肉－骨骼系统常见疾病的超声表现。

（3）了解肌肉－骨骼系统常见疾病的诊断注意事项。

人体运动系统由骨、骨关节和骨骼肌等组成。高频超声可以清晰地显示出肌腱、韧带、肌肉、神经、关节囊等相关组织，医生可以根据超声图像的异常情况，做出肌腱炎症、韧带撕裂、神经卡压、肌肉损伤、关节积液、骨折和各种软组织肿瘤等的诊断，同时，超声还可提供可视化的介入诊疗。

第一节　肌肉－骨骼系统的解剖

骨以关节的形式联结在一起，由韧带所固定，构成人体的基本形态；肌肉附着于骨周围，在神经支配下，肌肉收缩牵拉其所附着的骨，以关节为枢纽产生运动；肌骨系统还包括了筋膜、腱膜和滑液囊等。

一、肌肉

肌肉是使骨骼运动的动力器官，全身骨骼肌有 600 块左右，约占人体体重的 40%。每块肌肉由很多肌束集合而成，每一肌束又由无数肌纤维组成。骨骼肌主要存在于躯体和四肢，四肢骨骼肌多为长肌，每块骨骼肌由肌腹和肌腱构成，位于躯干部的阔肌，其肌性和腱性部分均呈薄片状，腱性部分称腱膜。肌腹具有收缩及舒展功能，肌肉收缩时以关节为支点，在两端间直线牵引骨，产生关节运动和保持一定姿势。关节周围的短肌起稳定关节的作用。肌肉按其形状可分为长肌、短肌、阔肌、轮匝肌四类。肌肉按其肌束排列方向与肌长轴的关系，分为梭（带）状肌（如缝匠肌）、半羽肌（如半膜肌）、羽状肌（股直肌）、多羽肌（三角肌）。

二、骨骼

人体共有 206 块骨，它们分布在全身各部位，支撑着身体，保护内部器官，同时由肌肉帮忙，进行各种活动。人体的骨形状和大小各不相同，大的如胫骨、肱骨等，小的如趾骨、镫骨等。目前根据其形状可将骨骼大致分为 5 种：长骨、短骨、扁骨、不规则骨和含气骨。不同形状的骨有着不同的功能：扁平状骨起保护内脏器官的作用，比如颅骨保护大脑；棒状骨负责人体运动，例如四肢骨等。

（廖丽萍　陈惠君）

第二节　肌肉骨骼系统超声检查方法

一、探测仪器与探头

现代中高档彩色多普勒超声诊断仪均可使用，在临床应用中，建议选择能达到所检查组织深度的最高频率探头，现在可以使用宽频探头（如 5 ~ 17MHz）的探头，其优点是检查浅表结构时使用高频率获得高分辨率（高达 0.1mm），检查深部结构时使用更低的频率（分辨率降至 0.3mm）。超声仪器的调节，以能清晰显示所观察部位的解剖和病变部位的结构为准。

二、检查前准备及体位

1. 检查前准备

一般无需特殊准备，充分暴露受检部位即可。遇见特殊情况，如有开放性外伤或创面感染的患者，应注意探头的清洁，可考虑探头消毒或用无菌薄膜套住探头，以防交叉感染。拟行介入性操作或术中探测者，按介入性超声常规准备。

2. 检查体位

患者主要根据病变的部位和病变观察的需要，在患者舒适、便于医生操作的前提下充分暴露受检部位，不同的检查项目采用不同体位，如四肢关节超声检查，需要采取不同的肢体位置。

三、扫查方法

肌肉超声通常先行纵切面扫查再更换横切面扫查，纵切面扫查是为了辨认肌肉与肌腱的相互关系，横切面扫查是为了了解病变的横向特征。而骨骼超声通常先进行横切面扫查，观察病变与周围组织的关系，然后再行纵切面扫查，纵切面通常用于确定病变的上下边界或轴向范围。关节超声则是根据关节结构选用不同的切面进行全面扫查。有时可配合探头加压实验、相关肢体做自主或被动动作和肌肉收缩舒张运动等进行检查，以明确病变或异常的部位。

（廖丽萍　陈惠君）

第三节　正常肌肉骨骼系统声像图表现

超声能清晰显示皮肤、皮下脂肪、各层肌肉、筋膜直到骨皮质的结构。皮肤呈线状高回声，皮下组织回声略低于皮肤。肌肉组织层次清晰，肌束低回声，纹理呈细线状。肌肉纵断面，肌纤维呈低回声或中等回声，筋膜、肌外膜、肌囊膜和其间的薄层脂肪、结缔组织呈较强的线状高回声，排列自然有序（图18-3-1）。

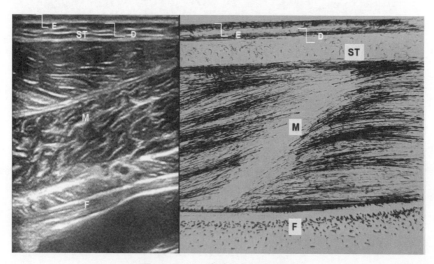

图 18-3-1　前臂屈侧的纵切面
注：E 为表皮层；D 为真皮层；ST 为皮下组织层；M 为肌肉；F 为股骨。

肌肉横断面，每条肌束略呈圆形或椭圆形，肌纤维回声中等，中间可见网状或点状高回声。肌腱横断面呈圆形或椭圆形回声，边缘清晰，内部有点状高回声；纵切呈条带状中等回声，内部为线状中等结构，被膜为光滑的线状高回声。深层肌肉紧贴骨膜。人体软组织与骨之间声阻抗较大，超声波在骨膜－骨界面上反射和衰减严重，难以穿透骨骼，因此正常骨骼仅能显示骨皮质表面呈高回声，骨骼内部结构与正常骨膜难以显示。长骨纵断面表现为强回声带，连续性良好，平直光滑，后方为声影；横断面呈现半圆形或弧形光带后方为声影。骨髓若能显示，则为弱回声；骨松质本身为弱回声，内部散在斑点状强回声（图18-3-2）。

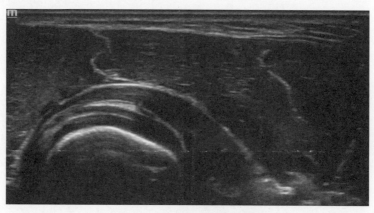

图 18-3-2　正常肌肉声像图
注：短轴切面。

骨骺端一般膨大，皮质薄而光滑，其表面被覆透明软骨呈低回声或接近无回声，儿童期较厚。正常大关节周围有关节囊和软组织包绕，超声只能显示组成关节的两个骨端外层骨皮质，表现为弧形线状强回声；关节软骨呈边缘光滑锐利的低回声带，厚度均匀，中间的无回声关节间隙，关节囊呈线状高回声（图18-3-3）。

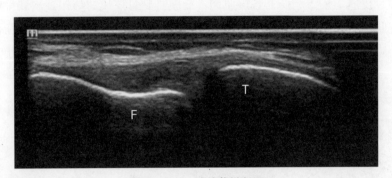

图18-3-3　膝关节纵断面
注：F为股骨内上髁；T为胫骨内侧髁；星号为内侧半月板。

（廖丽萍　陈惠君）

第四节　肌肉骨骼系统疾病的超声诊断

一、骨折

骨折（fracture）是指骨的完整性和连续性的中断，与此同时常伴有骨折周围软组织或其他脏器的损伤性改变，最常见的是周围组织血肿。骨折无明显移位时，纵切面骨皮质破裂，回声中断；重叠移位时，骨折端不在同一水平线上，多在骨折端后方有声影。成角时，骨折端构成一定角度（图18-4-1）。粉碎性骨折可在断端间见到孤立的点状或带状强回声，后方有声影。超声可以从多个方向观察骨折的情况，能够更好地显示骨折所致局部血肿或软组织损伤。相对于X线来说，超声对骨折的整体形态的观察比较不够全面，但是对于某些特殊部位的骨折，超声显示出比X线更大的优势，

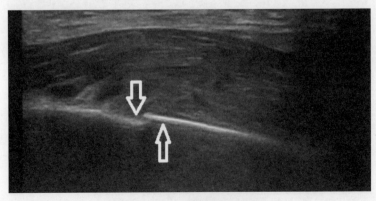

图18-4-1　肋骨骨折声像图
注：骨皮质连续性中断，呈错位对合（箭头）。

比如前肋骨折，特别是肋骨与肋软骨交界处 2cm 以内者的骨折，X 线平片上细微的骨折线缺乏对比；腋下段的肋骨骨折呈半环形，下位肋骨在后前位时受到心、膈等因素影响，X 线平片往往不能做出准确的判断。而高频超声具有很高的分辨率，并且不受骨折部位的影响，可从多方位扫查，来弥补 X 线平片的不足。

二、化脓性骨髓炎

骨关节化脓性骨髓炎（pyogenin osteomyelitis）由化脓性细菌感染而引起的骨髓、骨质和骨膜炎症，是最常见的细菌性骨感染疾患，多发生于 2～10 岁儿童，多侵犯长骨干骺端，以胫骨上段和股骨下段最常见，其次为肱骨、髂骨。按临床发病情况，可有急性和慢性。急性骨髓炎早期征象是出现骨膜下脓肿，超声表现为骨膜下带状无回声区，骨膜被拱形抬高并增厚（一般 > 2mm）或骨周软组织内出现线条状无回声改变。当出现骨质破坏时，声像图上骨皮质回声中断，骨的正常结构失常（图 18-4-2），骨质中出现不规则、边缘不清的低回声区，并夹杂有较强回声。CDFI 检查可见病变周围软组织内有较丰富的彩色血流信号。慢性骨髓炎一般是由急性髓炎治疗不彻底转化而成，声像图表现为骨皮质呈不规则的浓密强回声带，表面凹凸不平，骨瘘孔处骨皮质局限性回声中断或缺损，骨髓腔显示不清，若有死骨形成，则表现为孤立性强回声斑块或光带，后方伴声影，死骨周围可有低回声的脓液环绕。周围软组织回声层次不清，可有积脓形成。CDFI：局部血流增多。

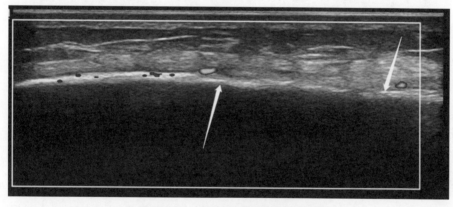

图 18-4-2　儿童胫骨骨髓炎声像图
注：显示骨皮质粗糙不光滑（↑）；骨膜增厚呈线状强回声（↓）。

三、骨肉瘤

骨肉瘤（osteosarcoma）是常见的原发性恶性骨肿瘤，恶性程度最高的骨肿瘤。好发于青少年，发病高峰年龄 10～20 岁，最常发生部位为四肢长骨，以股骨远端、胫骨近端，即膝关节周围最为常见（80%）。它由肉瘤性成骨细胞及其产生的骨样组织和新生肿瘤骨构成。超声表现为骨皮质粗糙、破损或中断，局部呈斑块状强回声及放射状强回声，骨膜被掀起并增厚，与正常骨干相连处呈"三角形"，典型病例其周围软组织肿块内常可见板块状或放射状的高回声瘤骨；较大肿物内可有出血、坏死性无回声区。CDFI 显示肿瘤边缘及肿瘤内部血流极为丰富，可见粗大的肿瘤血管，动、静脉频谱可同时存在。

四、 关节腔积液

超声是检查关节积液（图18-4-3）最简便的方法，超声多表现为关节腔内见无回声区，关节囊增厚，关节腔增宽，关节滑膜增厚且欠光滑。化脓性关节炎超声常见关节积液伴滑膜肿胀增厚，典型表现为一层低回声带包绕着液性无回声。结核性关节炎超声可显示关节积液并有增厚的血管翳，表现为关节液中的绒毛样结节状低回声。超声对风湿性关节炎的早期诊断极有价值，超声能在边缘侵蚀之前显示关节积液、滑膜炎症，滑膜不规则增厚，增厚的滑膜呈低回声，其周围脂肪回声增高。

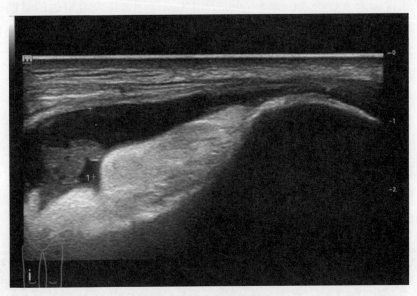

图 18-4-3　膝关节积液

注：长轴切面显示膝关节腔积液呈无回声，并可见少许滑膜增生。

五、 膝关节半月板损伤

半月板（meniscus）位于膝关节间隙，是扁平状软骨，外侧半月板呈"C字形，内侧半月板呈环形。超声具有非损伤性、可重复性、即时性及可直接显示半月板及其内部结构等优点，对膝关节半月板损伤的准确性达80%～90%。由于撕裂类型及分离程度不同声像图可有不同的表现，当完全断裂时，间隙较宽，可见两个中等回声界面之间的低回声界面；小的及不完全分离的撕裂多显示为细线状低回声而无裂口；边缘附着处撕裂显示为半月板与关节囊附着处分离，内可见无回声；陈旧性损伤可见不规则片状或团块状高回声；如并发积液时，关节间隙及髌上囊内可见无回声。

六、 肌肉损伤

肌肉损伤可由直接外力作用引起，更多见的是由间接外力作用下使肌肉发生拉伤，以大腿后群肌、腰背肌、大腿内收肌等常易。肌肉损伤后，伤处疼痛、肿胀、压痛或痉挛，触之发硬。直接损伤表现为受伤肌肉局部增厚，与健侧对比尤为明显，增厚的肌肉内可见斑片状高回声、低回声或混合性回声（图18-4-4），由于出血和水肿的关系，边界一般不清，等血液的有形成分被吸收，则表现为无回声的血肿。间接损伤常表现为肌肉连续性不同程度的中断，轻度损伤肌肉未完全断裂，但在撕裂处可见范围不等的低回声区，与出血量的多少有关，边界清晰或不清；中、重度损伤肌肉完全断离，肌肉断端呈较高回声，被周围血肿低或无回声包绕，出现所谓"钟舌征"。

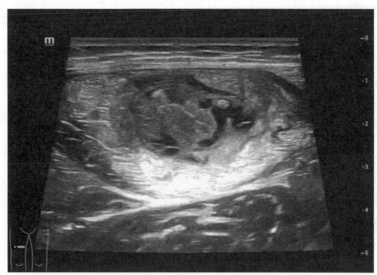

图 18-4-4　肌肉撕裂伤伴血肿形成

注：肌肉撕裂，撕裂处可见低回声区。

　　肌肉损伤是由于直接外力、间接外力的作用所致。损伤表现为受伤肌肉局部增厚，增厚的肌肉内可见斑片状高回声、低回声或混合性回声（图 18-4-4），另外还可表现为肌肉连续性不同程度的中断，当肌肉完全断离，肌肉断端呈较高回声，被周围血肿低或无回声包绕，出现所谓"钟舌征"。

七、骨化性肌炎

　　骨化性肌炎为骨质结构进行性沉积于肌肉、结缔组织内所引起的肌肉硬化的一种疾病。病因尚不十分明确，一般认为与肌肉损伤相关。全身肌肉均可累及，受累肌肉肿胀、变硬，多数不伴疼痛，但挤压时可有痛感。超声表现为肌肉内部大小和多少不等的强回声斑块，斑块前缘可见宽窄不等的带状低回声，而后方可见明显声影。CDFI 部分病例周围可见少量点状、分支状血流信号。

八、软组织化脓性感染

　　软组织化脓性感染临床较为常见，通常是指发生在皮肤、皮下浅筋膜层（皮下脂肪）及浅表淋巴管和淋巴结的化脓性炎症。根据感染部位的不同可分为疖、痈、皮下急性蜂窝织炎、丹毒及浅部急性淋巴结炎和淋巴管炎。软组织化脓性感染以局部红、肿、热、痛等为主要表现，严重时可伴有全身症状。软组织化脓性感染早期超声表现为皮下组织局部增厚，回声强弱不等，组织层次模糊，与周围组织分界欠清或不清；彩色多普勒可见局部血流信号增多。中晚期内部组织液化形成脓液，超声可见中央范围不等的无回声区或类似低回声，形态多不规则，内部不均，较为混杂，周边组织回声增高，与正常组织间无明确的界限；彩色多普勒超声中央无回声区一般无血流信号，而周边回声增高区一般有较丰富的血流信号。病变区域邻近有时可见反应性肿大的淋巴结回声，形态一般稍饱满。

九、腱鞘囊肿

　　腱鞘囊肿（ganglion cyst）是一种内含胶冻状黏液多发生于关节囊或腱鞘附近的良性肿块，单房性多见。多见于中青年，女性多于男性，发病原因不明。目前认为主要与关节囊、韧带、腱鞘上的结缔组织因局部营养不良，发生退行性黏液性变性或局部慢性劳损有关。临床表现主要为腕背部、足背部等处出现豌豆至拇指头大小的半球状肿块，质硬，有弹性，基底固定，有压痛。超声表现为圆形或不规则形的无回声区，单个病灶单房性多见，边界尚清晰，囊壁尚光滑，伴侧方声影及后方回声增强。CDFI 显示病灶内部及周边均未见明显血流信号。

十、 腘窝囊肿

腘窝囊肿又称为"Baker 囊肿"，起源于腓肠肌 - 半膜肌滑囊，常与膝后关节囊相通。临床上多见于中老年人群，男性多于女性，临床表现疼痛较轻，常可导致机械性伸膝和屈膝受限，少数可压迫阻碍静脉回流，引起小腿水肿。超声表现为腘窝内的无回声区，边界清晰，形态不规则，可见尖端指向腓肠肌、半膜肌肌腱，多数呈均匀一致的无回声，少数可见分隔回声、絮状回声或游离钙化体强回声（图 18-4-5）。

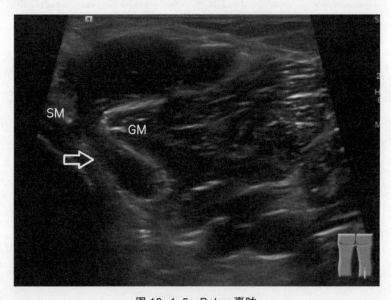

图 18-4-5 Baker 囊肿

注：显示腘窝内侧，于腓肠肌内侧头（GM）与半膜肌腱（SM）之间的滑膜积液，
并与关节腔相通（白色箭头），呈特有的逗号样形态。

十一、 软组织肿瘤

软组织肿瘤是对发生在人体皮下脂肪肌肉等组织的肿瘤的统称，软组织肿瘤种类繁多，随着对软组织肿瘤的病理形态学认识的不断提高，其命名日趋合理。良性的有皮样囊肿与表皮样囊肿脂肪瘤、神经鞘瘤、血管瘤、淋巴管瘤和弹力纤维瘤等，恶性的有恶性纤维组织细胞瘤、横纹肌肉瘤、脂肪肉瘤、纤维肉瘤、滑膜肉瘤和软组织转移瘤。为了节省篇幅，在此对其中较为常见的数种软组织肿瘤列表总结（表 18-4-1），希望由点及面，加深理解。

表18-4-1　部分软组织肿瘤的临床概述和超声特征

肿瘤名称	临床概述	超声特征
良性肿瘤 皮样囊肿与表皮样囊肿	两者均为胚胎时期遗留于组织中的上皮发展形成的囊肿，表皮样囊肿囊壁为复层鳞状上皮内衬囊壁，绕以纤维结缔组织，而皮样囊肿囊壁除鳞状上皮外，尚有真皮、皮下组织和皮肤附件等。均好发于青少年，多位于皮下或黏膜下，生长缓慢，与周围组织等无粘连	两者超声表现类似，声像图表现为皮下或黏膜下囊性结构，形态多呈圆形或椭圆形，囊壁较为光滑，厚薄不等，与周围组织分界清晰；内部回声可因内容物的成分不同而有所差异，囊内物为均匀一致的液体，则表现为无回声区；如囊肿内液体和角化物混杂者，可表现为伴强弱不一的散在性点状回声；囊内液包围囊壁脱落物者，则表现为团块状高回声被无回声所包绕（图18-4-6）
脂肪瘤	为间叶肿瘤，由脂肪组织构成的良性肿瘤。好发于多脂肪区，可位于脂肪层、肌层等。外观为扁圆形或分叶状，有包膜，质地柔软，切面色淡黄，类似正常的脂肪组织。肿瘤大小不一，常为单发性，亦可为多发性	肿瘤的长轴与皮肤平行，多为椭圆形或分叶形，绝大多数境界清楚。内部回声以中等回声为多见，也可表现为低回声，但一般可见条索状、带状高回声。后方无明显回声增强或衰减，肿块具有可压缩性（图18-4-7）。CDFI：基本无血流信号，仅有少数肿瘤内可及少许点、线状血流信号
神经鞘瘤	源于神经鞘膜的施万细胞，故又称施万瘤（Schwannoma），多见于中年人，主要发生于听、面、舌下、迷走神经干，其次是头部、面部、舌、四肢等部位周围神经，多为单发	形态呈椭圆形、葫芦形或纺锤形等，境界清晰，内部呈低回声或中等回声；当发生液化或钙化时，也可表现相应的强回声或无回声区。CDFI可探及多少不等的血流信号
恶性肿瘤 恶性纤维组织细胞瘤	来源于原始间叶细胞，主要由组织细胞和成纤维细胞组成，多发生于肌肉内，是临床最常见的软组织恶性肿瘤，占软组织肿瘤的20%~30%。多见于50~70岁的老年男性，好发于四肢和腹膜后，偶可见于皮下，体积一般较大，直径可达7cm以上。临床表现以疼痛为主	多呈团块状或分叶状，边界较清楚，内部细胞瘤多为均匀性的低回声，但因出血坏死，也可表现大小不等的无回声区。肿块后方回声一般不衰减。CDFI可显示较丰富的血流信号，但对于较大的瘤体，中心部分因出现坏死血流信号显示较为稀少
软组织肉瘤	中老年人发病率较高，无性别差异。软组织肉瘤约75%的病变位于四肢和腹膜后，其中以大腿最常见。根据来源不同可分为脂肪肉瘤、横纹肌肉瘤、滑膜肉瘤和纤维肉瘤等。大小不等，最大可达5cm以上。早期多无明显症状，晚期可偶感钝痛，肺转移较常见	肿瘤一般体积较大，形态不规则，以分叶状多见，边界多数较清晰，内部回声以不均匀的低回声多见，液化时可见无回声区，但是分化较好的脂肪肉瘤可表现为高回声；滑膜肉瘤可见钙化强回声，若侵及邻近骨骼，可见骨皮质破坏。肿瘤后方可见回声增强效应。CDFI显示肿瘤内部血流一般较丰富。少数脂肪肉瘤呈均匀一致的低回声时，不要误认为囊肿，此时CDFI若显示丰富的血流信号，可证实为实质性肿块

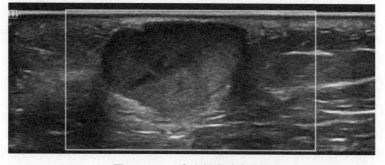

图18-4-6　表皮样囊肿声像图

注：皮下囊性结节，囊壁光滑，与周围组织分界清晰；囊内透声差。

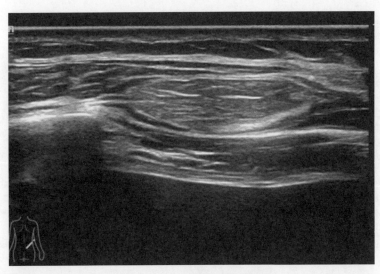

图 18-4-7 背部皮下脂肪瘤

注：脂肪瘤呈等回声梭形结构，边界清晰，内见线状强回声，走行与皮肤平行显示多发层状强回声。

（廖丽萍　陈惠君）

第五节　肌肉－骨骼系统超声检查注意事项

（1）肌肉－骨骼系统超声诊断不能脱离临床，检查前应详细询问病史，是否手术及手术经过和已完成的相关影像学检查资料。

（2）超声扫查要全面，仔细观察病灶的位置、边界、内部结构特征、血流情况、与周围组织的关系等均有助于病变的准确诊断。

（3）超声扫查动作要轻柔，必要时探头加压、患侧肢体进行自主或被动运动等，帮助了解病变的活动性、可压缩性和硬度等信息；还可以对比探查，对病侧与健侧都进行扫查，从而了解病变情况和程度。

（4）对于有开放性伤口或感染的病灶，一般不适宜进行超声检查；若情况紧急或必须进行超声检查时，需要征得临床医师的允许，并对探头进行必要的消毒措施后方可进行。

（5）超声检查关节时，应根据关节的特征行不同体位的扫查，并随时根据显示病变的需要，及时调整关节的曲度，必要时也可与健侧进行对比扫查。

（6）超声结构的判定，对检查发现的诸多异常所见，进行归纳分析，从超声图像、发病年龄、临床表现、化验检查所见，与准确或特殊病史等结合，进行综合判断，提出合乎本质的结论。

本章小结

　　随着超声工程学的进展和探测技术的进步，肌肉-骨骼系统超声诊断不断向纵深发展，已成为超声医学研究的热点之一。本章简洁讲述了肌肉-骨骼系统的解剖，详细介绍了肌肉-骨骼系统的超声检查方法，简单叙述了肌肉-骨骼系统的正常超声表现，重点描述了肌肉-骨骼系统常见疾病的超声诊断要点和注意事项。其中，软组织肿瘤由于种类较多，超声表现类似，故采取了列表归纳的形式对临床概述和超声特征进行简单介绍，供读者对比学习和思考。

思考题

　　（1）简述肌肉骨骼系统的超声扫查方法。

　　（2）简述人体软组织（包括肌肉）的正常超声表现。

　　（3）腘窝囊肿的声像表现有哪些特点？

　　（4）肌肉直接损伤和间接损伤的超声表现有何异同？

（廖丽萍　陈惠君）

19 | 第十九章 超声图像传输与存档

学习目标 /////////

（1）掌握超声图像传输与存档的方法及内容。

（2）熟悉超声图文工作站内容及临床应用价值。

（3）了解医院 PACS 和 HIS 系统的基本概念。

医院信息系统主要包括影像存储与传输系统（picture archiving and communication system，PACS）和医院信息系统（hospital information system，HIS）。

影像存储与传输系统（PACS）：通过软件和硬件连接医院不同的影像设备，以处理相关医学图像为主，存储与管理图像；图像库的再利用和后处理，侧重硬件配备。

医疗卫生系统集成规范（integrating the health enterprise，IHE）：主要通过适用医学数字成像和通信标准（Digital Imaging and Communication in medicine，DICOM）、Health Level Seven（HL7）医疗信息交换标准等各种标准，旨在实现医院各系统之间有效的数据传输与整合。

超声信息系统（ultrasound information system，UIS）是医院信息化过程中与 HIS、PACS 相融合的产物。超声信息系统在超声医学中的具体应用包括：超声科室管理、超声报告书写、超声图像存储与分析、超声信息共享、支持教学与科研等。

第一节 DICOM 标准概述

一、DICOM 标准介绍

DICOM 是美国放射学会（American college of Radiology，ACR）和国家电子制造商协会（National Electrical Manufacturers Association，NEMA）为主制定的用于数字化医学影像传送、显示与存储的标准。DICOM 标准从属于医学信息学领域，负责医学成像设备之间数字信息的交换。在 DICOM 标准中详细定义了影像及其相关信息的组成格式和交换方法。利用这个标准，人们可以在影像设备上建立一个接口来完成影像数据的输入及输出工作。

二、DICOM 图像格式简介

在 DICOM 规格中，使用了相对应的资料结构来描述：定义出 Patient，Study，Series，Image 4 个层次来存储上述例子。Patient 中包含了该病人的所有基本资料（姓名、性别、年龄等）和医生指定的检查 Study；在 Study 中包含了检查种类（CT、MRI、超声）和指定检查的 Series；在 Series 中包含检查的技术条件（毫安、FOV、层厚等）和图像 IMAGE。

三、DICOM 的工作过程

首先通信起始的设定同两台计算机在正式开始通信前要有类似的信息交换才能进行正式沟通。DICOM 的整体范畴是非常庞大的，目前没有哪一个系统可以支持所有的 DICOM 服务，每一台设备都是只针对他们最需要的部分提供支持。例如：某台 CT 提供 CT image Storage（SCU）这一 SOP 服务，则该 CT 仅可发送 CT DICOM 图像供 SCP 存储。在这种情况下，两台计算机如要从这庞大的 DICOM 规格中挑选出一条两者都能接受的通信方式，必须经过起始信息的交换来完成。

（吴斌　吴小凤）

第二节　超声图像存档与传输

一、超声图像的分类与格式

超声图像分为静态图像和动态图像。其中 DICOM 格式属于原始数据，保留图像真实信息，没有任何失真。其他格式都因为不同的压缩形式，造成一定信息的丢失，但不影响诊断质量。

静态图像常用格式包括：BMP、JPG、TIF 和 DICOM 等格式。动态图像的格式主要有 AVI、MPGE4 和 DICOM。

二、超声仪器的图像输出接口

传统的超声仪器主要通过视频输出口、S 端子或 RGB 接口输出模拟图像信号。对于模拟信号图像的采集，主要依靠图像采集卡来完成。随着全数字化超声仪器的普及，全数字信号输出接口，即 DICOM 接口已成为标准数字图像输出接口。利用网线将超声仪器和超声信息系统连接起来，达到数字图像及相关信息实时传输。

1. 仪器图像输出接口介绍

（1）复合端子：通常被称为 AV 端子（图 19-2-1），在某些场合也称为 RAC 端子。超声仪器上的复合视频输出接口一般采用 BNC 接口。

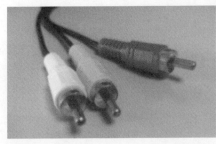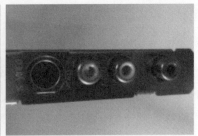

图 19-2-1　AV 端子

优点：连接非常简单方便。

缺点：由于 Y/C 信号在同一信号线上传输，信号间会发生串色等干扰。

（2）S-Video 端子：系 separale Viden 端子的缩写，也称为 SUPER VIDEO，通常称为 S 端子（图 19-2-2）。

S-video 连接规格是由日本人开发的一种规格，S 指的是"SEPARATE（分离）"，它将亮度和色度分离输出，避免了混合视频信号输出时亮度和色度的相互干扰。S 端子实际上是一种 5 芯接口，由两路视频亮度信号、两路视频色度信号和一路公共屏蔽地线共 5 条芯线组成。同 AV 复合端子接口相比，由于它不再进行 Y/C 混合传输，因此也就无须再进行亮色分离和解码工作，而且使用各自独立的传输通道在很大程度上避免了视频设备内信号串扰而产生的图像失真，极大地提高了图像的清晰度。S-Video 是应用最普遍的视频接口之一。

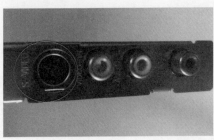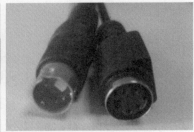

图 19-2-2　S 端子

优点：由于 Y/C 信号分离，不太容易发生串色等干扰。

（3）R-G-B 分量端子：顾名思义就是三原色端子，它使用 4 根 BNC 线分别连接 RGB 三原色和一个同步信号线，可以达到极高级别的图像质量。

（4）DICOM 接口见图 19-2-3。

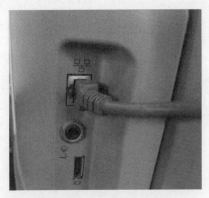

图 19-2-3　DICOM 接口

2. 总结

一般情况下，超声仪器上最常见的视频输出端口是复合端子，其次为 s 端子，S-Video 端子的图像质量已可满足超声图像的需要。DICOM 接口输出的是全数字信号图像，包括原始信息存储，没有任何失真，可以达到最高图像质量。

三、在超声图文工作站中接收并浏览图像

1. DICOM 图像存档与传输

超声图文工作站使用一个称为 DICOM 网关的软件部件来实现 DICOM 图像的接收，DICOM 网关常驻系统内存，它使用特定的端口接收来自超声仪器的图像发送请求并接收存储超声仪发送过来的 DICOM 图像。

2. 模拟图像存档与传输

所谓模拟图像，是指在超声图文工作站上，使用视频采集卡，通过直接连接超声仪器的图像输出端口使用视频采集卡的图像抓取功能捕捉到的静态或动态的图像。

3. 模拟图像的优缺点

（1）与 DICOM 图像相比，模拟图像的优点是：①可实现与超声仪器的图像同步显示，抓取的是实时图像；而 DICOM 图像需要通过网络发送到工作站上，为非实时图像。②模拟图像一般使用图像格式存储（JPG、BMP），方便后处理和交流；DICOM 图像的编辑和后处理都需要专用软件实现。③可以根据业务需要进行视频录像（动态图像），而 DICOM 的动态图像有帧数限制；在采用实时视频压缩技术后，模拟图像录像时间和存储空间几乎不受限制。

（2）与 DICOM 图像相比，模拟图像的不足之处在于：①模拟图像文件本身并不含有病人的相关信息。②模拟图像的图像质量受到仪器图像输出端子类型的影响，一般情况下模拟图像的质量低于 DICOM 图像。③由于超声仪器输出视频模拟信号的限制，模拟图像的分辨率只能达到 768×576 的级别；DICOM 图像的分辨率由仪器内置组件决定，可达到更高的分辨率。

四、超声图像的存储和备份

根据各医院实际工作需要，理想的超声图像应该存储在超声信息系统控制服务器上，各个超声图文工作站仅仅起到采集、编辑和查阅图像功能。考虑到存储图像的安全性，最好在服务器上对图像数据存储部分进行双硬盘同步备份存储。由于超声同时存在静态和动态图像存储，而动态图像又占有较大的存储空间：建议定期对存储的动态、静态图像文件进行数据备份迁移。一般采用 DVD 光盘和移动硬盘备份。每张 DVD 光盘的容量可达到 4.7G，移动硬盘可达到 500G ～ 4T。如果医院的超声检查人次很多，存储的图像容量很大，可考虑将所有图像转移存储到医院中央服务器存储器中。

（吴斌　吴小凤）

第三节　超声图文工作站功能

超声图文工作站是一个基于数据库的应用程序，它集成了数据登记模块，报告书写、图像采集、科室行政管理等功能模块，以辅助超声科室实现日常工作的数字化和无纸化。

一、登记与超声报告的形成输出

超声图文工作站的登记过程，就是操作员通过 HIS 接口或集成平台接口，用就诊卡号 / 住院号 / 申请单号调出病人基本信息并把病人检查项目信息一并保存到超声数据库的过程（图 19-3-1）。

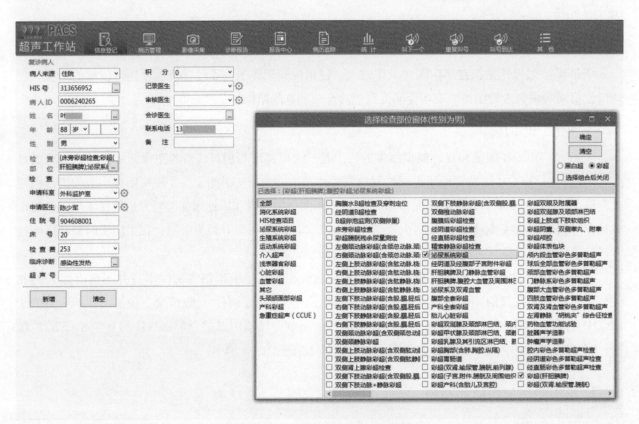

图 19-3-1　超声图文工作站登录界面

超声报告的形成输出：超声报告医师使用超声图文工作站的模板工具，形成自己的报告描述内容和诊断并输出超声检查报告的过程（图 19-3-2）。

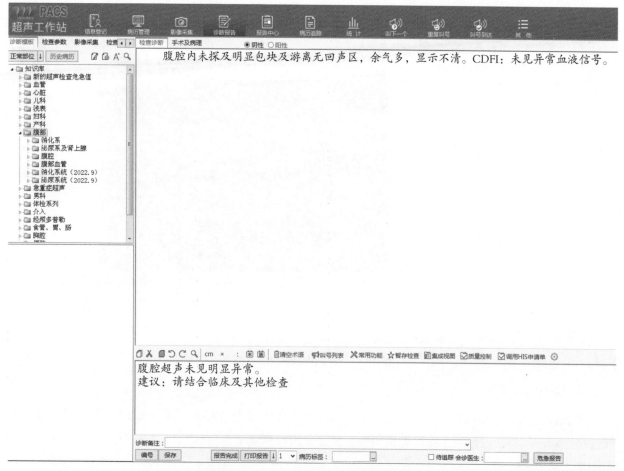

图 19-3-2　超声图文工作站报告书写界面

二、超声图文工作站图像采集模块

图像采集模块在超声图文工作站里负责控制采集卡完成静、动态图像的采集、保存，以及进一步编辑处理（图 19-3-3）。

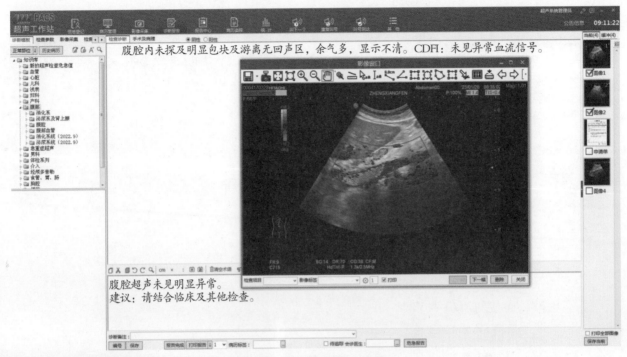

腹腔内未探及明显包块及游离无回声区，余气多，显示不清。CDFI：未见异常血流信号。

腹腔超声未见明显异常。
建议：请结合临床及其他检查。

图 19-3-3　超声报告书写界面

1. 模拟图像采集

模拟图像采集是指利用超声图文工作站图像采集功能，将接在电脑主机上的图像采集卡通过采集线连接至超声仪器的图像输出接口采集和保存图像，可根据需要进行静态和动态采集。图 19-3-4 为模拟图像采集界面。

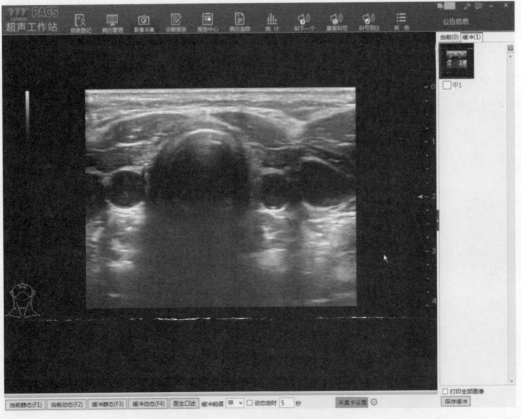

图 19-3-4　模拟图像采集界面

视频（模拟图像）采集系统，在图19-3-5中所示界面单击"抓图"按钮就可以捕捉当前超声仪器的显示图像。视频图像采集系统支持对动态图像的实时编码压缩技术，可以极大减少动态图像的存储空间需求。

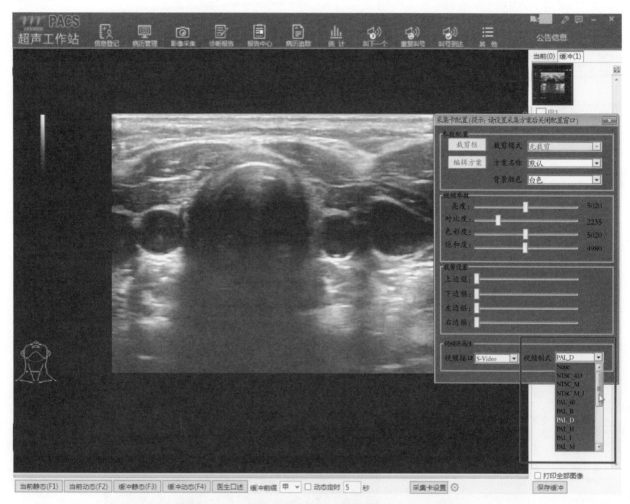

图19-3-5　设置视频采集系统动态录像实时编码类型

2. DICOM图像接收、处理与传输

超声图文工作站使用DICOM C-Store的部件接收来自超声仪器发送出的DICOM图像并存储至相应路径。

该部件启动后监听TCP的"4050"端口，随时准备接收超声仪器自TCP4050端口发送来的DICOM图像数据。DICOM C-Store的参数设置界面如图所示，可以在此设置如监听端口号、设备IP地址、图像存储路径、DICOM传输语法选项、AE Title等DICOM图像参数（图19-3-6）。

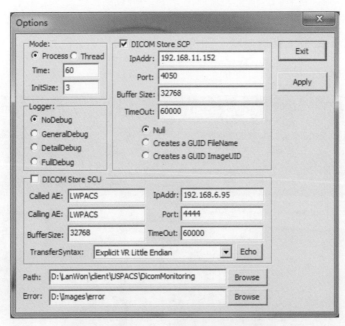

图 19-3-6　DICOM 网关的参数设置界面

超声工作站通过 DICOM C-Store 部件接收采集图像（图 19-3-7）。

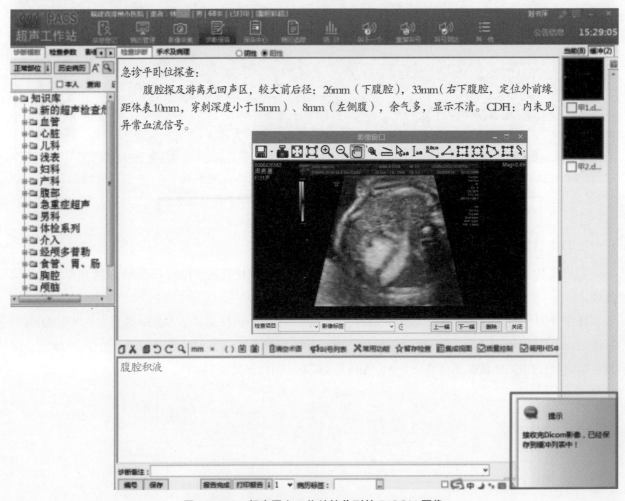

图 19-3-7　超声图文工作站接收到的 DICOM 图像

嵌入 DICOM 图像的超声报告览见图 19-3-8，超声医师在完成患者的超声影像检查后，通过对超声报告文字的编辑和超声阳性图像的选择，可插入一幅或多幅图片，再完成超声图文报告。

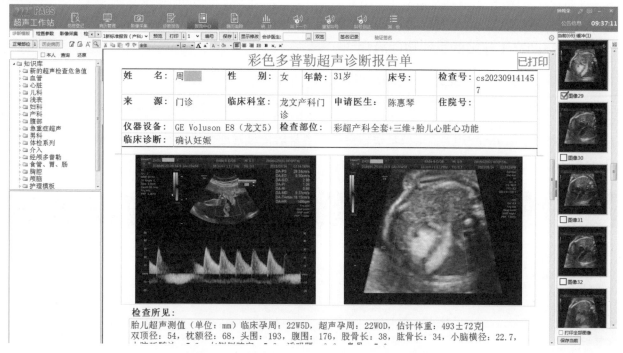

图 19-3-8　嵌入 DICOM 图像的超声图文报告浏览

三、超声图文工作站的图像存储和调阅

超声图像存储拓扑说明如图 19-3-9 所示，图文工作站 A、B、C 分别将报告数据和图像数据保存到数据库及图像存储服务器 E 上，其中图像保存在服务器 E 上特定文件夹下。

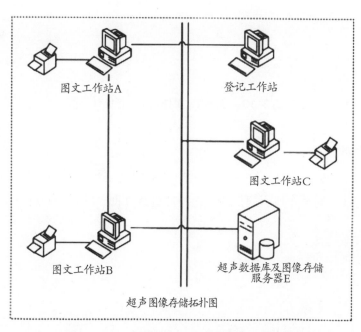

图 19-3-9　超声图文工作站的图像存储及调阅

其网络路径统一显示为一个固定途径，比如图文工作站 A 在保存图像的同时在数据库内写入图像名称及保存路径，这样其他工作站在调用工作站 A 所保存的报告数据的同时，也会根据数据库内的图像存储路径信息找到保存在服务器 E 上的图像信息从而实现图像的共享调阅显示。

四、超声图文工作站的其他功能简介

超声图文工作站的其他功能主要集中在行政管理和科研两个大的方面。

1. 行政管理

行政管理（图 19-3-10）：主要是指超声科室本身的信息管理，包括科室工作量统计，医师工作量统计，病人类型统计，超声机器使用情况统计和检查结果统计，费用统计等。

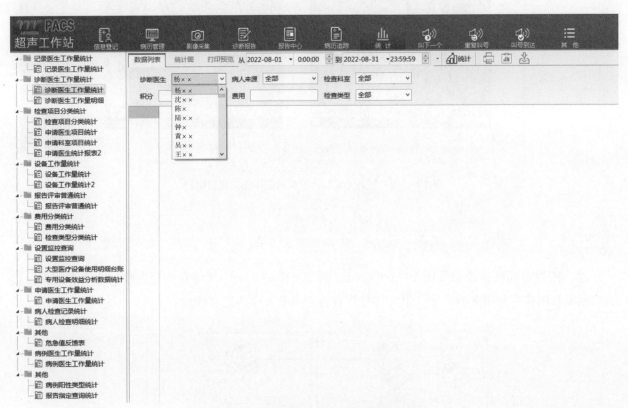

图 19-3-10　超声图文工作站工作量统计界面

2. 科研方面的功能

科研方面的功能（图 19-3-11）：主要是指利用超声图文工作站这一工具，对已存储的超声诊断报告，应用数学统计方法，对某个典型病例或阳性特征进行查询、统计，并进行医学研究的方法。

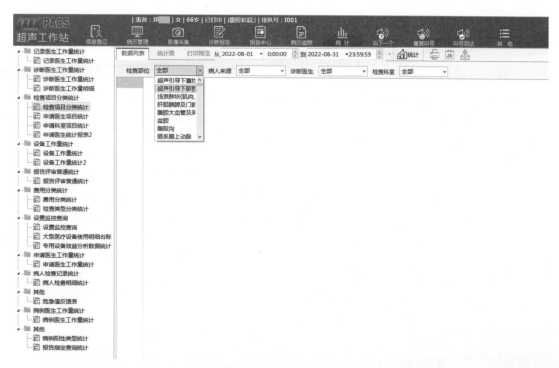

图 19-3-11　超声图文工作站工作量统计图示及功能简介

超声图文工作站的报告随访功能中，界面左边为超声诊断报告内容，右边可自行输入实验室、放射、病理等其他检查科室的检查结果以备参考和对照（图 9-3-12）。

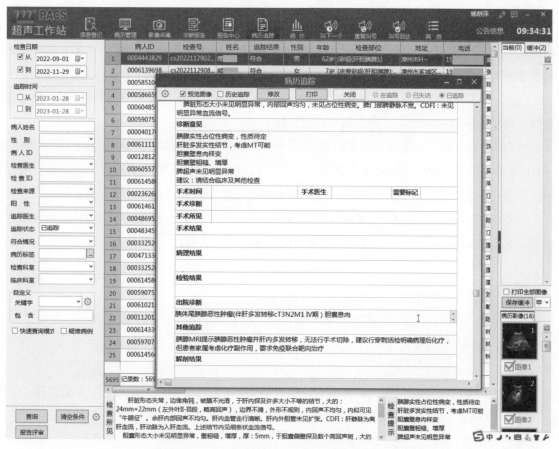

图 19-3-12　超声图文工作站的报告随访功能

五、 超声图文工作站与 HIS 和 PACS 的接口

（一）超声图文工作站与 HIS 的接口

（1）门诊和医院接口：主要功能是超声图文工作站可以通过就诊卡号 / 住院号 / 申请单号调取门诊住院患者基本信息，从而快速实现超声登记，提高工作效率。

（2）门诊和住院的费用接口：使用该接口，可以直接查阅门诊费用信息，也能够对住院患者进行费用确认。

（3）报告返回：即把超声报告返回至 HIS，方便临床医生和其他相关部门调阅超声诊断报告。

超声图文工作站系统与 HIS 接口及排队叫号系统网络拓扑图说明，患者信息在登记工作站上通过 HIS 接口进入超声数据库及排队系统，登记工作站发给患者候诊号票，候诊患者根据大屏上的叫号信息进入诊断室就诊。

（二）超声图文工作站与 PACS 的接口

（1）超声图文工作站与 PACS 的接口主要是把超声的图像集成至 PACS，使得超声图像与放射等其他影像科室的图像一起在 PACS 工作站上被临床医生读取，实现无纸化和无胶片化。

（2）由于超声图文工作站系统，HIS 和 PACS 之间的接口因具体实施方案的不同而表现为不同的形式，对此不再细述。

六、 UIS 在临床实际工作中的主要作用

（1）规范图像记录和图文报告利用超声图文工作站可以有效地保存、管理超声报告和图像资料。按照超声质控要求规范报告系统，统一超声专业术语描述，提高报告诊断准确性，减少和避免了医疗纠纷和事故的发生。

（2）提高效率，降低成本，缩小文档物理存储空间传统的图文报告。利用超声图文工作站和移动存储材料，可极大降低存储成本，同时缩小存储空间。

（3）科研和教学工作利用存档数字图文资料，可以方便地进行科内、院内和医院之间病例讨论。

（4）查阅与随访超声科医师接诊患者时，根据需要可检索出病人的历史检查记录，并对所获得的即时图像与保存的历史图像进行同步对比，以评价诊断的正确与否和评估治疗效果等。

（5）利用大城市优越的医疗资源和网络、超声图文工作站系统开展远程会诊，按照 DICOM 协议上传影像是无损 DICOM 文件，可对边远地区疑难病例进行远程会诊。

七、 超声图文工作站的发展方向

综合实际工作中各级医院的意见和要求，超声图文工作站的发展方向如下。

（1）操作简单化：模板智能化和知识库的智能辅助，能够更大程度上减轻超声医师的工作量，提高工作效率。

（2）功能多样化：体现在集成业务模块、行政管理模块、医学科研模块等。人工智能（artificial intelligence，AI）算法在超声系统的高度集成，使超声系统实现实时、自动采集、切面自动替换、自动测量等方面的智能化。

（3）实现区域远程会诊：结合远程超声、远程音视频技术和数据加密技术等，实现多科室、多院区的远程超声疑难病例会诊与诊断，支持区域间协同。

本章小结

　　超声科医师不仅要掌握专业超声诊断和检查操作技术，也有必要了解医院数字化信息技术基本概念和掌握其操作方法。医院数字化信息技术的发展取决于医院 HIS 和 PACS 有机结合和共同发展，而超声信息系统 (UIS) 是医院信息化过程中与 HIS 和 PACS 相融合的产物。随着医院内部以及医院与医院之间的网络发展，超声信息共享的规模会越来越大。UIS 的合理应用，不但有效地提高超声诊断效率和准确性，同时还可以支持超声专业教学与科研等工作。

思考题

　　（1）简述 PACS 和 HIS 的基本概念及在医院管理的相对关系。

　　（2）简述 DICOM 3.0 标准概要和涉及超声诊断内容是什么？

　　（3）简述常用的超声仪器图像输出接口有哪些？

　　（4）简述模拟图像与 DICOM 图像对比有哪些优缺点？

（吴斌　吴小凤）

20 | 第二十章 介入超声

学习目标

（1）掌握各种超声介入操作的适应证及禁忌证。
（2）掌握各种超声介入操作的并发症及处理。
（3）熟悉超声介入的步骤流程及规范无菌操作。
（4）了解超声介入的优势及临床应用。

介入超声是为进一步满足临床诊断和治疗的需要发展起来的一门新技术，是现代超声医学的重要组成部分，其主要特点是在超声实时监视或引导下，进行各种穿刺活检、抽吸、插管、注药、消融等操作，以达到诊断和治疗的目的。介入超声具有实时显示、灵敏性高、安全可靠、引导准确、无 X 线损伤、操作简便的特点。介入超声包括超声引导下穿刺活检和超声引导下介入治疗。随着介入超声在临床中的广泛应用，临床对超声介入的要求不断增加，严格掌握介入超声的适应证和禁忌证，进行充分的术前评估，能有效地减少并发症的发生和取得更大的临床收益。

第一节 超声引导下穿刺活检

随着环境的变化及医学检查的发展，实质性病变的检出率明显提高，术前明确诊断实质性病变的良恶性、了解恶性肿瘤的分化程度及转移情况，对于疾病治疗方案的确定及手术方式的选择尤为重要。超声引导下的粗针穿刺组织学活检及细针穿刺抽吸细胞学检查因其定位准确、操作安全等优势得到广泛的应用。超声造影利用造影微气泡的散射原理使回声增强，提高超声分辨力，能够较好地呈现组织血流灌注状况，并且可呈现肿物微血管分布，准确描述坏死区域，从而有利于实现精准的穿刺活检，可提高取材成功率，减少并发症。

一、肝脏

（一）适应证

（1）不明原因肝脏肿大。
（2）肝实质弥漫性病变或局限性实性占位。
（3）评价肝脏肿瘤介入手术治疗后的疗效。

（二）禁忌证

（1）术前服用影响凝血功能的药物、有明显出血倾向或凝血功能障碍。

（2）严重心肺疾病或其他基础疾病不能耐受操作。

（3）腹腔大量积液，尤其是肝前间隙。肝周化脓性感染、肝内胆管感染。

（4）意识或精神障碍，无法配合。

（5）穿刺途径无正常肝脏组织。

（三）操作步骤

（1）术前检查血常规、凝血功能、心电图等。

（2）术前向患者及家属做好解释工作，签署超声介入手术知情同意书。

（3）准备仪器与器械，选取低频凸阵探头引导，配置活检枪，探头无菌保护套等。

（4）根据病变部位选取适宜体位，经超声多切面扫查定位，确定穿刺点、穿刺路径及进针深度，避开大血管、胆管及胆囊，且应至少经过1cm的正常肝脏组织。

（5）常规消毒、铺巾，超声再次确定穿刺点、穿刺路径及进针深度无误，2%利多卡因局麻，超声引导将穿刺针迅速刺入病灶内，扣动扳机，完成一次活检，一般取2～3针（图20-1-1）。针槽内组织条置于滤纸片上并浸泡于甲醛溶液送组织学检查。

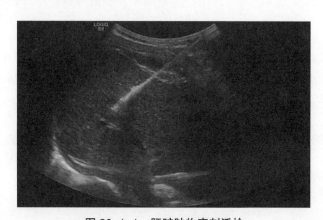

图20-1-1　肝脏肿物穿刺活检

注：穿刺针在超声引导下进入肝脏结节内。

（6）术后局部加压包扎，至少平卧1～2小时，注意观察有无出血等并发症发生。

（四）优势及评估

超声引导下的肝脏穿刺活检，可以尽可能地避开大血管、胆管，创伤小、恢复快、效果好，操作灵活简便，对穿刺术中进行安全引导及实时检查，穿刺术后可评估并发症是否出现。

（五）临床应用

以往，对于怀疑肝脏实质弥漫性病变的患者，大多是临床医生凭借经验进行盲穿，无法完全确保避开血管及胆管，穿刺容易引起出血、胆管损伤等并发症。

超声引导下穿刺活检是在实时超声监视下进行穿刺、取样。超声引导定位穿刺部位和穿刺路径，尽可能避免对周围组织、血管等造成损害，保证针头准确刺入病灶进行取样，提高了穿刺准确率和取样的可靠性。

■ （六）并发症及处理

1. 疼痛

疼痛是最常见的不良反应，以穿刺局部轻微疼痛为主，少有患者有较严重的疼痛。疼痛轻微者，不予特殊处理，如果穿刺区疼痛剧烈，应警惕出血可能。

2. 出血

常见肝血肿、腹腔出血、胆道出血、胸腔出血等。术前应严格掌握穿刺适应证和禁忌证；对凝血功能异常的患者应纠正后再行穿刺活检术。超声造影可对出血点及出血速度进行判断。

3. 感染

严格无菌操作，是预防感染的最有效途径。对免疫力低下、糖尿病、胆道手术患者，可在围手术期预防性使用抗生素。

4. 邻近器官的损伤

可能误伤胆道、胆囊和邻近肝外器官，如肠管、肾脏、膈肌、肺部等，针道的穿通伤，由于活检针孔径较小，经过局部加压及止血药物的应用，严密观察，多数可保守治疗。

5. 休克

介入治疗的心理影响、疼痛、迷走神经反射、低血糖等均可以引起休克的发生。因此，术前充分的心理辅导、麻醉技巧、止痛、操作的熟练程度和恰当的进食和补液，对预防休克相当重要。

6. 肿瘤种植

肿瘤种植发生率 1/10000 ～ 1/1000。以针道种植为主。避免直接刺破肿瘤、减少穿刺次数。

■ 二、甲状腺

■ （一）适应证

（1）甲状腺结节可疑恶性者。
（2）甲状腺结节为进一步治疗需要明确病理者。
（3）甲状腺弥漫性病变需要明确病因者。

■ （二）禁忌证

（1）凝血功能差或术前服用抗凝药物。
（2）患者剧烈咳嗽或躁动无法配合。
（3）穿刺部位皮肤感染，无合适穿刺路径。
（4）女性患者月经期为相对禁忌证。

■ （三）操作步骤

（1）术前检查血常规、凝血功能、心电图等。

（2）术前向患者及家属做好解释工作，签署超声介入手术知情同意书。

（3）准备仪器与器械，选取高频线阵探头引导，让患者颈部皮肤充分暴露，并垫高颈部，后仰30°，充分暴露甲状腺后对结节进行检查定位，确定合适的穿刺路径。

（4）消毒、铺巾，使用盐酸利多卡因注射液对穿刺的区域进行局部麻醉，具备负压吸引装置时可选用25G针，无负压吸引装置时多选用23G无负压吸引针（图20-1-2）。最后涂片并送细胞学检查。

（5）术后局部压迫止血≥15分钟，注意观察有无出血、呼吸困难等并发症发生。

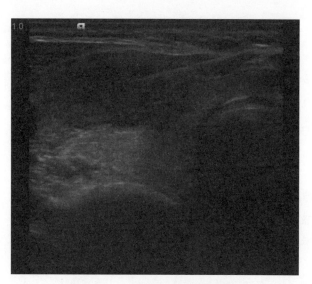

图 20-1-2　甲状腺肿物穿刺活检

注：穿刺针在超声引导下进入甲状腺结节内。

■ （四）优势及评估

相对于CT或磁共振，超声对甲状腺有更好的分辨率，能提高甲状腺结节的检出率及判断率。超声引导下甲状腺细针穿刺细胞学检查（ultrasound-guided thyroid fine needle aspiration cytology，US-FNAC）有安全性高、操作简单的特点，可清晰显示甲状腺结节的大小、位置、与周围组织器官的位置关系、甲状腺包膜血管，以及针尖进入结节的动态过程，因此穿刺较准确、安全。

■ （五）临床应用

常规超声检查已成为甲状腺疾病临床首选检查方法。国外研究者建立了甲状腺超声影像报告和数据系统（thyroid imaging reporting and data system，TI-RADS），对甲状腺结节进行分类。其中TI-RADS 4类结节为可疑恶性结节，如何对其准确定性是临床医师面临的一大难题。超声引导下甲状腺细针穿刺细胞学检查是甲状腺疾病的诊断从影像学到病理学质的飞跃，为临床获取甲状腺结节病理提供了有效、安全、简单的方法。但是也存在一定的局限性，细针穿刺抽吸成功与否跟穿刺医生经验、操作、涂片及病理医生经验具有一定关系。

■ （六）并发症及处理

1. 出血

常见为局限性出血，因穿刺针较细，立即停止操作并局部加压止血，一般都能止血。

2. 疼痛

偶见穿刺点轻度疼痛，1～2天可缓解。

3. 其他

应注意避免感染、喉返神经损伤、气管损伤、肿瘤种植等。

三、乳腺

（一）适应证

（1）乳腺结节可疑恶性者。

（2）考虑乳腺导管内占位者。

（3）放化疗前需要基因检测者。

（二）禁忌证

（1）术前服用抗凝药物的患者有明显出血倾向。

（2）穿刺部位皮肤感染，无合适穿刺路径。

（3）严重心肺功能不全。

（三）操作步骤

（1）术前检查血常规、凝血功能、心电图等。

（2）术前向患者及家属做好解释工作，签署超声介入手术知情同意书。

（3）准备仪器与器械，选取高频线阵探头引导，患者选择仰卧位、充分暴露患侧乳腺，对结节进行检查定位，确定合适的穿刺路径。

（4）常规碘伏消毒皮肤，铺洞巾，局部浸润麻醉后，使用高频浅表探头实时引导下显示病灶最大长轴，将穿刺针插入病灶周边，扣动活检枪扳机，检针刺入病灶内取材，标本放入盛有甲醛固定液小瓶内固定，根据取出标本完整情况，穿刺2～3针（图20-1-3）。术后穿刺点局部加压20～30分钟。

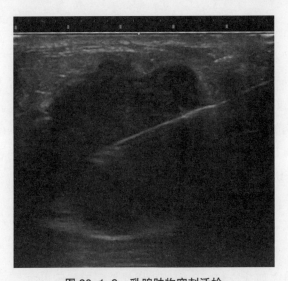

图20-1-3　乳腺肿物穿刺活检

注：穿刺针在超声引导下进入乳腺结节内。

■ （四）优势及评估

临床上对于乳腺较大的肿块，常于触诊下进行穿刺活检，但取材常不满意，而且部分乳腺肿块常触诊不清，导致穿刺失败。超声引导下乳腺穿刺活检术是一种在超声引导下经皮穿刺取出病灶组织进行病理检查的诊断方式，不仅可以穿刺较小乳腺结节，还可以在穿刺过程中实时观察穿刺针进入肿块，避开主要血管，针尖进入深度适宜，避免损伤血管或肺组织，造成血肿或气胸。

■ （五）临床应用

乳腺肿瘤发病率很高，是影响女性身心健康的主要疾病类型之一，做好疾病早期诊断对于病情控制和治疗方案的确定有重要意义，因此需要选择一种操作便携、诊断准确率高的检查方式。乳腺肿瘤诊断中准确率最高的手段是手术病理诊断，但手术创伤大，容易发生感染、损伤大血管等，且操作难度大、费用高，一般不作为常规检查手段。超声技术具有灵活、方便、无辐射等优点，超声引导下乳腺活检已广泛应用于临床。

■ （六）并发症的处理

1. 出血

常为局部血肿，考虑为穿刺完未适当加压或加压方式不当，一般无需特殊处理，可自行吸收。

2. 疼痛

偶见穿刺点轻度疼痛，一般 1～2 天可自行缓解。

3. 气胸

超声实时监视下缓慢进针，均可避免。

4. 其他

注意避免感染及针道种植等。

四、前列腺

■ （一）适应证

（1）直肠指检发现前列腺结节，任何前列腺特异性抗原（Protatespecific antigen，PSA）值。

（2）经直肠前列腺超声、CT 或 MRI 发现异常影像，任何 PSA 值。

（3）PSA>10ng/mL，任何游离 PSA（free PSA，fPSA）和 PSA 密度值（PSA density，PSAD）值。

（4）PSA4-10ng/mL，fPSA/tPSA（total PSA，tPSA）异常或 PSAD 值异常。

■ （二）禁忌证

（1）严重出血倾向。

（2）严重肝肾功能障碍。

（3）严重肺、心脑血管疾病。

（4）不可控制的高血压、糖尿病。

（5）严重精神疾病。

（三）操作步骤

（1）术前检查血常规、凝血功能、心电图等。

（2）术前向患者及家属做好解释工作，签署超声介入手术知情同意书。

（3）患者于手术前1天服用抗生素预防感染，手术当天会阴区备皮、清洁灌肠。

（4）患者取截石位，会阴区常规消毒、铺单，2%丁卡因凝胶润滑直肠超声探头、肛门及直肠壁，肛门内置入直肠超声探头，常规会阴手术区皮肤浸润麻醉，超声引导下前列腺左右两侧叶穿刺路径上局部麻醉，直至前列腺两侧叶被膜及被膜下。

（5）采用12针穿刺法，分别于腺体两侧外周带和两侧中央带的底、中、尖部各穿刺1针；对于磁共振或超声检查提示异常区域，或直肠指诊触及异常结节部位则相应加穿2针。针槽内组织条置于滤纸片上并浸泡于甲醛溶液送组织学检查。穿刺后用纱布加压包扎穿刺区域，术后口服抗生素1天。

（四）优势及评估

通过经直肠超声检查（transrectal ultra sonography，TRUS）进行前列腺穿刺活检是目前诊断前列腺癌比较有效的方式，TRUS可以清晰显示肿瘤大小、血流分布、形态、边界以及周围组织的情况，在其辅助下进行穿刺活检，可以提高标本采集的准确性，提升诊断效能。同时，在进行穿刺时，医师可以根据超声显示随时调整穿刺针的方向，必要时也可以进行多针穿刺，提取前列腺不同区域的标本。经直肠前列腺活检一般不需要局麻，穿刺架引导，操作难度相对较低，但是感染的发生率较高，穿刺阳性率略低。术后发生感染的概率较经会阴前列腺穿刺活检术高，可能与术前肠道准备不充分相关。

经会阴前列腺穿刺活检术（transperineal template-guided prostate biopsy，TTPB）为确诊前列腺癌的有效方法之一。TTPB具有手术操作时间短、穿刺阳性率高、并发症少、术后恢复快等优点；但其显著缺点是疼痛控制差，多数患者对此较为畏惧。

（五）临床应用

目前，前列腺癌已经成为我国男性第二大恶性肿瘤，其发病率和病死率逐年攀升，威胁患者的生活质量。在前列腺癌早期，肿瘤细胞尚未完全侵犯前列腺周围的正常组织，故患者尚未出现明显的临床表现，随着病情的发展，患者逐渐出现尿流中断、排尿缓慢、尿频、尿不尽等表现，严重时可诱发尿失禁、尿潴留、性功能障碍等并发症，此时的病情往往已发展至疾病中期或者晚期，导致其错过最佳的治疗时机，不利于预后。早期疾病诊断能够为前列腺癌患者争取更多治疗机会，延缓疾病发展，延长其生存期。因此，尽早诊断疾病尤为关键，对病情改善和患者预后有重要意义。

（六）并发症的处理

1. 血尿

血尿出现的原因主要是穿刺过程中损伤尿道，少部分为损伤精囊腺或射精管。少量出血可嘱患者适量饮水，促进排尿。出血较多时，应及时应用止血药物及插导尿管，必要时膀胱冲洗。

2. 感染

常见于经直肠穿刺活检，经会阴穿刺活检、灌肠、术前及术后预防性使用抗生素可减少感染的发生。

3. 疼痛

主要是经会阴穿刺活检，尤其是麻醉过程，麻醉药起效后一般穿刺过程中疼痛感减弱。经直肠穿刺活检疼痛感较小。

4. 其他

应注意避免膀胱损伤、针道种植。

（吴坤彬　徐锦洋）

第二节　超声引导囊肿穿刺抽吸与治疗

■ （一）概述

囊肿是临床较常见的良性疾病，多数患者无明显临床症状，多在体检时发现。当囊肿逐渐增大时，可局部产生压迫症状，造成相应部位胀痛、不适，甚至导致相应器官的功能异常。随着介入超声的发展，超声引导下囊肿穿刺抽吸及硬化治疗已经成为临床上常用的治疗手段，该技术具有实时监测、精准引导、微创、方法简便、治疗成本低、并发症少、疗效显著等优势，尤其对年龄较大、不能耐受手术的患者是一种不错的治疗选择。

■ （二）适应证

（1）肝肾囊肿最大直径≥5cm。

（2）囊肿伴有出血或感染者。

（3）囊肿伴有压迫等症状者。

（4）既往治疗后复发，伴有压迫症状或最大直径≥5cm者。

（5）复杂性肾囊肿，CT检查Bosniak分型Ⅰ型、Ⅱ型者。

（6）多囊肝、多囊肾较大囊肿造成压迫症状者。

（7）超声提示甲状腺良性的囊性结节或以囊性为主的囊实性结节（囊性部分>50%），最大直径≥2cm。

（8）卵巢单纯性囊肿、卵巢冠囊肿、卵巢子宫内膜异位囊肿等良性病变及盆腔包裹性积液等疾病。

■ （三）禁忌证

（1）与输尿管相通的肾盂源性囊肿。

（2）先天性肝内胆管囊状扩张症或与肝内胆管相通的肝囊肿。

（3）硬化剂聚桂醇、酒精等过敏者。

（4）有严重心脑血管疾病、严重精神障碍，依从性差，不能耐受治疗者。

（5）抗凝治疗期间、有出血倾向、凝血功能障碍者。

（6）肝门部血管或肾动静脉瘤样扩张、假性动脉瘤、动静脉畸形等囊性病变。

（7）临床诊断不明或难以排除恶性病变者。

（8）没有安全穿刺路径，不能避开重要血管、胆管及重要结构者。

（四）硬化剂的选择

（1）聚桂醇注射液：聚桂醇的化学名称为聚氧乙烯月桂醇醚，是一种国产清洁型硬化剂。聚桂醇注射液的规格为 10ml ： 100mg，其作用原理是破坏囊壁内皮细胞，使其失去分泌功能并闭合囊腔。注射聚桂醇注射液至囊腔内时无化学性刺激，不产生剧烈疼痛，除术中冲洗囊腔外，也可以保留部分药物在腔内，术后没有醉酒样反应等其他毒副作用。该硬化剂具有疗效确切、安全性好、疼痛轻微等临床优势，是目前临床应用广泛的一种硬化剂。

（2）无水乙醇：无水乙醇硬化治疗囊肿曾经是临床应用广泛的一种方法，其安全性好，作用时间短，疗效确切。但术中注射时多数患者会伴有短暂性的剧烈疼痛、部分呈持续性，少数患者甚至难以耐受而导致治疗中断。另外由于无水乙醇在组织中具有较强的渗透性，进入囊腔内可渗入周围的血管和组织中，从而出现醉酒样反应。目前，由于没有专用的国药准字号无水乙醇注射液，因此其临床应用受限。

（3）平阳霉素：平阳霉素是从平阳链球菌中提取的抗肿瘤药物，注入囊腔后，通过抑制细胞 DNA 的合成，在局部积聚高浓度药物致囊腔内的内皮细胞萎缩变性，达到破坏内皮细胞，使囊腔闭合的目的。平阳霉素注射的主要不良反应包括发热、胃肠道反应、肺部纤维化等。注射量过大易导致组织损伤范围过大，局部组织肿胀及感染等，最严重的并发症是过敏性休克。

（4）冰醋酸：冰醋酸是一种有机一元酸，具有腐蚀性和类脂溶性，对细胞的渗透性比无机酸强，可直接引起蛋白质凝固，破坏内皮细胞造成凝固性坏死。临床应用中具有较强的刺激性，术中患者疼痛明显，并且对肝肾功能有潜在损害，目前临床已经基本放弃该技术。

（5）50% 葡萄糖溶液：主要是利用高渗透压破坏囊肿内皮细胞并闭合囊腔，但用于甲状腺囊性病变和肝、肾囊肿硬化治疗的文献报道较少，特别是囊肿直径 >8cm 时，治疗有效率低。

（五）操作步骤

以肝、肾囊肿为例，患者取仰卧位、侧卧位或俯卧位，采用超声引导下择点定位，常规消毒铺巾，用 2% 盐酸利多卡因局部麻醉至近肝、肾被膜，选择避开大血管、神经和重要结构的合适路径，用 18 ～ 21G 的 PTC 或 EV 针穿刺，穿刺成功后抽吸囊液，必要时行囊腔超声造影排除囊肿与胆管或肾盂相通，之后尽量抽尽囊液，用冲洗法或保留法进行硬化治疗。对于直径 >10cm 的巨大囊肿，也可选择使用 5 ～ 7F 的引流管置管引流，待囊壁塌陷回缩后再行硬化治疗，治疗时间视具体情况而定，一般在 1 ～ 2 天内完成（图 20-2-1、图 20-2-2）。

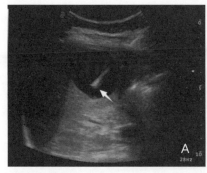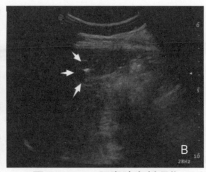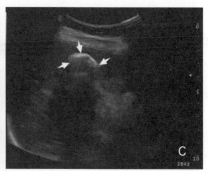

图 20-2-1　肝囊肿穿刺硬化

注：图 A 示针尖（白色箭头）进入肝囊肿内部；图 B 示囊液抽吸后囊肿（白色箭头）体积缩小；

图 C 示硬化剂（白色箭头）注入后，充盈原肝囊肿囊腔。

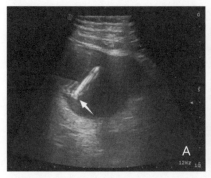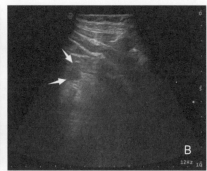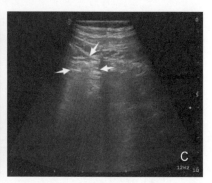

图 20-2-2　肾囊肿穿刺硬化

注：图 A 示针尖（白色箭头）进入肾囊肿内部；图 B 示囊液抽吸后囊肿（白色箭头）体积缩小；

图 C 示硬化剂（白色箭头）注入后，充盈原肾囊肿囊腔。

■ （六）优势及评估

传统的开放手术或腹腔镜下囊肿开窗术虽临床疗效显著，但手术创伤大，住院时间长，医疗费用高，患者接受程度逐渐降低。随着介入超声治疗技术的迅速发展，经皮穿刺肝、肾囊肿，甲状腺囊性或囊实性良性结节，经皮或经阴道穿刺卵巢子宫内膜异位囊肿及卵巢囊肿硬化治疗技术已经得到了广泛的临床应用，成为目前临床首选的微创治疗方法。早期的囊肿介入治疗只是单纯用穿刺针抽出囊液，术后复发率高达 28.6% ～ 97.6%，其复发原因为单纯抽出囊液后，分泌囊液的囊壁内皮细胞并没有被破坏，仍具有分泌功能。为了解决这一问题，对囊肿介入治疗进行了方法的改进，抽出囊液后在囊内注入硬化剂，以此破坏囊壁内皮细胞，抑制囊液分泌，同时闭合囊腔，达到治疗囊肿的目的。具体疗效评估如下。

（1）多数患者囊肿治疗后 2 ～ 3 个月内，体积缩小并不明显。治疗后第 1 个月由于渗出包块体积甚至比治疗前略有增大。较小的囊性包块多在 3 个月内完全明显减小，较大的包块明显减小则需要至少半年的时间。

（2）一般认为囊性包块直径缩小 1/3 以上为治疗有效，2/3 以上为显效，完全消失为痊愈。

（3）患者随访时间为术后 1、3、6 个月及 1、2 年。

■ （七）并发症的处理

1. 出血

少量出血注入无水乙醇后可止血，大量出血时可注入组织胶。

2. 发热

术后1周内可能出现低热，体温在38℃左右，常为坏死组织的吸收热，一般无需处理。如体温高于38.5℃，需给予干预，同时应排除感染可能。

3. 疼痛

硬化剂沿着穿刺针道溢出或误注射入囊腔外可能引起疼痛，应立即注入生理盐水冲洗、稀释并抽出。如疼痛时间延长、加剧，应排除出血、感染或其他急腹症可能，之后予以镇痛和对症处理。

（肖二久　徐锦洋）

第三节　超声引导下穿刺置管

一、盆腔、腹腔脓肿及腹膜后脓肿介入超声治疗

■ （一）概述

盆腔、腹腔脓肿是困扰外科医生的严重问题，传统治疗方法是开腹手术引流或经腰背部切开引流。随着超声引导技术的迅速发展，使盆腔、腹腔脓肿的诊断和治疗取得了重大进展。超声检查除了对肠间、腹膜后小脓肿诊断困难外，对其他部位绝大多数脓肿均能敏感显示，并可确定其大小和解剖位置及毗邻关系。超声不仅对盆腔、腹腔脓肿能够迅速做出准确诊断，而且可以对部分有安全路径的脓肿进行置管引流，微创而有效，已成为临床常用技术。

■ （二）适应证及禁忌证

1. 适应证

超声引导抽吸或引流穿刺路径安全者均为适应证。

（1）超声检查能够显示的腹腔、盆腔脓肿。

（2）抗生素治疗效果较差，病因不明者。

（3）较小的或多发性脓肿，可采用多次分别抽吸治疗。

（4）对较大的脓肿采用置管引流。

（5）临床高度疑诊脓肿，脓肿声像图不典型者可行彩超引导下诊断性穿刺抽吸。

2. 禁忌证

（1）有严重出血倾向。

（2）不能除外动脉瘤。

（3）肿瘤合并感染。

（4）并发弥散性血管内凝血的多房性脓肿。

（5）脓肿早期毒血症严重且尚未液化者暂缓穿刺治疗。

■（三）操作步骤

1. 术前准备

（1）器械和药物准备：选择需根据介入目的而定，仅做脓肿抽吸诊断或细菌培养、药敏试验及注入造影剂做脓腔造影或注入药物治疗，可选用 20～21G 较细的穿刺针。拟进行抽吸或引流者，要根据脓肿大小、部位及脓液的黏稠程度，选择不同外径的粗针、套管针、导丝、扩张器、引流管等。术前准备穿刺引流、冲洗或注药者，准备生理盐水和抗生素（甲硝唑、庆大霉素等）。

（2）患者准备：经腹部穿刺者患者需空腹 8 小时。经直肠穿刺引流者，术前一天口服抗生素，穿刺前要清洁灌肠。经阴道后穹隆穿刺引流者需要进行阴道准备。

2. 操作技术要点

先用普通探头确定脓肿所在的位置、大小、数量及与周围脏器和血管的关系，根据脓肿部位，选择安全的穿刺点和穿刺径路（个别病例也可经瘘管或窦道穿刺）。部分病例腹腔脓肿与腹壁粘连，经粘连处进针不仅更加安全，还可以避免脓液污染腹腔。若脓腔较小，可一次性抽吸干净。当脓肿腔较大或经反复抽吸后未能治愈者，可进行超声引导穿刺置管引流。根据脓肿大小，脓液黏稠度，引流时间长短，选择套管针穿刺法或塞尔丁格（Seldinger）法置管，根据引流液性质决定是否冲洗引流（图 20-3-1）。

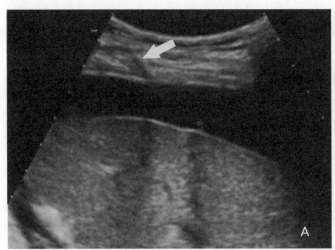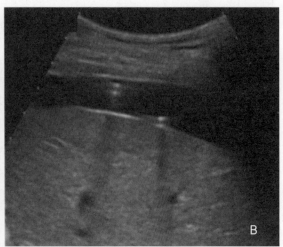

图 20-3-1　肝前间隙积液置管引流

注：图 A 示经腹壁穿刺路线（白色箭头），针尖末端置入液性暗区中；图 B 示外层软管进入液性暗区并推送置入合适位置。

3. 操作注意事项

（1）多发性脓肿或脓肿由多腔构成，需分别对每个脓肿穿刺，使得每个脓腔都能充分引流。留置导管期间，开始每天用生理盐水或抗生素冲洗脓腔 2～3 次，保持导管通畅，减低脓液黏度，使坏死物、碎屑随冲洗液流出。随脓腔缩小和脓液减少，可适当减少冲洗次数。

（2）冲洗时忌盲目注入过多液体，计出入量，避免入量大于出量，使脓腔内压力过大而出现脓液外溢破溃扩散。

（3）黏稠脓液不易抽吸时，可注入糜蛋白酶或透明质酸酶，12～24小时后再抽吸可得以改善；引流仍不通畅可考虑更换引流管。

（4）留置导管时间一般不超过半个月，视全身情况及脓肿缩小闭合而定，少数病例可酌情留置更长时间。

（5）超声复查脓肿无回声区消失，无引流液流出，体温和白细胞计数恢复正常，临床症状明显改善或消失即可拔管。

（6）发生于腹膜间隙的脓肿，常规影像学检查有时很难确定其范围。超声引导穿刺抽吸的同时向脓腔内注入造影剂或气体，进行X线摄片能够进一步了解脓肿的分布范围和是否有分隔存在。

（7）对穿刺抽吸物做细菌学、细胞学检查，进行药物敏感试验，不仅有助于脓肿的病因诊断，而且对指导治疗有重要价值。

（四）优势及评估

盆腔、腹腔脓肿主要治疗方法是经皮穿刺引流或开腹引流，但开腹引流的并发症及死亡率较高，而盲法经皮穿刺腹腔引流往往因穿刺路径选择不当而引流失败甚至导致肠管损伤等严重并发症。超声可以显示盆腔、腹腔脓肿的大小、部位、内部液体状态、有无分隔及与周围组织的关系，因此，能够帮助选择适合穿刺引流的病例以及安全的穿刺路径。与外科手术引流相比，具有操作简便、创伤轻微、成功率高、并发症少、疗程短、疗效可靠等优点。

据统计，超声引导穿刺抽吸和置管引流可使82%～98%的盆腔、腹腔脓肿免于剖腹之苦，死亡率下降11%。特别是对于腹部手术后并发的盆腔、腹腔脓肿，或年老体弱、病情复杂及危重患者合并的盆腔、腹腔脓肿，更具有重要意义。不仅显著提高了脓肿的治愈率，而且降低了治疗成本，是目前盆腔、腹腔脓肿有效的首选方法。

严重胰腺炎的常见并发症是胰周脓肿，多数进入腹膜后间隙，若不及时引流，病死率高。手术开腹引流很难彻底清除炎性坏死组织，有学者认为清除无感染的坏死组织不但对预防器官衰竭或改善临床症状无帮助，且脓肿形成与手术开腹引流不充分有关。所以，近年来逐渐摒弃开腹引流的方法。采用超声引导下经腰背部路径对脓肿穿刺冲洗和引流治疗具有路径短、创伤轻、不污染腹腔的优点。在少数情况下，超声引导穿刺的应用受到限制。对于弥散性多发小脓肿或脓肿有多个分隔性小房或合并有窦道、瘘管等复杂情况，采取单纯经皮置管引流方法效果不佳时，应及早手术切开引流。

（五）临床应用

（1）定积液性质。

（2）抽吸和引流、消除炎性产物（图20-3-2）。

（3）必要时可同时行药物注射或硬化剂注入。

（4）特殊部位如进行肝脏肿瘤消融时建立人工腹水以隔离保护周边胃肠管、膈肌等重要脏器。

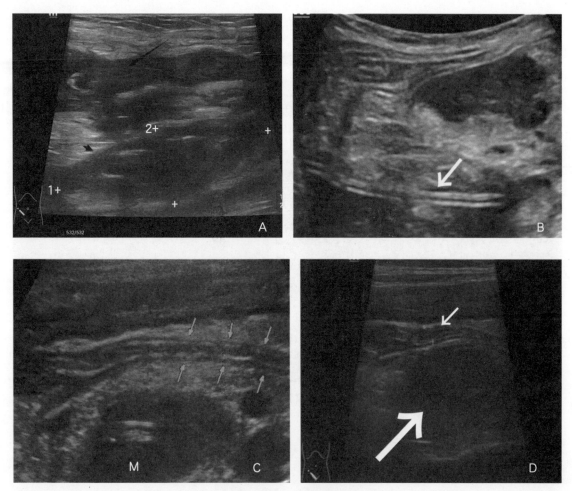

图 20-3-2 阑尾周围脓肿

注：图 A 示肿胀阑尾（黑色长箭头）、脓肿累及腰大肌（黑色短箭头）；图 B 示脓肿内置入引流管（白色箭头）；图 C 示肿胀阑尾（白色箭头）及其周围脓肿（M），脓肿内见引流管；图 D 腰大肌脓肿经侧腹壁超声引导下置管引流术后，脓腔消失（白色长箭头），阑尾与后方腰大肌界限变清晰（白色短箭头）。

■ （六）并发症的处理

1. 感染扩散

对于膈下脓肿或左外叶近心缘处的肝脓肿穿刺时，选择路径须避开膈窦和胸膈角，防止刺入胸腔或心包引起脓胸、化脓性心包炎。

2. 继发感染

未充分液化和局限脓肿过早穿刺或不适当冲洗，有可能使病原菌大量进入血液循环，引起菌血症，甚至脓毒血症，致患者出现寒战、高热等症状。

3. 气胸、脓胸、肋膈角损伤

对膈下脓肿进行穿刺置管引流时，进针点过高可能误伤胸膜或肺引起气胸或脓胸。因此，超声引导穿刺必须避开含气肺组织和肋膈窦。

4. 出血

根据出血部位及出血量做相应止血处理。

5. 损伤肠管

如肠穿孔、肠瘘等由于腹腔炎症，几乎都存在不同程度肠管粘连，须密切重视气腹和患者体征（图20-3-3）。

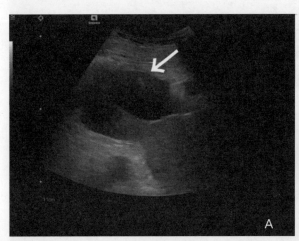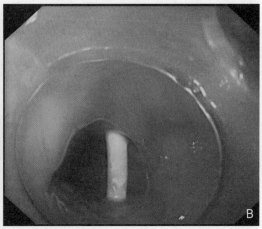

图 20-3-3　肝前间隙脓肿置管引流术后并发症

注：图A示穿刺中未识别积液前方空瘪肠管（白色箭头）造成肠穿孔；图B示内镜下所见引流管穿透结肠。

二、胸腔积液超声介入治疗

（一）概述

胸腔积液临床多见，以渗出性积液多见，中青年患者应首先考虑结核，中老年患者特别是血性积液应考虑恶性肿瘤。上腔静脉回流受阻，静脉内静水压升高或各种原因引起的低蛋白血症，如心衰、肝硬化、肾病综合征患者等，可导致漏出性积液。超声显示胸腔积液更敏感，不仅能显示少量胸腔积液，还能估计积液量、确定积液部位、协助穿刺定位或置管引流等。任何原因的胸腔积液，只要病情需要都可在超声引导下穿刺抽吸。其目的一是为了明确诊断，二是通过抽吸、冲洗、引流或注入药物进行治疗。

（二）适应证及禁忌证

1. 适应证

（1）原因不明的胸腔积液需要定性诊断者。

（2）结核性胸膜炎需要抽液及治疗者，穿刺可避免发生胸腔粘连 。

（3）包裹性胸腔积液、叶间积液以及脓胸等诊断及注药治疗。

（4）中量或者大量胸腔积液需缓解症状者。

2. 禁忌证

（1）有严重出血倾向及凝血机制障碍者。

（2）近期严重咯血、肺气肿、肺淤血和肺心病心衰患者。

（3）不能配合者需谨慎。

（三）操作步骤

1. 术前准备

（1）器械和药物准备，拟进行抽吸或引流者，要根据胸腔积液的性质，选择不同外径的粗针、套管针、导丝、扩张器、引流管等。置管引流可选择猪尾导管或前端带有水囊的引流管，以防引流管脱出。

（2）超声探头准备，根据实际情况选择探头及频率。

（3）制订治疗方案先进行超声检查，参考 CT 或 X 线片，判定积液性质以及积液量，制订相应的抽吸或引流治疗方案。

（4）常规穿刺体位为坐位，病情影响也可平卧位或侧卧位。

2. 操作方法

（1）以穿刺点为中心，消毒周围皮肤，铺无菌洞巾，1% 利多卡因从皮肤至胸膜逐层局部麻醉。

（2）在超声指导下将穿刺针刺入胸腔液性区内，回抽积液后拔出针芯，连接注射器抽吸积液（图 20-3-4）。

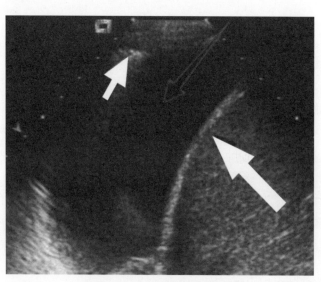

图 20-3-4　右侧胸腔积液穿刺

注：经胸壁进针路径（红色箭头），应避免损伤右肝及膈肌（白色长箭头）及肺组织（白色短箭头）。

（3）需要置管引流时，将导丝经穿刺针鞘插入腔内，超声观察金属导丝进入胸腔积液内部。退出穿刺针鞘，沿导丝插入扩张管，扩张胸壁通道，其后将引流管沿导丝置入胸腔内。拔出导丝后检查，若液体流出通畅，接水封瓶或引流袋引流。

（4）单次抽吸可用带套管的针直接刺入胸腔，拔出针芯后接 10 ～ 20ml 注射器直接抽液，注意调整导管位置，以便通畅抽液。

3. 操作注意事项

（1）穿刺应在患者屏气状态下进行，穿刺中出现剧烈咳嗽时应立即拔针，防止并发症，待平静呼吸后行再次穿刺。

（2）从后背穿刺时进针点选择从肋骨上缘进针，避开血管，并防止误伤肝、脾、肾、横膈。

（3）胸腔积液穿刺抽液更换注射器时，应封堵针管，可接三通头；以防止气体进入胸腔。

（4）应用穿刺针直接抽液时应观察针尖在胸腔积液内的位置，随液体减少逐步退针，避免损伤肺表面造成气胸。

（5）大量胸腔积液抽液或引流时，首次不超过 500 ～ 700ml，观察无不良反应可继续引流，每日不超过 800ml 为宜。

（6）伴有纤维素分隔的包裹性积液，液体常引流不畅，可行超声引导下分别穿刺抽液或引流。

（7）为保持置管引流通畅，引流管应置于胸腔积液的低水平位。

■ （四）优势及评估

影像学检查判断胸腔液体性质较困难；抽吸液体进行物理性状、细胞学、生化学检查是寻找积液病因最常用的手段。超声引导胸腔穿刺有着独特的优势，超声能准确判断液体的位置、深度、范围，尤其适用于各种局限性或包裹性积液、积脓。其操作不受体位限制，即使是很少量的积液也很容易穿刺成功，便捷而安全，可在床旁或任何场所应用，这些优点是其他方法不能相比的，因此已成为临床常规应用方法。

■ （五）临床应用

（1）确定积液性质。

（2）抽吸或引流，解除肺脏压迫。

（3）胸腔内药物注射。

（4）特殊部位如进行肝脏近膈顶肿瘤消融时建立人工胸腔积液以更好评估肿瘤消融情况。

■ （六）并发症的处理

在超声引导下进行胸腔穿刺较少出现并发症，但仍有部分并发症需引起重视。

1. 气胸

当积液很少时，易损伤肺组织引起气胸，应重视。

2. 出血

偶尔出现刺伤胸壁血管，出血或皮下血肿，密切观察或加压 5 分钟，多可自行缓解恢复。

3. 感染

多次穿刺可能继发感染，应注意抗感染治疗。

三、心包积液超声介入治疗

（一）概述

心包积液是临床上一种常见疾病，病因多种多样，中等至大量心包积液可引起心脏压塞，甚至直接威胁患者生命，必须及时抽液减压。心包穿刺抽液不但可以明确心包积液的性质，帮助做出病因诊断，而且是缓解心脏压塞症状的最有效措施。以往心包积液穿刺术通常在超声定位后，由临床医师在定位点行心包穿刺。近年来，介入超声扩展到了该领域，即在超声引导下行心包穿刺术，抽液过程在实时监视下施行，而且可连续监测心内外结构的实时运动状态，显著提高了穿刺的安全性。

（二）适应证及禁忌证

1. 适应证

（1）有心脏压塞症状的心包积液（包括积血）。

（2）大量心包积液。

（3）需要病因学诊断。

（4）化脓性心包炎心包积脓。

（5）心包内注药。

2. 禁忌证

（1）主动脉夹层。

（2）有出血倾向者（未纠正的凝血功能障碍、抗凝治疗中；血小板 $<50 \times 10^9$ /L）。

（3）无安全穿刺径路，如严重肺气肿，少量、后心包腔局限性积液。

（4）心脏扩大而心包积液很少者。

（5）患者不能配合。

（三）操作步骤

1. 术前准备

（1）对患者做好解释，嘱咐患者在穿刺过程中避免咳嗽。必要时给予地西泮 10mg 肌内注射。检查血压和心率，并做记录。

（2）器械和药物。

2. 操作方法

（1）体位和穿刺部位：①患者取半卧位或仰卧位，剑突下与左肋缘相交的夹角处。②患者取半卧位或左侧卧位，左侧第 5 肋间，心包积液最宽处。

（2）超声探查心包积液分布范围、宽度，是否包裹、内是否有分隔等。选择无肺组织的安全路径和穿刺点。避免垂直心包腔。

（3）常规消毒穿刺点，铺无菌单，局麻至心包壁层。超声引导下将穿刺针刺入皮层后，在保持一定负压下继续进针。当超声显示针尖进入心包腔内，并有落空感和积液抽出时则已进入心包腔（图 20-3-5）。

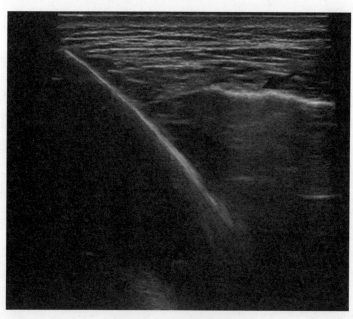

图 20-3-5　心包积液穿刺

注: 左侧心前区经肋间心包腔置管, 穿刺过程中注意斜行进针, 避免穿刺进入胸腔 (黑色长箭头) 或损伤心肌 (黑色短箭头)。

3. 操作注意事项

(1) 心包穿刺引流入路选择取决于积液位置。积液主要分布于心尖、前壁, 适用前入路; 若积液主要分布下壁、后壁则适用剑突下入路。心尖部前入路进针, 穿刺引导线也就是进针路径, 尽量与心脏长轴平行。宜左不宜右, 宜下不宜上, 宜外不宜内。穿刺途径须避开胸腔、肺组织。在超声定位下, 如果积液厚度 > 20mm, 安全性较高。

(2) 穿刺进针过程要嘱患者平静呼吸, 避免咳嗽, 进针速度要快。

(3) 抽吸积液的速度要慢, 抽液过快使回心血量迅速增加, 加重心脏负荷, 导致急性心脏扩张。

(4) 若抽出液体为血性, 应注意液体是否可凝。若为可凝血, 则考虑为穿刺过程中造成了血管损伤, 应积极止血。若为不凝血则为血性积液。

■ （四）优势及评估

(1) 超声引导下心包穿刺置管引流术的主要优势: 治疗过程简便、见效快、微创; 采用超声显像具有即时性, 能清晰显示穿刺方向及路径, 能区分心包壁层、脏层及周围的组织, 安全性高; 可反复无创性获取新鲜标本, 尤其是肿瘤患者, 可提高诊断阳性率。

(2) 超声引导下心包穿刺置管引流术评估: 引流速度和引流量视患者病情而定。观察积液的颜色、性质, 并留标本送检。术中若患者感到不适、心跳加快、头晕、气短、心律失常等应立即停止操作, 做好急救准备。如果抽液为血性, 应区分是血性积液还是穿刺造成的血管损伤。术后可生理盐水封闭留置管, 以备再次抽液。留置管进入皮肤长度 10 ~ 15mm, 用无菌敷贴覆盖穿刺点, 胶布将留置管远端固定于胸部。首次抽取积液后可通过超声详查心包积液量的变化。

■ （五）临床应用

(1) 心包腔液体抽吸或引流, 解除心脏压迫。

（2）确定心包积液性质（渗出液、漏出液或血性液体）。

（3）心包腔内药物注射。

（六）并发症的处理

1. 心律失常

心律失常为心包受刺激或心包减压后引起的严重反应。如发生心室颤动应立即行心脏复苏。

2. 心脏压塞

心包积液漏入胸膜腔，穿刺过程中要避免进入胸膜腔，特别是有左侧胸腔积液的患者更要注意，以免穿刺后胸腔积液进入心包腔引起心脏压塞。

（林汉宗 徐锦洋）

第四节 超声引导热消融术

热消融（thermal ablation）属于能量消融（energy-based ablation），是利用热能对肿瘤细胞造成不可逆损伤或凝固性坏死，是一种精准、微创的原位灭活技术，可以最大限度地保护正常组织。目前，常用有4种热消融技术，包括激光消融术（laser ablation，LA）、射频消融术（radiofrequency ablation，RFA）、微波消融术（microwave ablation，MWA）和高强度超声聚焦术（high intensity focused ultrasound，HIFU），具有疗效明确、安全性高、适用面广、微创、简便、可多次实施等优势，在临床应用发展迅速。

不同的热消融技术各有优缺点，临床实际工作中可根据患者具体病情选择合适的消融方式。热消融目前已经广泛应用在肝脏、甲状腺、乳腺、肾脏及肺部等脏器占位的治疗，应用前景广阔，越来越受到临床医师的重视，各种消融技术操作方法大同小异，限于篇幅，本节主要介绍肝脏及甲状腺结节热消融。

热消融影像主要引导方式包括超声、CT和MRI等。不同引导方式各有优缺点，需要根据临床实际工作情况选择合适的引导技术，也可将多种引导方式融合使用。本节主要介绍超声引导下热消融技术，其具有如下独特的引导优势。

（1）无辐射损伤、移动便携、操作简便、费用低廉。

（2）显像实时引导准确。

（3）灵活选择穿刺路径，引导避开异常大血管及其他重要结构。

（4）超声多切面扫查，设计瘤体重叠消融方案，最终达到完全消融。

（5）实时观察整个消融过程，及时发现出血并发症，必要时可在超声引导下完成消融止血。

（6）超声造影技术可以明显减少肿瘤残留，追求完全消融效果。

（7）新生病灶可行反复多次消融治疗。

（8）超声引导下消融属于微创手术，对非瘤体组织损伤小，术后恢复快。

一、超声引导下甲状腺射结节热消融术

（一）概述

甲状腺结节是常见病、多发病，绝大部分无需采取外科手术治疗。当结节明显增大时，不仅影响美观，而且还可能压迫周围器官，需要临床干预。传统手术创伤大，术后甲状腺功能减退及颈部遗留下瘢痕常不被患者所接受。热消融治疗甲状腺良性结节具有微创、有效、安全、经济等优点，在达到治疗目的的同时还能满足患者对美容的需求，展现出良好的应用前景。

（二）适应证

（1）术前甲状腺穿刺活检病理证实为良性结节，且结节影响美容或者压迫周围器官。

（2）甲状腺恶性结节，不愿接受其他治疗，或不能接受其他治疗。

（3）甲状腺癌术后复发，其他治疗方法无明显疗效。

（4）高功能腺瘤。

（三）禁忌证

（1）合并心、肺、肝、肾等重要脏器功能衰竭。

（2）凝血机制有障碍者，有严重出血倾向。

（3）甲状腺后背侧紧邻喉返神经、喉返神经入喉处等特殊部位的结节。在实际工作中，老师等特殊职业危险部位结节的射频治疗需谨慎选择。

（4）不规则形状、多发的大结节，不得不通过增加消融次数和时间来实现相对彻底的治疗效果，相应带来手术并发症发生风险的提高和经济成本的增加。因此，在实际工作中对结节较大、较多病例，审慎选择射频消融，对不愿接受外科手术切除的患者或者对美观要求较高的患者可适当增加消融时间或者消融次数达到相对彻底的治疗效果。

（四）术前准备

1. 术前检查

（1）实验室检查：血常规、凝血功能、生化全套、甲状腺功能、甲状旁腺激素测定、血型及酶免等相关检查。

（2）胸部 X 线检查、心电图。

（3）甲状腺超声检查，了解结节的位置、大小、数目、形状，与大血管及周围脏器的关系。

（4）病理检查：病灶穿刺活检病理检查明确诊断。

（5）制订消融方案：确定穿刺点、进针路径及布针方案。

（6）药品准备：准备镇痛、止血等药物，必备的急救设备和急救药品。

（7）患者准备：患者及家属签署手术知情同意书、超声造影知情同意书。

2. 器械准备

使用高档彩色多普勒超声诊断仪，配备线阵探头，具备超声造影功能，用于超声引导、术前及术后常规检查、造影疗效评估等。超声造影剂选用 SonoVue。根据患者病情并结合医院条件选择合适的射

频电极类型及型号。

■ （五）操作方法

1. 操作方法

（1）患者平卧，肩部略垫高，颈部过伸位。

（2）术前全面扫查双侧甲状腺及颈部淋巴结，明确结节的部位、大小、形态及与周围组织的毗邻关系，确定穿刺点及穿刺途径。

（3）常规消毒铺巾，超声引导下用 2% 利多卡因进行皮肤、针道及病灶周围浸润麻醉。若结节紧邻周围重要组织或器官，如：食管、气管、大血管及喉返神经等，消融前应先在腺体与周围组织间注入生理盐水隔离层；若结节位置浅表靠近颈前肌，则在颈前肌群与甲状腺腹侧被膜之间注入适量 2% 利多卡因起隔离和止痛作用（图 20-4-1）。

（4）选择进针路径。根据结节位置，首选经峡部进针，或于甲状腺横切面自内（颈中线）向外侧。

（5）穿刺与消融。超声引导下将射频电极准确插入至目标结节内部，然后启动射频仪器，消融过程中可见射频针尖端产生强回声气化区，随着 RFA 的进行，强回声气化区逐渐扩大，病变组织阻抗随消融程度增加逐渐升高，阻抗达到峰值时关闭射频仪。然后调整射频电极至下一个待消融的部位，与前次消融区保持部分重叠，这样反复进行，直至整个结节内部及其边缘均被强回声气化区完全覆盖（图 20-4-2）。

（6）即时疗效论证。等待 15 分钟后，进行超声造影，显示病灶消融区完全无增强则结束治疗。

（7）术后病灶区局部压迫 15 ～ 30 分钟，以防止出血并发症。

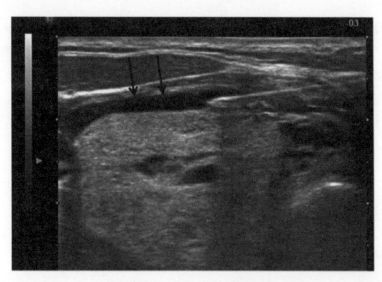

图 20-4-1　甲状腺人工隔离带法

注：结节位置浅表，在颈前肌群与甲状腺腹侧被膜间注入适量利多卡因（黑色箭头）起隔离和止痛作用。

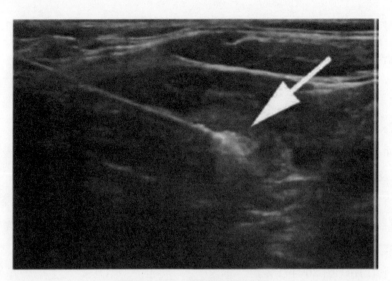

图 20-4-2　甲状腺结节消融
注：消融过程中可见射频针尖端产生强回声气化区（白色箭头）。

■ （六）疗效判定

甲状腺功能采用 FT3、FT4 及 TSH 来测评。治疗后 3、6 及 12 个月门诊超声复查，观察病灶大小，计算体积及病灶缩小率，CDFI 和超声造影检测病灶血流信号消失程度。结节缩小率：[（治疗前体积 - 随访时体积）/ 治疗前体积] × 100%。

■ （七）并发症的处理及预防

1. 喉返神经损伤

喉返神经损伤是 RFA 治疗最常见的严重并发症。可采用"液体隔离法"避免喉返神经损伤。Deandred 等则采用"不完全消融法"避免喉返神经损伤，即在紧邻喉返神经处残留少量未消融的瘤组织。此外，娄氏等采用"半消融杠杆撬离法"避免喉返神经损伤，即启动射频仪后，当电极针周围出现适量气化区时利用杠杆原理以气管为支点将针尖上抬 0.2 ~ 0.3cm，使腺体与喉返神经间距增大，当气化区完全覆盖结节时停止消融。

2. 疼痛

疼痛是 RFA 治疗最常见并发症，绝大多数患者在消融过程中均有不同程度的疼痛感，对邻近甲状腺腹侧被膜的结节消融时应在甲状腺腹侧被膜外与颈前肌群之间注射适量 2% 利多卡因溶液做隔离带，可显著缓解疼痛，维持消融持续进行，提高了治疗效果。

3. 出血

对于术中出现甲状腺被膜外少量出血，采取立刻中止治疗并及时按压针道及甲状腺的方法，可防止出血进一步加剧。

4. 术后感染

目前有关术后出现感染或者脓肿形成的并发症鲜有报道。操作过程中严格遵照无菌操作规范可以避免发生感染。

5. 损伤周围器官

目前有关颈动脉、气管、食管损伤的报道较少。若结节紧邻这些周围重要组织及器官，消融前先在腺体与周围组织间注入生理盐水形成隔离层，消融时超声引导下将射频电极准确插入至目标结节内部，基本上可以避免发生 RFA 损伤周围器官。其他不良反应如刺激性咳嗽、头晕等，均会在术后较短时间内自行缓解。

■ （八）临床价值

热消融技术在甲状腺良性结节的治疗中逐渐获得认可，并日臻完善，显现出良好的应用前景。临床实践证实热消融可有效缩小甲状腺良性结节的体积，改善颈部外观并缓解结节相关性疼痛、吞咽困难及异物感等，改善自主功能性结节病人甲状腺功能水平。但是对于甲状腺乳头状癌热消融仍存在很大的争议。持反对意见的学者认为，国内外甲状腺乳头状癌诊治指南强调根治，即病变侧甲状腺加峡部是可接受的最小切除范围；对于原发灶突破包膜伴有淋巴结转移、对侧甲状腺合并不能排除恶性结节的多灶病变，既往有放射线暴露史和家族史，病变组织学类型为侵袭型者，推荐行甲状腺全切除或近全切除，显然热消融无法达到指南要求。其次颈部淋巴结转移在甲状腺乳头状癌中十分常见。国内外指南推荐至少行病变侧中央区淋巴结清扫，热消融同样无法达到指南要求。

但是，甲状腺乳头状癌常规手术切除治疗亦存在诸多不利影响：①使患者丧失自然的内源性甲状腺功能。②颈部正常淋巴结被无辜清扫。③医源性甲状旁腺功能低下。④巨大的颈部瘢痕。⑤术后复发并未得到有效抑制。因而部分学者提出了甲状腺乳头状癌的个体化治疗理念，创伤小或者无创性的保守治疗方式受到关注和探索。个体化治疗有助于减少并发症，尽可能保护正常腺体组织，减少对正常淋巴结的清扫，减少 ^{131}I 放射治疗的使用频率，避免颈部瘢痕形成。基于以上考虑，超声引导下经皮热消融治疗技术有望成为甲状腺乳头状癌的非手术治疗方法。但是，目前缺乏甲状腺乳头状癌热消融与手术以及其他非手术治疗方案疗效对比的前瞻性、随机多中心、大样本循证医学证据，未建立有效、客观的长期随访疗效评价体系。为保证甲状腺结节热消融的安全性和有效性，操作者应熟知颈部的超声与实体解剖，重视结节性质评估，规范消融治疗指征，熟练把握与运用各类消融手法和技巧。

二、超声引导肝脏结节热消融术

■ （一）概述

目前治疗肝癌的主要方式包括手术、化疗、放射介入、热消融等多种手段，其中手术治疗仍是治疗首选方式，但手术创伤性较大，患者术后易出现严重并发症。超声引导热消融术属于微创手术，具有创伤小、疗效确切、术后恢复快等优点，越来越受到临床的重视。

■ （二）适应证

（1）原发性肝癌：直径 ≤ 5 cm 单发肿瘤。或最大直径 ≤ 3 cm 的多发（≤ 3 个）肿瘤，无血管、胆管和邻近器官侵犯以及远处转移；不适合手术切除的直径 >5cm 单发肿瘤，或最大直径 >3 cm 的多发肿瘤，RFA 可作为根治或姑息性综合治疗的一种手段，推荐 RFA 治疗前联合经导管动脉化疗栓塞术（transcatheter arterial chemoembolization，TACE）。

（2）肝脏转移癌：如果肝外原发病变能够得到有效治疗，可进行肝脏转移癌 RFA 治疗，消融治疗中对肿瘤大小及数目的规定尚无共识。

（3）肝血管瘤：有临床症状，肿瘤直径 >5 cm，增大趋势明显。

■ （三）禁忌证

（1）病灶弥漫分布。

（2）合并肝外血管、胆管癌栓。

（3）肿瘤侵犯空腔脏器。

（4）肝功能 Child—Push C 级。

（5）不可纠正的凝血功能障碍。

（6）合并活动性感染，尤其是胆系感染。

（7）心、肺、肝、肾等重要脏器功能衰竭。

（8）顽固性大量腹水、恶病质。

（9）妊娠期患者。

■ （四）术前准备

1. 术前检查

（1）实验室检查：血、尿、粪三大常规，肝、肾功能，凝血功能，肿瘤标志物，血型检查及酶免等相关检查。

（2）胸部 X 线检查、心电图。

（3）肝脏超声（超声造影）、增强 CT 或增强 MRI 检查，了解肿瘤位置、大小、数目、形状，与大血管、胆管及周围脏器的关系。

（4）病理检查：为明确诊断，建议行病灶穿刺活检病理检查。

（5）制订消融方案：确定穿刺点、进针路径及布针方案。

（6）药品准备：根据麻醉方式准备需要的药品，准备镇静、镇痛、止吐、止血等药物，必备的急救设备和急救药品。

（7）患者准备：①患者及家属签署手术知情同意书、超声造影知情同意。②建立静脉通道。

2. 器械准备

使用高档彩色多普勒超声诊断仪，配备凸阵探头，具备超声造影功能，用于超声引导、术前及术后常规检查、造影疗效评估等。超声造影剂选用 SonoVue。全身麻醉需配备呼吸机及相关设备。根据患者病情并结合医院条件选择合适的射频电极类型及型号。

■ （五）操作方法

（1）术前定位：术前行彩超定位，选择最佳治疗体位及进针路径，进针路径须经过部分肝组织，避开大血管、胆管及重要脏器，标记穿刺点。

（2）麻醉：根据患者病情选择合适的麻醉方式。目前最常用的方式为穿刺点局部麻醉联合术中静脉镇静、镇痛。

（3）RFA 治疗：手术区域常规消毒、铺巾，穿刺点局部麻醉。在彩超引导下，射频电极针沿进针路径穿刺至消融靶区。根据预消融靶点调整穿刺角度及深度，扫描确认射频电极针活性端到达预消融靶点后固定射频电极针。进行 RFA 时根据射频消融治疗仪的类型、射频电极针的型号、肿瘤大小及其与周围组织结构的关系设置治疗参数。超声引导应先消融较深部位肿瘤，再消融较浅部位肿瘤。为确保肿瘤消融治疗效果，消融范围应包括肿瘤及瘤周 0.5 ～ 1cm 肝组织，以获取消融边缘。

（4）治疗结束后处理：根据肿瘤消融时超声显示的一过性高回声区，行超声造影检查评估。确认消融区达到预消融范围后撤出射频电极针，同时行针道消融，并行彩超检查确认有无出血等并发症。

（5）术后处理：术后用无菌纱布覆盖穿刺部位；心电监护；术后常规禁食 4 ～ 6 小时，邻近胃肠道的肿瘤消融治疗后，应根据情况适当延长禁食时间；术后定期复查血常规，肝、肾功能；根据病人实际情况给予补液、保肝、对症治疗。

■ （六）并发症的处理及预防

1. 出血

出血包括肝内血肿或者肿瘤破裂、肝被膜破裂或者肝实质撕裂、针道出血等。

（1）原因：消融针对穿刺路径血管及肿瘤的直接损伤造成。

（2）治疗：①少量出血保守治疗，彩超密切监视腹腔积液情况，必要时使用止血药物。②活动性出血、出血量较大时应及时利用彩超或者超声造影确认出血位置，进行消融止血，同时给予止血药，必要时行动脉栓塞。③失血性休克应积极抗休克治疗，消融或者动脉栓塞止血效果不佳时，可考虑手术探查。

（3）预防：①术前凝血功能指标应达到正常或者接近正常。②穿刺路径避免损伤大血管。③尽量减少穿刺次数。④肝内调整射频电极针位置或离开肝包膜重新穿刺及肿瘤完全消融后撤针时都必须充分消融针道。

2. 感染

（1）原因：消融体积较大时可形成胆汁瘤，继发细菌感染即为肝脓肿。

（2）治疗：无症状者无需处理，胆汁瘤持续增大或者继发感染形成肝脓肿可行彩超引导下穿刺置管引流，肝脓肿应在引流的同时应用抗生素（根据脓液培养结果选择合适抗生素）。

（3）预防：①严格无菌操作。②存在感染危险因素（糖尿病，胆管积气，有胆管、胰腺手术史）应预防性应用抗生素。

3. 胆道损伤

（1）原因：热消融热损伤胆管，出现胆管血肿、胆汁瘘及胆道狭窄等。

（2）治疗：①胆管轻度扩张无需处理。②胆道扩张引起较严重黄疸时行彩超引导下经皮经肝胆道穿刺置管引流。③主肝胆管狭窄者可行胆道支架置入。

（3）预防：①病灶邻近肝内较大胆管可结合化学消融，也可术前行胆管置管、术中经置入管路持续泵入生理盐水予以保护。②病灶邻近胆囊，可结合化学消融或采用水产气体分离措施保护胆囊，也可在腹腔镜下进行消融。

4. 胆囊损伤

胆囊损伤包括胆囊壁增厚、反应性胆囊炎及胆囊穿孔。

（1）原因：①肿瘤邻近胆囊，热能刺激胆囊壁。②消融针、活检针等穿刺损伤胆囊。

（2）治疗：胆囊壁增厚或者反应性胆囊炎可经保守治疗恢复，高龄患者可考虑使用预防性抗生素减少化脓性胆囊炎的发生。

（3）预防：彩超实时检测，遵循不见针尖不进针的原则，避免机械性损伤胆囊壁。

5. 胸腔积液

（1）原因：肿瘤邻近膈肌，热能及术后坏死组织刺激胸膜。

（2）治疗：①少量胸腔积液保守治疗，超声随访。②胸腔积液量较多时彩超引导穿刺抽吸或置管引流。

（3）预防：消融邻近膈肌肿瘤时避免射频电极针过于接近或者损伤膈肌，可采用水产气体分离措施保护膈肌，损伤膈肌风险性高时可考虑腹腔镜下完成消融。

6. 胆心反射

（1）原因：手术操作或热能刺激胆系而兴奋迷走神经导致心率减慢、血压下降，严重者可致心肌缺血、心律失常，甚至心搏骤停等。

（2）治疗：立即停止治疗并加强镇静、镇痛，必要时予相应紧急处理。

（3）预防：①术前对肿瘤邻近胆系者可应用药物降低迷走神经兴奋性。②术中充分镇静、镇痛。③消融条件宜从低温度 / 小功率开始，逐渐升至预定参数。

7. 胃肠道损伤

（1）原因：①肿瘤邻近胃肠道，射频消融热损伤胃肠道。②治疗过程中超声监控不到位，针尖刺入胃肠道壁。

（2）治疗：胃肠道穿孔者必须胃肠减压、禁食水、补液及消炎，密切观察，症状缓解不明显或者加重时应及时采取积极的外科手术治疗。

（3）预防：①术前对可疑胃肠道侵犯者行胃镜、肠镜检查，已侵犯胃肠道者禁止射频消融治疗。②肿瘤邻近胃肠道者术前应充分清洁肠道并禁食、禁水 24 小时以上，术中精准定位、合理规划消融方案、设定合适消融参数，术后常规禁食、禁水 24 小时，其后流质或者半流质饮食 2 ～ 3 天。③术前评估胃肠道损伤风险大的可考虑腹腔镜下进行消融治疗。

8. 肿瘤种植

（1）原因：反复多次穿刺肿瘤、针道消融不充分。

（2）治疗：予以消融治疗。

（3）预防：①尽量减少穿刺肿瘤次数。②射频电极针已进入肿瘤但需调整位置时须原位消融后再回撤调整。

■ （七）临床价值

肝脏肿瘤热消融治疗要严格掌握适应证、禁忌证、操作要点、注意事项及并发症的防治。影像引导精确定位穿刺、精准完全消融是治疗成功的关键。为减少肿瘤复发及转移机会，消融范围应包括肿瘤及瘤周 0.5 ～ 1 cm 肝组织，以获取消融边缘。对于中、晚期肝癌及转移癌，可先行 TACE 治疗，再择期行热消融治疗，以实现减瘤甚至根治性治疗效果。消融治疗同时要注重肝功能保护，对多发肿瘤及大肿瘤可分次、多点叠加热消融，短期内有效控制肿瘤。在热消融治疗的同时还应结合化学药物治疗、放射免疫、分子靶向药物及化学消融等治疗手段才能进一步提高肝恶性肿瘤治疗的总体效果。

本章小结

　　介入超声属于现代超声医学检查手段中的重要组成部分，最早出现于 1983 年在哥本哈根召开的世界介入性超声学术会议上，其主要是在超声显像基础上，为了最大限度上满足临床诊断及治疗需求，从而逐渐发展兴起的一门技术，在实时超声引导下完成穿刺活检、造影及抽吸、插管、注药、消融等治疗操作。介入超声具有精准、微创、安全、痛苦小、疗效好、可重复操作等优点，具有广阔的发展与应用前景，越来越受到临床的重视。介入超声发展迅速，但仍然存在诸多问题，比如：医疗技术建设，包括操作的规范化、流程的规范化、管理的规范化；人才队伍建设，包括人才的规范化培养，团队的凝聚力等。正确的治疗决策、安全有效的介入治疗需要熟练的操作技术、丰富的临床超声介入经验及敏锐的观察力。希望介入超声医学在"超人"们的共同努力下，逐步完善介入超声诊疗规范，提高诊疗水平，服务广大患者。

思考题

（1）肝脏结节射频消融常见并发症有哪些？

（2）超声引导下热消融技术的优点有哪些？

（3）彩超引导下前列腺穿刺活检的适应证是什么？

（徐锦洋　周游）

附 录

附录一：中英文名词对照索引

附录二：公式

$c = f \cdot \lambda$ 或 $\lambda = c / f$ ....（公式 2-1-1）

$c = \sqrt{\dfrac{E}{\rho}}$ ....（公式 2-1-2）

L（近程区）$= r^2/\lambda$ ....（公式 2-1-3）

$\sin\theta = 0.61\lambda / r$ ....（公式 2-1-4）

$Z = \rho \cdot c$ ....（公式 2-2-1）

$R = [(Z_2 - Z_1) / (Z_2 + Z_1)]^2$ ....（公式 2-2-2）

$\dfrac{\sin\theta_i}{\sin\theta_t} = \dfrac{c_1}{c_2}$ ....（公式 2-2-3）

附录三：参考文献

[1] 周进祝，李彩娟 . 超声诊断学 [M]. 第 2 版 . 北京：人民卫生出版社，2017.

[2] 郭万学 . 超声医学 [M]. 第 6 版 . 北京：人民军医出版社，2011.

[3] 姜玉新，王志刚 . 医学超声影像学 [M]. 北京：人民卫生出版社，2010.

[4] 周永昌，郭万学 . 超声医学 [M]. 第 5 版 . 北京：科学技术文献出版社，2006.

[5] 杨舒萍，吕国荣，沈浩霖 . 超声影像报告规范与数据系统解析 [M]. 北京：人民卫生出版社，2019.

[6] 王文平，丁红，黄备建 . 实用肝脏疾病超声造影图谱 [M]. 北京：人民卫生出版，2012.

[7] 曹海根，王金锐 . 实用腹部超声诊断学 [M]. 第 2 版 . 北京：人民卫生出版社，2005.

[8] 张华斌 . 华斌的超声笔记 [M]. 科学技术文献出版社，2017.

[9] 王纯正，徐智章 . 超声诊断学 [M]. 第 2 版 . 北京：人民卫生出版社，2005.

[10] 叶任高，陆再英 . 内科学 [M]. 第 6 版 . 北京：人民卫生出版社，2004.

[11] 任卫东，唐力 . 血管超声诊断基础与临床 [M]. 北京：人民军医出版社，2005.

[12] 寺岛茂 著 . 赵晖 主译 . 血管超声入门 [M]. 北京：科学出版社，2016.

[13] 中国医师协会超声医师分会 . 中国超声造影临床应用指南 [M]. 北京：人民卫生出版社，2017.

[14] 中华医学超声医学分会超声心动图学组 . 中国心血管超声造影检查专家共识 [J]. 中华超声影像学杂志，2016, 25(4): 285−288.

[15] 王新房 . 超声心动图学 [M]. 第 4 版 . 北京：人民卫生出版社，2009.

[16] 中华医学超声医学分会超声心动图学组 . 中国心血管超声造影检查专家共识 [J]. 中华超声影像学杂志，2016, 25(4): 279−285.

[17] Francis O, Walker Michael S, Cartwright 著 . 吕国荣，李拾林 主译 . 神经肌肉超声 [M]. 第 1 版 . 北京：北京大学医学出版社，2016.

[18] 李胜利 . 胎儿畸形产前超声诊断学 [M]. 北京：人民军医出版社，2011.

[19] 谢红宁 . 妇产科超声诊断学 [M]. 北京：人民卫生出版社，2005.

[20] 张新玲 . 实用盆底超声诊断学 [M]. 北京：人民卫生出版社，2018.

[21] 姜玉新，冉海涛 . 医学超声影像学 [M]. 第 2 版 . 北京：人民军医出版社，2016.

[22] 林礼务，林新霖，薛恩生 . 浅表器官与血管疾病彩色多普勒超声诊断图谱 [M]. 厦门：厦门大学出版社，2006.

[23] Tessler FN, Middleton WD, Grant EG, et al. ACR Thyroid Imaging, Reporting and Data System (TI−RADS): White Paper of the ACR TI−RADS Committee[J]. Journal of the American College of Radiology: JACR, 2017, 14(5): 587−595.

[24] 张建兴 . 乳腺超声诊断学 [M]. 第 2 版 . 北京：人民卫生出版社，2021.

[25] 任卫东，常才 . 超声诊断学 [M]. 第 4 版 . 北京：人民卫生出版社，2022.

[26] 中国医师协会超声医师分会 . 中国浅表器官超声检查指南 [M]. 北京：人民卫生出版社，2017.

[27] 程琦，范丽，周敏 . 三维子宫输卵管超声造影临床应用 [M]. 第 1 版 . 北京：科学技术文献出版社，2022.

[28]　Roberto M, Lang, Steven A, Bijoy K, 著. 张运 主审. 智光 主译. ASE 心脏超声诊断图谱 [M]. 第 1 版. 北京：科学出版社, 2020.

[29] 中国医师协会超声医师分会. 中国介入超声临床应用指南 [M]. 北京：人民卫生出版社, 2017.

[30] 沈浩霖，杨舒萍，吕国荣. 介入超声实用手册 [M]. 北京：人民卫生出版社, 2020.

[31] 廖淑燕，刘锡发. 探究在浅表器官疾病中应用超声引导下穿刺活检进行诊断的价值 [J]. 影像研究与医学应用, 2021, 5(3): 121−122.

[32] 毛枫，李正标. 常规超声与超声造影引导下周围型肺肿块穿刺活检的对比研究 [J]. 中国超声医学杂志, 2020, 36(8): 691−694.

[33] 谭兴利，彭世义. 超声引导细针穿刺细胞学检查对 TI−RADS 4 类甲状腺结节的价值 [J]. 外科理论与实践, 2019, 24(1): 74−78.

[34] 王运昌，张周龙. 超声引导穿刺活检对乳腺 BI−RADS 4 类肿块的诊断价值 [J]. 中国超声医学杂志, 2019, 35(5): 402−404.

[35] 燕龙. 介入超声经皮穿刺活检术在乳腺肿瘤良恶性诊断中的应用价值 [J]. 影像研究与医学应用, 2021, 5(19): 156−157.

[36] 王明，杨焱. 血清 PSA 检测联合 TRUS 前列腺穿刺活检在前列腺癌诊断中的应用价值 [J]. 临床医学研究与实践, 2022, 7(34): 135−137.

[37] 中华医学会超声医学分会介入超声学组，中国研究型医院学会肿瘤介入专业委员会. 多脏器囊肿硬化治疗中国专家共识 (2021 版)[J]. 中华超声影像学杂志, 2021, 30(8): 645−654. DOI: 10.3760/cma.j.cn131148−20210625−00438.

[38]　Johnston M N, Flook E P, Mehta D, et al. Prospective randomised single−blind controlled trial of glacial acetic acid versus glacial acetic acid, neomycin sulphate and dexamethasone spray in otitis externa and infected mastoid cavities[J]. Clin Otolaryngology, 2006, 31(6): 504−507.

[39]　Wijnands T F, Gortjes, A P, Gevers T J, et al. Efficacy and Safety of Aspiration Sclerotherapy of Simple Hepatic Cysts: A Systematic Review[J]. AJR Am J Roentgenology, 2017, 208(1): 201−207.

[40] 李晓红，严继萍，王军，等. 超声引导下经皮注射聚桂醇治疗腹、盆腔囊性病变的临床研究 [J]. 中华医学超声杂志 (电子版), 2018, (8): 625−628. DOI: 10.3877/cma.j.issn.1672−6448.2018.08.013.

[41] 袁佩华. 超声引导下聚桂醇硬化治疗卵巢囊肿的临床疗效研究 [J]. 世界复合医学. 2022, 8(4): 82−85. DOI: 10.11966/j.issn.2095−994X.2022.08.04.21.

[42] 沈立新. 超声引导下聚桂醇硬化治疗出血性结节性甲状腺肿的应用价值 [J]. 中国超声医学杂志, 2016, (12): 1063−1065.

[43] 廖珍兰，张亚萍，范旭，等. 超声引导下腱鞘囊肿介入治疗的临床价值探讨 [J]. 中国超声医学杂志, 2022, 38(8): 885−888. DOI: 10.3969/j.issn.1002−0101.2022.08.015.

[44] 袁华芳，李泉水，赵齐羽，等. 超声引导下聚桂醇硬化治疗甲状腺囊性病变的疗效及安全性分析 [J]. 中国超声医学杂志, 2016, (8): 677−680.

[45] 廖华为，崔丽华，敖芳，等. 超声引导下应用无水乙醇和聚桂醇治疗单纯性肝、肾囊肿的疗效分析 [J]. 西南军医, 2016, (6):530−531. DOI: 10.3969/j.issn.1672−7193.2016.06.011.

[46] 李圆圆，董晓秋. 超声引导下医用乙醇联合聚桂醇硬化治疗卵巢子宫内膜异位囊肿 [J]. 中华医学超声杂志 (电子版), 2019, (6): 438−444. DOI: 10.3877/cma.j.issn.1672−6448.2019.06.006.

[47] 吴涛 . 超声引导下采用聚桂醇和无水乙醇抽吸固化治疗老年肾囊肿 226 例临床研究 [J]. 空军医学杂志 , 2018, (4): 255-257. DOI: 10.3969/j.issn.2095-3402.2018.04.011.

[48] 廖建梅 , 杨舒萍 , 吕国荣 . 现代妇科超声诊断与治疗 [M]. 福州 : 福建科学技术出版社 , 2021.

[49] Soo Yeon, Hahn, Jung Hee, et al. Ethanol Ablation of the Thyroid Nodules: 2018 Consensus Statement by the Korean Society of Thyroid Radiology[J]. Korean Journal of Radiology.2019, 20(4): 609-620.

[50] 陈敏华 , 梁萍 , 王金锐 . 中华超声介入学 [M]. 第 1 版 . 北京 : 人民卫生出版社 , 2017.

[51] Verma A, Jeon K, Koh W J, et al. Endobronchial ultrasound-guided transbronchial needle aspiration for the diagnosis of central lung parenchymal lesions[J]. Yonsei Med J, 2013, 54(21): 672-678.

[52] Moon H J, Sung J M, Kim E K, et al. Diagnostic performance of grayscale US and elastography in solid thyroid nodules[J]. Radiology, 2012, 262(15): 1002-1013.

[53] Cong S Z. Comparison analysis between conventional ultrasonography and ultrasound elastography of thyroid nodules [J]. Eur J Radiol, 2012, 81(12): 1806-1811.

[54] Xu B X, Liu C B, Wang R M, et al. The influence of interpreters' professional background and experience on the interpretation of multimodality imaging of pulmonary lesions using 18F-3'-deoxyfluorothymidine and18F-fluorodeoxyglucose PET/CT [J]. PLoS One, 2013, 8(5): e60104.

[55] 娄雪峰 , 吴凤林 , 纪莉 , 等 . 射频消融高风险甲状腺结节避免喉返神经损伤的方法探讨 [J]. 中国超声医学杂志 , 2014, 30(7): 557-580.

[56] 孙子渊 , 宋爱莉 . 超声引导射频消融术在甲状腺结节中的应用 [J]. 腹腔镜外科杂志 , 2015, 20(11): 314-317.

[57] Na D G, Lee J H, Jung S L, et al. Radio-frequency ablation of benign thyroid nodules and recurrent thyroid cancers: consensus statement and recommendations [J]. Korean J Radiol, 2012, 13(2): 117-125.

[58] 章建全 , 马娜 , 徐斌 , 等 . 超声引导监测下经皮射频消融甲状腺腺瘤的方法学研究 [J]. 中华超声影像学杂志 , 2011, 19(10): 861-865.

[59] Deandrea M, Limone P, Basso E, et al.US-guided percutaneous radio frequency thermal ablation for the treatment of solid benign hyperfunctioning or compressive thyroid nodules[J]. Ultrasound Med Biol, 2008, 34(5): 784-791.

[60] Cesareo R, Pasqualini V, Simeoni C, et al. Prospective study of effectiveness of ultrasound-guided radio-frequency ablation versus control group in patients affected by benign thyroid nodules[J]. J Clin Endocrinol Metab, 2015, 100(2): 460-466.

[61] Deandrea M, Sung J Y, Limone P P, et al. Efficacy and safety of radio-frequency ablation versus control condition for nonfunctioning benign thyroid nodules: a randomized controlled international collaborative trial[J]. Thyroid, 2015, 25(8): 890-896.

[62] Sung J Y, Baek J H, Jung S L, et al. Radio-frequency ablation for autonomously functioning thyroid nodules: a multicenterstudy[J]. Thyroid, 2015, 25(1): 112-117.

[63] Lim H K, Baek J H, Lee J H, et al. Efficacy and safety of radio-frequency ablation for treating locoregional recurrence from papillary thyroid cancer[J]. Eur Radiol, 2015, 25(1): 163-170.

[64] Wang L, Ge M H, Xu D, et al. Ultrasonography-guided percutaneous radiofrequency ablation for cervical lymph node metastasis from thyroid carcinoma[J]. J Can Res Ther, 2014, 10 SupplC: C144-C149.